ISBN 978-3-662-40600-7   ISBN 978-3-662-41078-3 (eBook)
DOI 10.1007/978-3-662-41078-3
Softcover reprint of the hardcover 1st edition 1969

Orthologie und Pathologie der Knochenmarkregeneration*

Von

T. M. FLIEDNER und W. CALVO**, Ulm

Mit 49 Abbildungen

I. Vorbemerkungen über die Phylogenese, Ontogenese, Verteilung und Struktur des normalen Knochenmarkes

1. Phylogenese und Ontogenese

Für das Thema der *Knochenmark*regeneration ergibt sich aus der phylogenetischen Betrachtung, daß sie in gewisser Weise unabhängig von der Frage der *Blutzell*regeneration bewertet werden muß und kann. Aus der Klinik ist bekannt, daß sich Blutzellen unter pathologischen Bedingungen aus extramedullären Geweben (Milz, Leber, Organe des reticulo-histiocytären Systems) regenerieren können. Eine solche extramedulläre Blutbildung ist bei bestimmten Säugern physiologisch (z. B. Mäuse, Ratten) und kann in der Regenerationsphase nach Ganzkörperbestrahlung sogar verstärkt sein. Weiterhin ist heute sichergestellt, daß die Blutbildung des Knochenmarkes durch im Blut zirkulierende Stammzellen wieder in Gang gesetzt werden kann, falls diese durch Einwirkung cytotoxischer Noxen ausgeschaltet worden war. Andererseits wird unter physiologischen Bedingungen bei höheren Säugern (Hund, Affe, Mensch) das Fließgleichgewicht des Erythrocyten-, Granulocyten- und Thrombocytenspiegels durch eine ständige Knochenmarkregeneration aufrechterhalten.

Die phylogenetische Betrachtung der Blutzellbildung ist aber noch aus einem anderen Grunde von Interesse: auch heute ist das Problem der Stammzelle(n) der blutzellbildenden Systeme bei den höheren Säugern und beim Menschen ungelöst. Möglicherweise regeneriert sich die Blutzellbildung unter den physiologischen Bedingungen des Fließgleichgewichtes (,,steady state equilibrium") aus einem sich rasch umsetzenden Stammzellenspeicher, während sie sich unter pathologischen Bedingungen bei vorhergehender cytotoxischer Schädigung aus einem viel primitiveren, hinsichtlich der Zellteilungsaktivität ruhenden Stammzellenspeicher erneuert. Die Untersuchung der Blutzellbildung bei den verschiedenen Arten der Tierwelt zeigt nun, daß es offenbar ein Muttergewebe gibt, aus dem sich die Blutzellen bei allen Tierarten, Wirbellosen wie Wirbeltieren, ableiten: das Mesenchym. Schon bei den Wirbellosen erscheint ein Zelltyp, den man als ,,freie" mesenchymale Zelle mit dem morphologischen Bild einer ,,mononucleären Zelle" charakterisieren kann. Sie wurde von JORDAN (1938) als ,,small lymphocyte-like cell" bezeichnet, und andere Autoren wählten Namen wie ,,lymphoide Stammzelle", ,,Amoebocyt", ,,Hämocytoblast", ,,mesamöboide Zelle", ,,hyaliner Leukocyt" und ,,lymphoider

* Mit Unterstützung des Euratom-Vertrages ,,Strahlenhämatologie". Herrn Dr. med. K. D. MEYER-HAMME danken wir für die intensive Mitarbeit an der Vorbereitung des Manuskriptes.

** Abteilung für Klinische Physiologie, Zentrum für Klinische Grundlagenforschung der Universität Ulm und Abteilung Biologie der Gemeinsamen Forschungsstelle der Europäischen Atomgemeinschaft (EURATOM).

Hämoblast". Alle Autoren scheinen sich in der funktionellen Kapazität dieser Zellen einig zu sein: amöboide Beweglichkeit, Phagocytosefähigkeit und intensive mitotische Proliferation. Damit aber erscheint es nicht berechtigt, sie als „typical small lymphocyte" zu bezeichnen, da typische Zellen des lymphatischen Apparates mit immunologischen Kompetenzen erst, aber immerhin schon bei Cyclostomen (Hexenfisch: Eptatretus stouti) auftreten. Jene sind eher mit Undritz (1946a) als „Monocyten" zu bezeichnen. Der „Monocyt" ist eine polymorphe Zellart: er ändert sein Aussehen je nach seiner funktionellen Beanspruchung. Im gesunden menschlichen Blut kommen nur Monocyten von gleicher Größe und Gestalt vor, aber schon beim Embryo und Fetus wie auch bei sehr vielen Vertebraten und Evertebraten sind die verschiedenen Formen der Monocyten im Blut zu finden, alle aber, morphologisch gesehen, als „mononucleäre Zellen" von verschiedener Gestalt.

Obwohl also schon seit Jahren die Frage der morphologischen Identifizierung der Stammzellen als Ursprung der Knochenmarkregeneration im Rahmen der vergleichenden Zellphysiologie erörtert wurde, blieb sie doch bis heute ungeklärt, obgleich — wie dieses Kapitel zeigen wird — viele neue experimentelle Methoden zu ihrer Beantwortung entwickelt wurden.

Auch die Ontogenese des Knochenmarkes liefert Beiträge zum Problem der Markregeneration. In dieser Phase der Markentwicklung bilden sich die Zellerneuerungssysteme aus einfachen Bausteinen, den Zellen, die dann im erwachsenen Organismus — jedenfalls bis zu einem gewissen Grad — unabhängig voneinander gesteuert werden. Knochenmark entsteht im Säugetierorganismus und beim Menschen erst relativ spät, und zwar im Zusammenhang mit der Entwicklung des Skeletsystems aus dessen knorpeliger in die knöcherne Form. Wie aus Abb. 1 ersichtlich ist, tritt Knochenmark beim menschlichen Feten als 3. Phase der Blutzellbildung erst vom 4.—5. Monat der Schwangerschaft an in Erscheinung[1]. Zu dieser Zeit werden in der Leber noch Blutzellen gebildet (2. oder hepatische Phase), lange nachdem die 1. Phase (mesoblastische Phase) der Bildung der ersten Blutzellen vorbei ist. Die erste Knochenmarkbildung im Femur und Humerus bei anderen Säugern tritt in verschiedenen embryonalen Entwicklungsstadien auf: Kaninchen (Länge 26—33 mm, 17—18 Tage alt), Meerschweinchen (Länge 25 bis 28 mm), Ratte (Länge 19 mm), Katze (Länge 35—38 mm). Aufgrund der Untersuchungen von Kiyono und Nakanoin (1919) kann als gesichert gelten, daß die Knochenmarkentwicklung im Prinzip bei allen Säugerarten wie auch in allen Skeletabschnitten gleich abläuft. Am besten allerdings läßt sich die Markentwicklung in der Diaphyse langer Röhrenknochen rekonstruieren. In den knorpeligen Skeletstücken gehen zu bestimmten Zeiten der Entwicklung Knorpelzellen in der durch eine dünne Knochenlamelle vom nutritiven Gewebe abgeschlossenen Diaphyse zugrunde, es kommt hier und da zu Penetrationen dieser Lamelle mit Zelleinstülpung aus der ursprünglich längs (in der Längsrichtung des Knorpelstückes) gerichteten Schicht mesenchymaler Zellen des Perichondriums. In dieser „Keimschicht" (Perichondral-Periostal-Membran) finden sich unter den Mesenchymzellen viele Zellen in Mitose sowie zarte Fibrillen. An der Oberfläche des Knochens erscheinen große basophile Osteoblasten, offenbar Umformungsprodukte der Mesenchymzellen (osteogene Schicht des Perichondriums). Die genannten Autoren sowie Maximow (1927) wiesen auf „Wanderzellen" hin, die immer in diesem mesenchymalen Gewebe vorhanden sind, bevor es in die Knorpelhöhle eintritt. Morphologisch werden diese Zellen als „lymphoid" beschrieben (ein schmaler Rand von basophilem Cytoplasma, großer blasiger Kern, mehrere Nu-

---

[1] Knoll 1950.

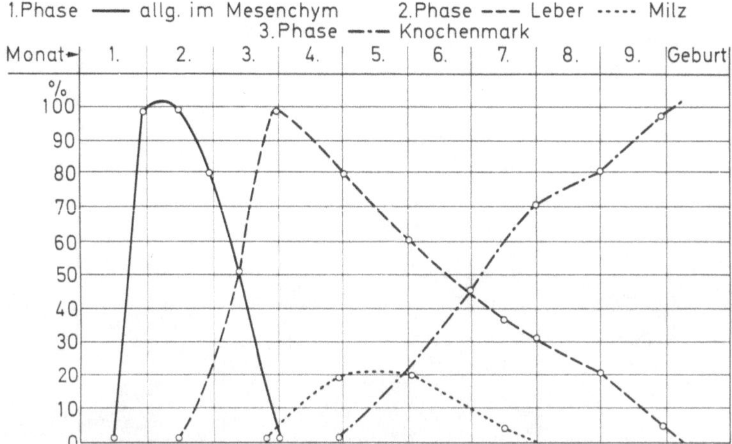

Abb. 1. Entwicklungsphasen der Blutzellbildung während der Embryonalzeit des Menschen. (Nach KNOLL: Die embryonale Blutbildung beim Menschen. St. Gallen: Zollikofer 1950)

cleoli) oder andere als „histiocytär" (ein breiteres Cytoplasma, blaß basophil, mit Vacuolen besetzt, relativ kleiner, irregulär gefalteter Kern) mit vielen Übergängen. Inwieweit man diese ersten Knochenmarkzellen als „Stammzellen" bezeichnen könnte, soll dahingestellt bleiben. Auf alle Fälle sind es die Ursprungszellen des blutzellbildenden Markparenchyms. Nach Bildung eines Gerüstes von Knochenmarkgefäßen und -nerven bilden sich vor allen Dingen 3 Typen hämatopoetischer Vorstufen heraus, allerdings mit vielen Übergängen untereinander. Als erstes sollen größere Zellen mit einem schmalen Saum von basophil anfärbbarem Cytoplasma und einem blassen, großen Zellkern mit großen Nucleoli erwähnt werden. Diese Zellen nannte MAXIMOW „Hämocytoblasten". Der zweite Zelltyp ist eine kleinere Zelle mit einem dunklen, eingebuchteten oder gefalteten Kern und einem schmalen, blassen Cytoplasmasaum. MAXIMOW nannte diesen Typ „kleinere Lymphocyten", war sich aber wohl bewußt, daß diese nicht mit den immunologisch bedeutsamen Lymphocyten des Blutes identisch sind, und wandte dann auch synonym den Begriff „Mikromyeloblast" oder „Mikrohämocytoblast" an.

Zum dritten Zelltyp gehören amöboid bewegliche Zellen mit starken Größenunterschieden, leicht acidophilem, gelegentlich vacuolisierten Cytoplasma und relativ kleinem, häufig exzentrischen Kern, der unregelmäßig gefaltet sein kann, ohne auffällige Nucleoli. Diese Zellen werden zur Gruppe der „histiocytären Wanderzellen" oder Histiocyten gerechnet. Nach Ansicht von MAXIMOW entstehen die Blutzellvorstufen im Mark nicht aus den Blutgefäßendothelien, sondern aus den Wanderzellen. Ein Beweis dafür ist jedoch bisher nicht erbracht.

Diese ausgedehnten morphologischen Studien der früheren Hämatologen und Embryologen wurden kürzlich an Rattenfoeten und neugeborenen Ratten wieder aufgegriffen[2] im Zusammenhang mit dem Versuch der cytokinetischen Charakterisierung der Regeneration der sich entwickelnden Hämatopoese mit einer neuen Methode der „kompletten Zellmarkierung" neugeborener Tiere[3]. Aus diesen Untersuchungen geht einerseits hervor, daß die vasculäre und die nervale Versorgung des Knochenmarkes vorhanden ist, noch bevor differenzierte Blutzellvorstufen erkennbar werden. Es ist von besonderem Interesse, daß die Nervenfasern im Rattenknochenmark in den ersten Tagen nach der Geburt nicht myelinisiert sind. Erst etwa 2 Wochen nach der Geburt differenzieren sich diese in markhaltige und

---

[2] CALVO und HAAS 1969.   [3] FLIEDNER, HAAS, STEHLE und ADAMS 1968.

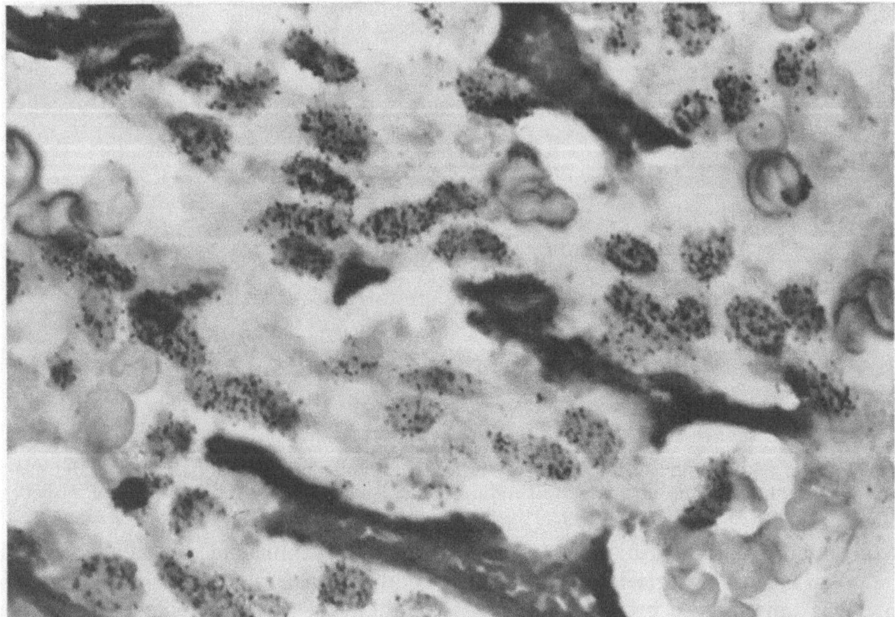

a

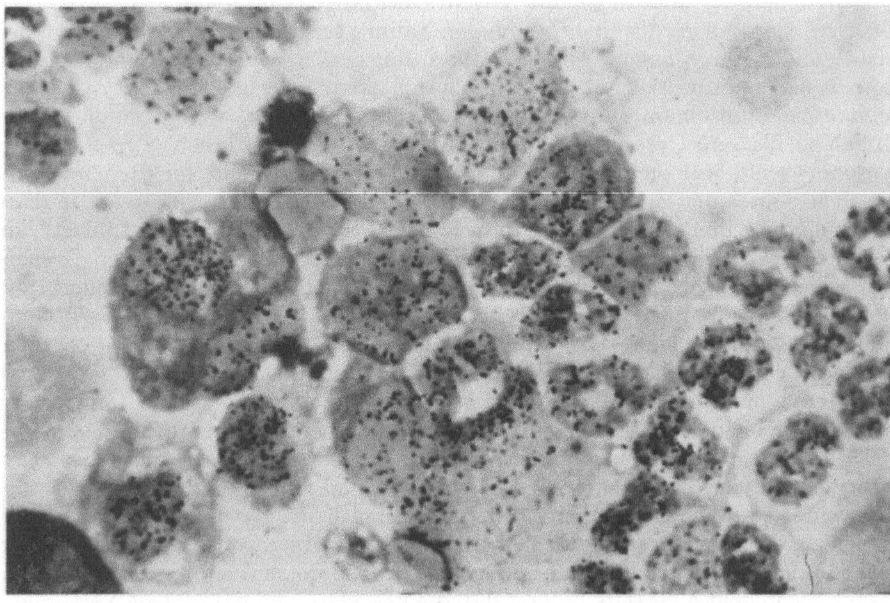

b

Abb. 2a u. b. Knochenmarkzellen von neugeborenen Ratten, die während ihrer Fetalentwicklung durch Dauerapplikation von Thymidin-³H komplett markiert wurden. a Histologisch-autoradiographische Darstellung der markierten Zellen. 1320×. b Autoradiographische Darstellung der markierten Zellen im Ausstrichpräparat. 1120×. (Überlassen von R. Haas, F. Bohne u. T. M. Fliedner)

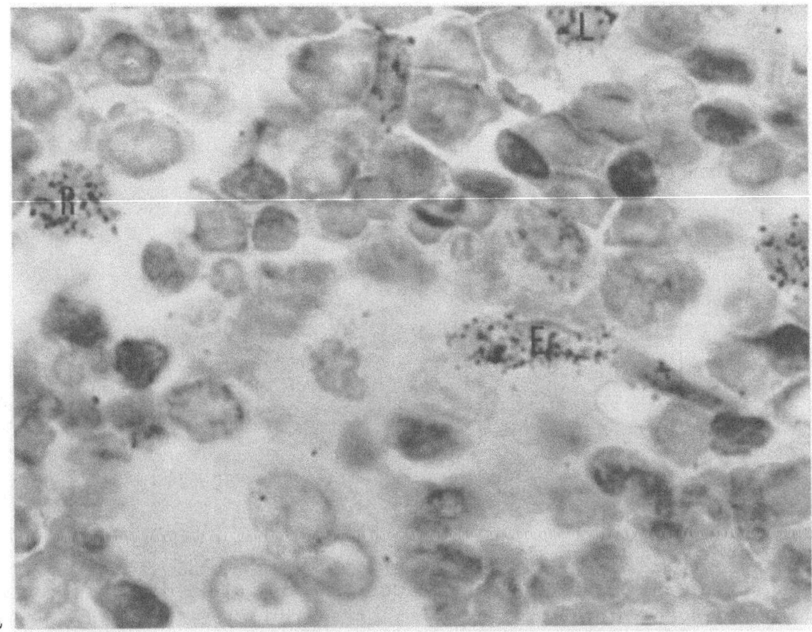

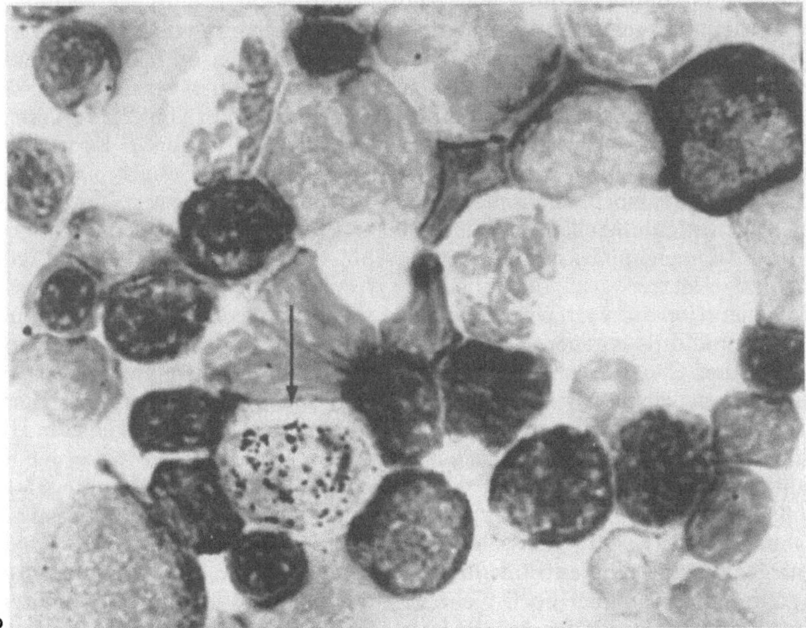

Abb. 3a—c. Autoradiographische Darstellung des Knochenmarkes einer 6 Wochen alten Ratte, die bei Geburt komplett Thymidin-^{3}H markiert war. Nur wenige Zellen haben 6 Wochen nach der letzten Thymidin-^{3}H-Injektion ihre Markierung behalten. a Endotheliale Zelle (*E*), Reticulumzelle (*R*), Lymphoblast (*L*) (Paraffinschnitt). 1430×. b Reticulumzelle (Pfeil). (Ausstrich). 1430×. c Lymphocyt (Pfeil). (Ausstrich). 1120×. (Überlassen von R. Haas, F. Bohne u. T. M. Fliedner)

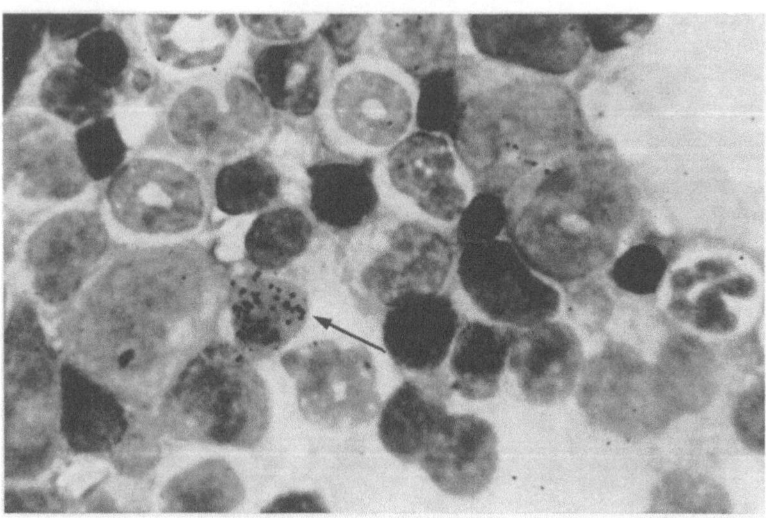

Abb. 3c

marklose Fasern, also zu einer Zeit, in der die Regulation der physiologischen Knochenmarkregeneration auf den „Erwachsenentyp" übergeht[4].

Andererseits konnte — unter Verwendung autoradiographischer Techniken — gezeigt werden, daß schon im Knochenmark der neugeborenen Ratte einige wenige Zelltypen vorhanden sind, die bis in die Erwachsenenphase hinein keine weitere Regeneration zeigen[5]. Die meisten der zur Zeit der Geburt vorhandenen Zellen, die bei dieser Methode alle mit Thymidin-^{3}H markiert sind (Abb. 2), verlieren ihre Markierung als Zeichen der regeneratorischen Aktivität (Abb. 3). Es ist von Interesse, daß sich die auch Wochen und Monate nach der Geburt markiert bleibenden Zellen in morphologische Zelltypen einteilen lassen: Endothelzellen, 2 Arten von Reticulumzellen und ein geringer Prozentsatz kleiner mononucleärer Zellen, der Knochenmarklymphocyten (Abb. 4)[6]. Es konnte kürzlich gezeigt werden, daß es letztere sind, die auf einen cytotoxischen Reiz (Stickstoff-Lost) mit einer Regeneration antworten und durchaus als „Stammzellen" in Frage kommen[7]. Für das Verständnis regeneratorischer Vorgänge am Knochenmark erscheint die Kenntnis seiner Genese deshalb von besonderer Bedeutung, weil hier gezeigt wird, daß die Frühentwicklung eines innervierten und vasculär versorgten Knochenmarkstromas der eigentlichen Blutzellbildung eindeutig vorausgeht und diese ermöglicht. Durch die Ausbildung der nervalen Versorgung gerät die Knochenmarkfunktion unter den Einfluß übergeordneter zentralnervöser Regulationsmechanismen, obwohl diese auch heute in ihrer funktionellen Bedeutung noch nicht geklärt sind. Es gibt Hinweise dafür, daß zumindest für die Embryogenese des Knochenmarkes eine extramedulläre Herkunft der ersten Stammzellen nicht in Frage kommt, was aber noch nicht vollständig bewiesen ist. Daß andererseits unter Bedingungen des extremen Bedarfs die zur Ruhe gekommenen Anteile des embryonalen Mesenchyms im ganzen Körper wieder zu einer Blutzellbildung fähig sind, geht daraus hervor, daß unter solchen Bedingungen an vielen Orten (Leber, Milz, Niere usw.) Blutbildungsherde auftreten können. Die Bedeutung von zirkulierenden Stammzellen im peripheren Blut für die Orthologie und Pathologie der Knochenmarkregeneration des erwachsenen Organismus ist bis heute nicht geklärt.

---

[4] CALVO und FORTEZA-VILA.   [5] HAAS, BOHNE und FLIEDNER 1969.
[6] HAAS, BOHNE und FLIEDNER 1969.   [7] HAAS, FLIEDNER und STEHLE 1968.

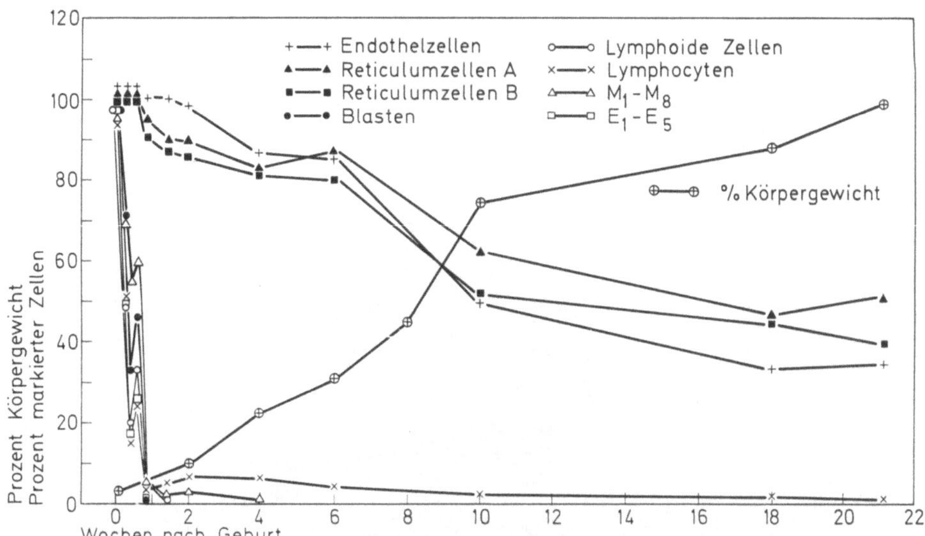

Abb. 4. Vergleich von Körpergewicht und Prozent markierter Knochenmarkzellen der Ratte als Funktion der Zeit. Die schnell proliferierenden Zellen wie die der Erythropoese und Myelopoese verlieren ihre Thymidin-^{3}H-Markierung innerhalb weniger Tage. Die langsam proliferierenden Zellen sind noch nach 5 Monaten zu etwa 40% markiert. [R. Haas, F. Bohne u. T. M. Fliedner: zur Veröffentlichung in Blood (1969)]

2. Die räumliche Verteilung des blutzellbildenden Knochenmarkes im jugendlichen und erwachsenen Organismus

Die Beschäftigung mit dem Problem der Orthologie und Pathologie der Knochenmarkregeneration führt automatisch zu der Frage, ob es im Organismus „das Knochenmark" gibt. Im Gegensatz zu Leber, Milz und Niere ist Knochenmarkgewebe im ganzen Körper in allen Knochen verteilt. Unter physiologischen Bedingungen scheint dieses Knochenmark als ein einheitliches Organ zu funktionieren. Es ist für das Verständnis der Regenerationsprobleme von Bedeutung, sich kurz die Verteilung des blutbildenden Gewebes in den Knochen ins Gedächtnis zu rufen. Aus Abb. 5 geht übersichtlich hervor, daß die Verteilung des blutzellbildenden Knochenmarkes im jugendlichen und erwachsenen Organismus unterschiedlich ist[8]. Beim Neugeborenen und in den ersten Lebensjahren ist das gesamte Knochenmark blutzellhaltig, es fehlen weitgehend die Fettzellen, und alle Knochenmarkräume sind durch blutzellbildendes Gewebe ausgefüllt. Erst mit zunehmendem Alter erfolgt ein allmählicher Ersatz des roten, zellbildungsaktiven durch gelbes, fetthaltiges Knochenmark, wobei auffällig ist, daß die Abnahme der Blutzellbildungsaktivität in „zentripetaler" Richtung geht. Im erwachsenen Organismus enthalten die Rumpf- und Schädelknochen vorwiegend rotes Mark, die Extremitäten dagegen überwiegend Fettmark. Die normale Verteilung beim Erwachsenen kann erheblichen Schwankungen unterliegen. Es kann aber festgestellt werden[9], daß die Mehrzahl der Erwachsenen im proximalen Teil der Femura und Humeri bis in die Diaphyse hinein mehr oder minder umfangreiche Bezirke roten Markes besitzt. Für die Probleme der Knochenmarkregeneration ist es wichtig, daß das Fettmark sich unter bestimmten Umständen wieder in aktives Knochenmark umwandeln kann.

---

[8] Rastelli 1943, zit. nach Rohr 1960.
[9] Askanazy 1927.

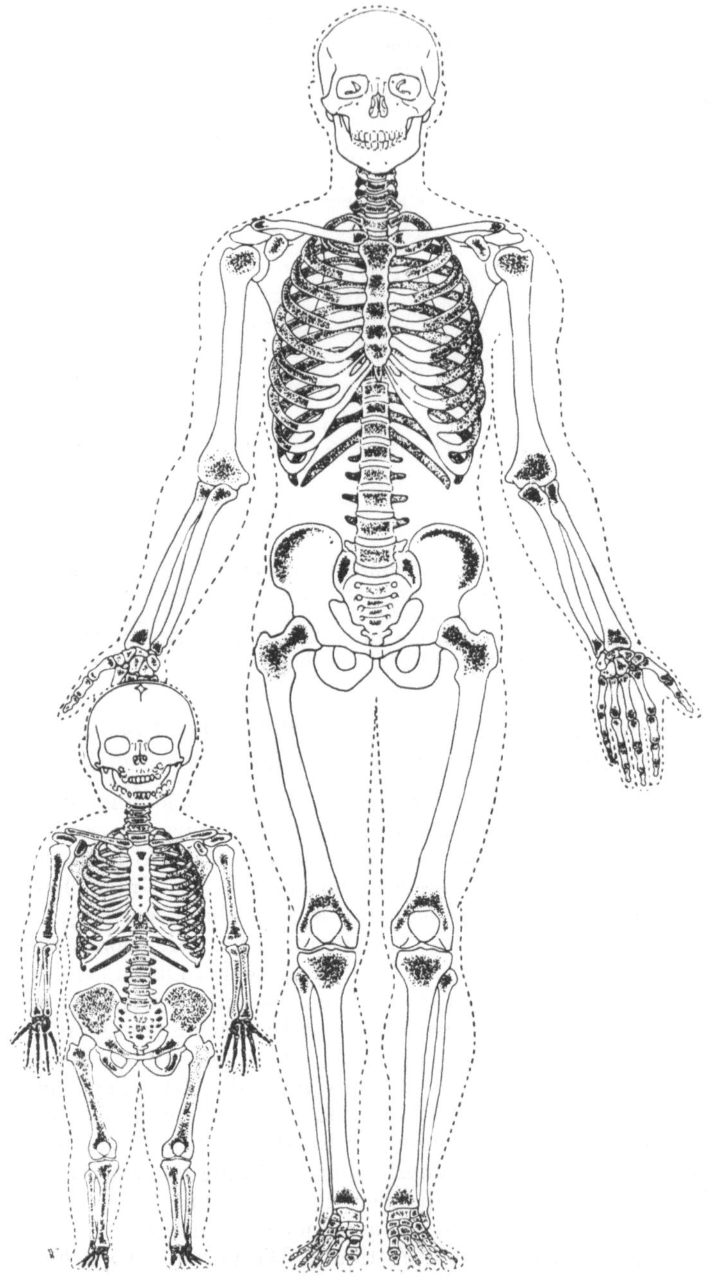

Abb. 5. Schematische Übersicht der unterschiedlichen Markverteilung im Kinder- und Erwachsenenskelet. Schwarz = rotes Mark, weiß = Fettmark (nicht berücksichtigt Schädel und Schulterblätter). (Aus Rastelli: Zit. nach Rohr, Das menschliche Knochenmark. Georg Thieme 1960)

Bei Versuchstieren schwankt der Anteil von blutzellbildendem Mark und Fettmark von Tier zu Tier sehr stark. Beim Kaninchen und beim Meerschweinchen ist das Knochenmark der langen Knochen überall rot (d. h. zellbildend), mit Ausnahme des unteren Endes der Tibia, das auch beim erwachsenen Tier gewöhnlich Fettmark enthält. Zwischen den Blutzellbildungsherden im aktiven Knochenmark finden sich in wechselnder Häufigkeit Fettzellen. Eine bisher nicht eindeutig gelöste Frage ist die Art und Weise, in der der Körper Fettmark, das hinsichtlich der Blutzellbildung inaktiv ist, wieder in blutzellbildendes Mark zurückverwandeln kann, und welches dafür die übergeordneten oder lokalen Voraussetzungen sind. Es ist bekannt, daß Temperaturveränderungen, Veränderungen des Grundumsatzes und der Ernährungsbedingungen zu den Faktoren gehören, die die Umwandlung von rotem Mark in Fettmark und umgekehrt bewirken und damit auch auf die Verteilung des zellbildenden Knochenmarkes in den verschiedenen Abschnitten des Körpers Einfluß nehmen können. Inwieweit weitere Regulationsfaktoren (humoral, nerval) hier eine Rolle spielen, ist bisher nicht genügend untersucht worden.

3. Die Struktur des normalen Knochenmarkes

Im Rahmen der Betrachtungen über Orthologie und Pathologie der Knochenmarkregeneration muß kurz der Frage nachgegangen werden, welche Besonderheiten struktureller Art das Knochenmark gegenüber anderen Organen aufweist. Die Regeneration der cellulären Anteile des Knochenmarkstromas ist in einem späteren Teil dieses Kapitels abzuhandeln. FLIEDNER, STODTMEISTER und SANDKÜHLER (1956) haben ganz besonders darauf hingewiesen, daß das Knochenmark ein Organ ist, in dem die besondere Struktur eng mit der Funktion der Blutzellbildung verknüpft ist. So wurde durch die Untersuchung der langen Röhrenknochen der Ratte ein Schema der Knochenmarkstruktur herausgearbeitet. Die Befunde an einem Serienschnittmodell des menschlichen Knochenmarkes wurden von BURKHARDT, GABEL und STICH (1966) im Prinzip bestätigt. In jüngster Zeit wurde das gefäßarchitektonische Schema des Rattenmarkes durch neuroanatomische Befunde von CALVO (1968) ergänzt (Abb. 6). Aufgrund dieser und weiterer Studien der gleichen Arbeitsgruppe[10] läßt sich die Gefäß- und Nervenarchitektonik des Rattenfemurmarkes als Modell eines Säugetiermarkes wie folgt beschreiben: Das Knochenmarkgefäßsystem des Rattenfemur läßt sich grob in eine arterielle und eine sinusoidale Komponente einteilen. Die Versorgung der arteriellen Seite des Gefäßsystems geschieht durch mindestens eine nutritive Arterie, die die Compacta des Knochens in schräger Richtung durchzieht. Sie teilt sich nach dem Eintritt in die Knochenhöhle in viele arterielle Capillaren auf, die den langen Röhrenknochen längs durchziehen. Dieses arterielle System versorgt nun den sinusoidalen Anteil, bei dem sich baumartig verästelnde Sinus rechtwinklig zum Sinus centralis stellen, der das Knochenmark in Längsrichtung durchzieht und direkt mit dem venösen System im Zusammenhang steht. Neben der vasculären Architektonik gehören die Nerven zum besonderen Strukturmerkmal des Knochenmarkes. Durch das Foramen nutritium tritt zusammen mit der Arteria nutritia ein Nerv in das Knochenmark ein. Im Mark selbst zweigt sich der Nerv auf, und seine Bündel folgen den Ästen der Arteria nutritia. Offenbar ist jeder Zweig der Arteria nutritia durch entsprechende Nervenfasern versorgt. Diese Studien zeigen, daß es auch Nerven gibt, die frei durch das Parenchym ziehen, und daß einzelne myelinisierte und nichtmyelinisierte Fasern zwischen den Blutzellvorstufen hindurchlaufen und unterwegs Kontakte mit Sinusendothelien und Fettzellen eingehen[11]. Kürzlich wurden die vermuteten Nervenendigungen im Parenchym zwischen den Zellen elektronenoptisch gesichert[12]. Daneben wurden Nervenendigungen

---

[10] FLIEDNER, STODTMEISTER und SANDKÜHLER 1956, CALVO 1968.
[11] CALVO 1968.   [12] CALVO und FORTEZA-VILA.

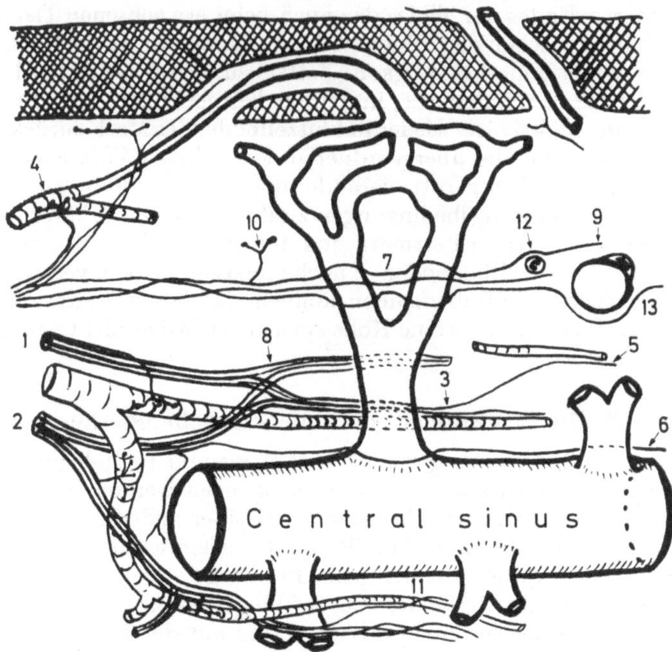

Abb. 6. Schema der vasculären und nervalen Knochenmarkarchitektonik. Die Ziffern 1—5 weisen auf die Beziehungen zwischen den Nervenfasern und den nutritiven Gefäßen hin. Die Ziffern 6—13 zeigen die Beziehungen zwischen Nervenfasern, Parenchymzellen und Sinussystem. [Aus Calvo: Amer. J. Anat. **123** (1968)]

elektronenoptisch auch in der Wand von arteriellen Gefäßen gefunden. Sie stammen von Nervenbündeln, die entlang dieser Gefäße ziehen. Es kann zur Zeit nur vermutet werden, daß die Markregeneration durch das Nervensystem mitreguliert wird.

Für das Verständnis der Markregeneration ist der Feinbau des Marksinussystems von besonderer Bedeutung. Die Ergebnisse jüngster Untersuchungen lassen sich wie folgt zusammenfassen[13]: Die Wand des Sinus besteht aus einer einschichtigen, sehr dünnen Lage von Endothelzellen, nur gelegentlich unterfüttert mit Retikulin- und Kollagenfibrillen. Die Endothelzellen haben durch die Cytoplasmafortsätze Kontakt miteinander, scheinen aber nicht fest aneinander „geleimt" zu sein. In der Sinuswand selbst weisen die Merkmale der Pinocytose und Phagocytose auf eine starke Stoffwechselaktivität hin. Darüber hinaus lassen sich Kontakte zwischen Sinusendothelien und Zellen im Lumen der Sinus nachweisen sowie zwischen Endothelzellen und Zellen im Parenchym. Parenchym und Sinuslumen stehen miteinander im regen Austausch. Die Sinusendothelzellen sind nur locker miteinander verbunden, weshalb Unterbrechungen entstehen. Diese werden unterstrichen durch isolierte Bläschen, die durch die Sinuswandlücken treten. Darüber hinaus werden Lücken der Sinuswand durch Parenchymzellen geschlossen, die streckenweise anstelle der Endothelzellen die Sinuswand bilden können (eosinophile Granulocyten, Megakaryocyten, Fettzellen). Alle Stadien der Diapedese von reifen Blutzellen durch die auseinandergedrängten Endothelfortsätze sind im gesamten Sinussystem einschließlich des Zentralsinus ein gewohntes Bild (Abb. 7)[14]. Das elektronenmikroskopische Bild einer Knochenmark-Arteriole

---

[13] Bauer 1968.   [14] Bauer 1968.

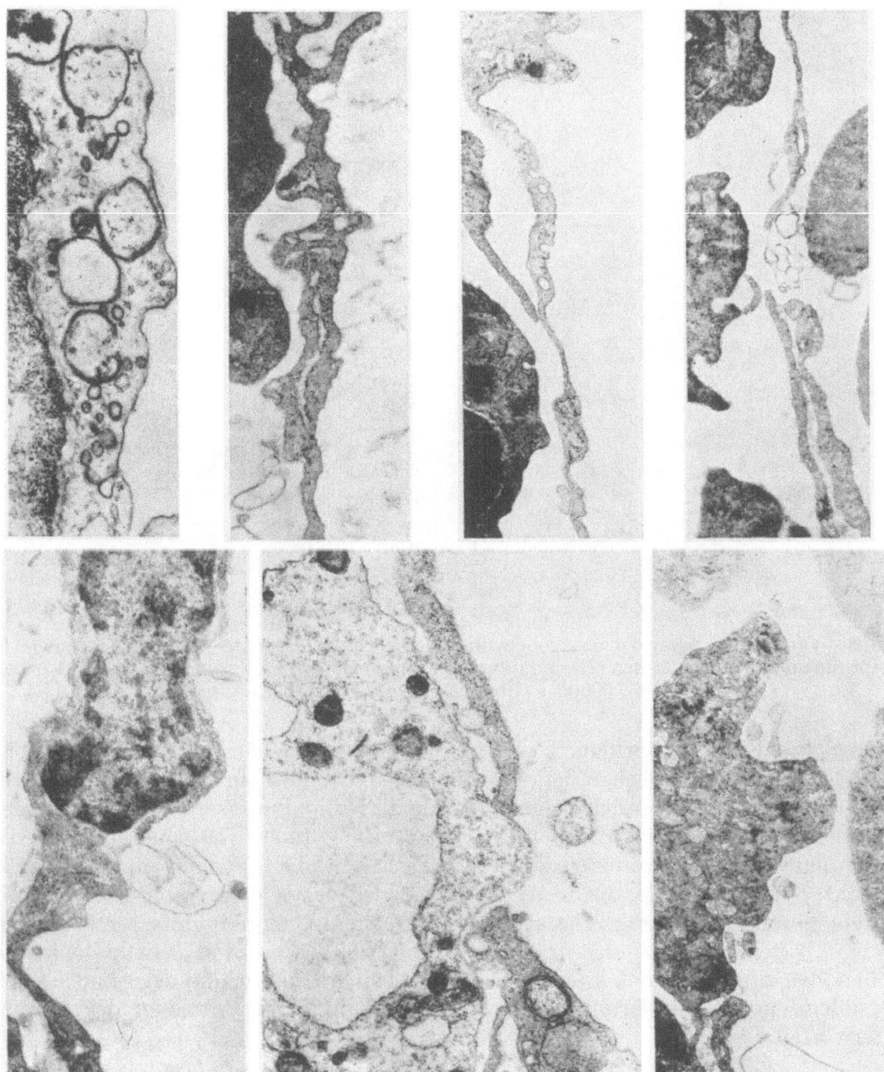

Abb. 7. Sinuswände aus dem Knochenmark eines Rattenfemur. Oben: Sinusendothelien mit
ausgeprägter Pinocytoseaktivität. Unten: Durchtritt von Bläschen und Zellbestandteilen
durch Lücken in der Sinuswand. (Nach Bauer: Bericht der Europäischen Atomgemeinschaft
EUR 3938 Brüssel 1968)

(Abb. 8) zeigt, daß das schmalbrüstige Endothel weit ins Lumen hineinreicht. Die
Kerne sind mehrfach eingebuchtet und haben in der Regel einen Nucleolus. Im
Cytoplasma finden sich gelegentlich Zentriolen, Pinocytose-Vesikeln und ver-
schiedenartige andere Einschlüsse. Die Endothelzellen sitzen auf einer dünnen,
gewellten Lamina interna (Elastica interna) mit wenig Kollagen- und Elastin-
fibrillen in der dreischichtigen Basalmembran. Es findet sich eine große Anzahl
Pinocytose-Vesikeln an den angrenzenden Membranen der Endothel- und Muskel-
zellen. Um die Lamina interna dieser Arteriolen herum liegt eine Schicht glatter
Muskulatur. Die Adventitia ist spärlich ausgebildet und besteht aus einzelnen

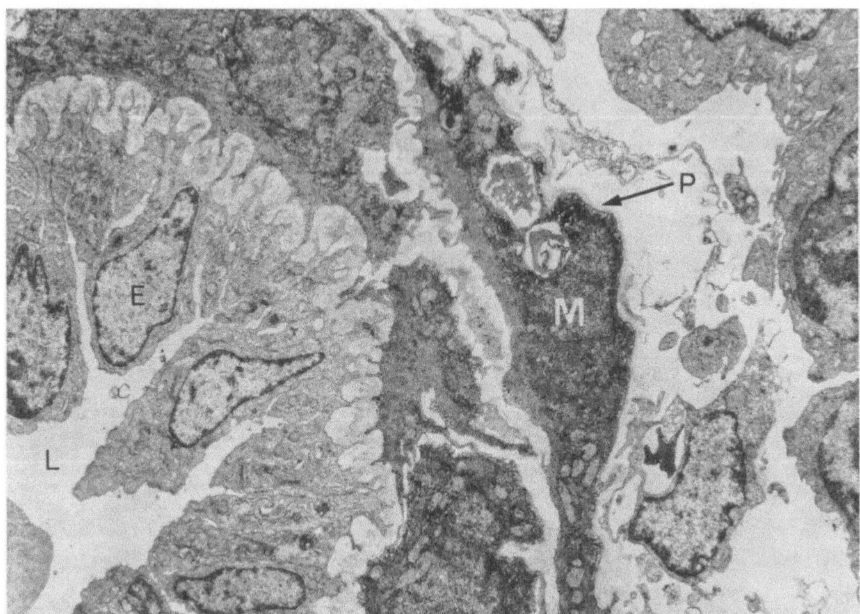

Abb. 8. Wand einer Arteriole im Knochenmark der Ratte. Beachte die in das Lumen (*L*) vorspringenden Endothelzellen (*E*) und die zahlreichen Pinocytose-Vesikeln (*P*) in der Muskelzelle (*M*). 6000 ×. (Überlassen von J. Forteza-Vila)

Nestern von Kollagenfibrillen. Das *Bindegewebe des Knochenmarkstromas* ist sehr zart. Es breitet sich zwischen den Gefäßen aus und bildet ein feines Maschenwerk, in dem sich die blutbildenden Zellen entwickeln. Reticulumfasern finden sich nicht nur im roten Mark, sondern auch im Fettmark. Undritz (1946b, 1962) hat die Beziehung von Reticulumfasern zu Fettzellen beschrieben. Für ihn ist die Fettzelle die echte Reticulumzelle, die er als „Stromazelle" bezeichnet. Nach Orsos (1927) ist das besonders Charakteristische des Knochenmarkreticulums seine geringgradige Differenzierung, die in seiner Unregelmäßigkeit und seinem lockeren, labilen Bau zum Ausdruck kommt. Der Bau des Reticulums und der Sinus ist den physiologischen Veränderungen und den pathologischen Prozessen des Markes unterworfen.

II. Die physiologische Regeneration des Knochenmarkes

Die Funktion des menschlichen Körpers ist auf die Gegenwart einer bestimmten Zahl von Blutzellen pro Volumeneinheit Blut angewiesen. Jedem Arzt erscheint die Tatsache selbstverständlich, daß er von Tag zu Tag einen gleichmäßigen Spiegel an Granulocyten, Erythrocyten oder Blutplättchen im peripheren Blut antrifft. Dennoch steht hinter dieser scheinbaren Konstanz ein ungeheurer, dynamischer Wechsel: wir bemessen die Lebenserwartung der Blutgranulocyten nach Stunden, die der Thrombocyten nach Tagen und die der Erythrocyten nach Wochen. Jede dieser Zellgruppen wird mit einer ihr eigenen Umsatzgeschwindigkeit erneuert. Der Nachschub der untergehenden Zellen erfolgt aus den Blutbildungsspeichern, insbesondere aus dem Knochenmark, in dem die Blutzellen durch Reifung aus teilungsfähigen Vorstufen hervorgehen, die sich ihrerseits aus ständig sich erneuernden Stammzellen herleiten. Es ist die Aufgabe dieses Abschnittes, unser Wissen über die physiologische Regeneration der blutbildenden

Systeme des Knochenmarkes zu umreißen, da nur dann ein Verständnis für die Pathologie der Regeneration möglich ist.

Wie im vorigen Abschnitt gezeigt wurde, gibt es offenbar unabdingbare Voraussetzungen für die erfolgreiche und kontinuierliche Bildung von Blutzellen mit einer maximalen Effektivität. Die Versuche einer in vitro-Knochenmarkkultur sind bisher gescheitert. Keinem der vielen sorgfältigen Untersucher ist es gelungen, das Knochenmark unter in vitro-Bedingungen mit einer hinreichend langen blutzellbildenden Funktion zu erhalten. Das deutet darauf hin, daß für die Aufrechterhaltung eines Fließgleichgewichtes zwischen Blutzellbildung und -untergang nicht nur das Zellerneuerungssystem im engeren Sinne notwendig ist, sondern auch die entsprechende Umgebung, die offenbar durch die Knochenmanschette und das in ihr ausgespannte Netzwerk von Stroma- und Reticulumzellen sowie der zwischen ihnen befindlichen Intercellularsubstanz als eine unabdingbare Voraussetzung gegeben ist. Dessenungeachtet soll im folgenden Abschnitt auf jedes der wesentlichen Zellerneuerungssysteme des Knochenmarkes eingegangen werden. Man muß an dieser Stelle jedoch auf die allgemeinen Bauprinzipien eines Knochenmarkzellerneuerungssystems hinweisen. Zu diesen einzelnen Systemen gehören folgende funktionelle Anteile der inneren Struktur. Sie werden jeweils kontinuierlich aus mindestens einem Stammzellenspeicher gespeist. Eine Stammzelle für die blutzellbildenden Zellerneuerungssysteme wird als eine Zelle definiert, die in der Lage sein muß, sich selbst zu erneuern und gleichzeitig Tochterzellen in eines der determinierten Zellerneuerungssysteme abzugeben. Mit anderen Worten entstehen im statistischen Mittel bei einer Stammzellenteilung 50% Zellen, die ihre Stammzellenfähigkeit beibehalten, und 50% Zellen, die sich in Vorläufer blutzellbildender Systeme (Erythropoese, Granulopoese, Megakaryocytopoese, Monocytopoese) umwandeln. Diesem oder diesen Stammzellenspeicher(n) nachgeordnet ist der sog. Proliferationsspeicher, in dem die aus dem Stammzellenspeicher entlassenen Zellen eine Serie von hintereinander geschalteten Verdoppelungsteilungen durchmachen. Somit wirkt der Proliferationsspeicher der hämopoetischen Zellerneuerungssysteme wie eine Art Verstärker für den Stammzellenspeicher, wobei jedoch heute die Vorstellung allgemein anerkannt ist, daß die im Proliferationsspeicher befindlichen Zellen (z. B. Myelocyten, Makro- oder Normoblasten, Megakaryocyten) nicht in der Lage sind, sich selbst zu reproduzieren, sondern sich nur in einer Richtung ausdifferenzieren und ausreifen können. Nach einigen Verdoppelungsteilungen verlieren die Blutzellvorstufen ihre Teilungsfähigkeit. Beispielsweise ist dies in der Erythropoese normalerweise auf der Stufe der oxyphilen Normoblasten (E 5, s. u.), bei der Myelopoese auf der Stufe der Metamyelocyten (M 5) der Fall. Bei den Megakaryocyten verliert die Zelle schon sehr früh, offensichtlich auf der Stufe der Megakaryoblasten, ihre Teilungsfähigkeit, während die Kernteilungsfähigkeit noch über mehrere Verdoppelungsschritte hinaus beibehalten wird. Danach reifen die Zellen aus und befinden sich während dieser Ausreifung im sog. Reifungsspeicher. Haben sie diesen durchlaufen, so können sie ins periphere Blut entlassen werden und zirkulieren je nach Zellart für Stunden, Tage oder Wochen und gegebenenfalls sogar Jahre (Lymphocyten). Nach der jeder Zellart eigenen Lebenserwartung werden die Zellen dann entweder abgebaut (wobei dem reticulohistiocytären System wohl die größte Abbaufunktion zukommt), oder sie verlassen die Blutbahn (Granulocyten) oder sie rezirkulieren (Lymphocyten). Die normale hämopoetische Homöostase besteht darin, daß für jede untergehende oder emigrierende Blutzelle eine neue Zelle aus dem Knochenmark eingeschwemmt wird, die aufgrund einer Zellteilung und -reifung entstanden ist. Somit kommt auf jede untergehende Blutzelle im Prinzip ein Zellteilungsvorgang, da der Nettogewinn bei jedem Zellteilungsvorgang eine neugebildete Zelle ist.

1. Über die hämopoetischen Stammzellen und ihre Funktion im Rahmen der Zellerneuerungssysteme

Die Aufrechterhaltung des Gleichgewichtes zwischen Blutzelluntergang und Blutzellbildung hängt von der Funktion und der Funktionsfähigkeit des Stammzellenspeichers ab. Die innere Funktionsstruktur des Stammzellenspeichers ist auch heute noch ungeklärt, ebenso wie die Frage, ob für die Hämopoese das „unitarische" oder das „polyphyletische" Konzept maßgebend ist. Es könnte aber auch sein, und das scheint heute mehr als wahrscheinlich, daß die gesamte Fragestellung der früheren Untersucher falsch war, und daß wir heute aufgrund moderner, zellphysiologischer Methoden das Problem der Stammzellen in einem anderen Licht sehen müssen. Offenbar ist ein dynamisches Denken notwendig, das die Wechselbeziehungen zwischen ruhenden und aktiven Stammzellenspeichern und zwischen verschiedenen Zellsystemen in Rechnung stellt.

Es werden z. Z. in erster Linie 3 Modelle der Stammzellenspeicher bei hämopoetischen Zellerneuerungssystemen diskutiert. Die Untersuchung dieser Modelle auf ihre Richtigkeit basiert auf einer Reihe von Methoden, die in den letzten Jahren entwickelt wurden, und die allein oder in Kombination kinetische oder funktionelle Eigenschaften der Stammzellen zu beschreiben vermögen. Dabei sind es vor allem folgende Methoden, die der Forschung weitergeholfen haben: radioaktive Zellmarkierungsmethoden, Zelltransplantations- und Bestrahlungsversuche. Letztere beruhen darauf, daß die Transfusion von intakten Knochenmarkzellen in einen durch Strahleneinwirkung stark geschädigten Empfängerorganismus rasch zu einer Wiederbesiedlung seiner blutzellbildenden Organe führt, wobei der Grad der Repopulation zu einem bestimmten Zeitpunkt proportional der Zahl der transfundierten Stammzellen ist. Dabei wird bei bestimmten Versuchstieren, z. B. Ratten, der ^{59}Fe-Einbau in die Erythrocyten als ein Maß für die Knochenmarkrepopulationsfähigkeit benutzt. Bei Mäusen gilt die Zahl von hämopoetischen Kolonien in der Milz (colony-forming-units) als Maß für die transfundierten Stammzellen. Schließlich gehören zu den wesentlichen modernen Methoden auch die Chromosomenuntersuchungen mit sog. „marker-Chromosomen", wie sie mit strahleninduzierten Chromosomenaberrationen oder mit dem sog. „T6-Chromosom" oder in der Klinik durch das Auftreten des „Philadelphia-Chromosoms" in bestimmten Konstellationen möglich sind.

Mit diesen Methoden wurden in den letzten Jahren Versuche unternommen, die drei in Abb. 9 aufgezeigten Modelle von hämopoetischen Stammzellenspeichern auf ihre Richtigkeit zu prüfen. Aufgrund der vorliegenden Befunde kamen Fliedner, Messner und Kubanek (1969) zu folgenden Argumenten für oder gegen diese drei Stammzellenmodelle: Im einfachen Modell I befindet sich der gesamte Stammzellenspeicher in einem ständigen raschen Umsatz. Vielfach wurde die Frage erörtert, ob die Proerythroblasten als die frühesten morphologisch faßbaren Vorstufen der Erythropoese selbst Stammzellenfunktionen ausüben können. Die Untersuchungen von Alpen und Cranmore (1959) zeigten, daß die E 1-Population (Proerythroblasten) Radioeisen (^{59}Fe) in das Hämoglobin einbauen kann, und daß diese Population von einer nicht Hämoglobin synthetisierenden Population ersetzt wird. Daß die den E 1-Zellen vorgeschalteten Stammzellen sich rasch umsetzten, zeigen beispielsweise die Hypertransfusions- oder auch Nahrungsentzugsversuche. Protein-Nahrungsentzug sowie Hypertransfusion bei Ratten und Mäusen führen innerhalb weniger Tage zu einem fast völligen Verschwinden der sichtbaren Erythropoese[15]. Markiert man solche Tiere ohne morphologisch erkennbare

---

[15] Jacobson und Doyle 1962, Bethard, Wissler, Thompson, Schroeder und Robson 1958.

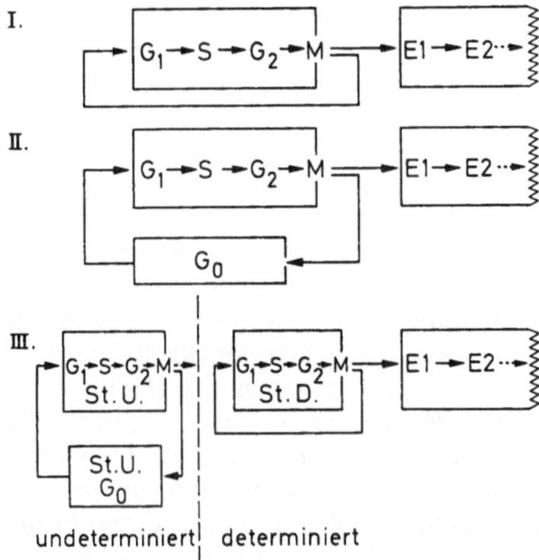

Abb. 9. Modelle der Stammzellenspeicher. (Aus FLIEDNER, MESSNER u. KUBANEK:
Hämatol. Bluttransf. 8, 1, 1969)

Erythropoese mit Thymidin-^{3}H und gibt anschließend Erythropoetin[16] oder stimuliert man durch einen kräftigen Aderlaß, so entwickelt sich innerhalb weniger Stunden eine Welle von erythropoetischen Zellen, die Thymidin-^{3}H-markiert sind. Das deutet darauf hin, daß die erythropoetischen Zellen aus einem sich rasch umsetzenden Stammzellenspeicher stammen, der durch Erythropoetin in eine erythropoetische Linie differenziert werden kann. Insofern würde das Modell I (Abb. 9) diese Befunde gut erklären können. Es wurde daraufhin der Versuch unternommen, das Knochenmark von Hunden durch 6 Thymidin-^{3}H-Injektionen im Abstand von je 6 Std so intensiv wie möglich in der DNS der proliferationsfähigen Zellen zu markieren[17]. Dieses intensiv markierte Knochenmark wurde dann in letal bestrahlte Empfängerhunde transfundiert mit der Erwartung, durch mehrfache Knochenmarkaspirationen im Empfängertier zu sehen, aus welchen Spenderzellen die Knochenmarkregeneration ihren Ursprung nimmt. Im Empfängertier konnte innerhalb von 8 Tagen nach der Transfusion von 17×10^9 bzw. 35×10^9 Knochenmarkzellen durch häufige Markentnahme eine hervorragende Markregeneration in ihren verschiedenen Stadien verfolgt werden. Die autoradiographische Analyse ergab jedoch, daß auch die frühesten morphologisch erkennbaren Vorstufen der Erythropoese, Myelopoese und Megakaryocytopoese nicht Thymidin-^{3}H-markiert waren und somit aus Vorstufen stammen mußten, die auch durch mehrfache Thymidin-^{3}H-Injektionen im Spendertier nicht markiert werden konnten und daher unter den Bedingungen des normalen „steady-state" kinetisch gesehen ruhten.

Aus dieser Art von Befunden ergaben sich also Hinweise, daß es aktiv proliferierende und latent ruhende Stammzellen geben mußte. Auch LAJTHA, GILBERT, PORTEOUS und ALEXANIAN (1964) postulierten die Existenz einer G_0-Population[18] im Stammzellenspeicher (Modell II), die sozusagen im Nebenschluß liegt. Es wurde angenommen, daß die Zellerneuerung in den hämatopoetischen

---

[16] FILMANOWICZ und GURNEY 1961.

[17] FLIEDNER, THOMAS, MEYER und CRONKITE 1964.

[18] G_1 = Präsynthetische Ruhephase, S = DNS-Synthesephase, G_2 = Prämitotische Ruhephase, M = Mitosephase, G_0 = Zelle, die außerhalb eines aktiven Zellcyclus „ruht" und auf einen spezifischen Stimulus hin wieder in einen Zellcyclus eintritt.

Zellsystemen größtenteils aus dem proliferationsaktiven Speicher erfolgt, daß aber im G_0-Speicher nach statistischen Gesetzen („at random") Zellen stimuliert werden und in einen Proliferationscyclus $(G_1$-S-G_2-M)[18] eintreten und sich differenzieren.

Diese „Nebenschluß-Hypothese" konnte in unserer Gruppe geprüft werden. Durch eine Thymidin-³H-Dauertropfinfusion in schwangere Ratten wurde eine 100%ige Markierung aller Zellen einschließlich der hämopoetischen Organe bei den neugeborenen Tieren erreicht. Diese 100%ige Markierung verschwindet in allen Zellen nach Maßgabe deren Umsatzes, sie bleibt also in den „Ruhezellen" über Wochen und Monate erhalten. Diese Methode der „kompletten Thymidin-³H-Markierung" eines Organismus führte zur eindeutigen Beschreibung von 2 kinetisch grundsätzlich verschiedenen Knochenmarkzelltypen[19]. Zu den rasch proliferierenden Zellen — die nach der Geburt rasch ihre Markierung einbüßen — gehören alle Zellen der Myelopoese, Erythropoese und Megakaryocytopoese, „Blasten", „lymphoide" Zellen. Zu den Ruhezellen, die nach der Geburt über Wochen und Monate ihre Markierung nicht oder nur langsam verlieren, gehören Endothelzellen, verschiedene Arten von Reticulumzellen und eine kleine Population von Knochenmarklymphocyten. Falls nun das Modell II der Stammzellenspeicher gültig wäre, so müßte man erwarten, daß es „G_0-Zellen" gibt, die bei der beschriebenen Methode markiert bleiben. Das war tatsächlich der Fall. Entscheidend aber für die Gültigkeit von Modell II ist die Beantwortung der Frage, ob nur diese Zellen markiert bleiben (als eine echte Ruhepopulation, die normalerweise am Zellumsatz des Knochenmarkes nicht oder nur wenig beteiligt ist) oder ob regelmäßig eine signifikante, wenn auch kleine Zahl von markierten Erythroblasten oder Promyelocyten vorhanden ist. Dies müßte man annehmen, wenn kontinuierlich „Ruhezellen" durch bestimmte Reize zur Differenzierung angeregt werden und damit Zellen aus G_0 in den Proliferationscyclus und Differenzierungsprozeß eintreten. Das Auftreten von markierten differenzierten Zellen der erythropoetischen, myeloischen oder megakaryocytären Reihe wurde jenseits des 10.—12. Tages nach Geburt der komplett markierten Tiere bisher bei der Auswertung von vielen Tausenden von Zellen in entsprechenden Präparaten nie gefunden. Es liegt daher der Schluß nahe, daß auch Modell II nicht die funktionelle Struktur des hämopoetischen Stammzellenspeichers hinreichend genau beschreibt.

Da experimentelle Ergebnisse sowohl gegen Modell I als auch II sprechen, werden z. Z. Untersuchungen vorgenommen, um ein drittes Modell zu prüfen. In diesem Modell III wird ein Stammzellensystem beschrieben, das aus zwei Speichern besteht: einem „determinierten", sich dauernd umsetzenden Speicher und einem „undeterminierten" Speicher, dessen größter Anteil normalerweise proliferationskinetisch in Ruhe ist. Die obengenannten Versuche sowie weitere Untersuchungen beispielsweise über das Megakaryocytensystem[20] zeigen, daß die funktionell determinierten Zellsysteme (Erythropoese, Myelopoese, Megakaryocytopoese) aus einem sich aktiv umsetzenden und daher mit Thymidin-³H markierbaren Stammzellenspeicher gespeist werden. Dieser wird auch nicht zerstört, sondern erholt sich, wenn beispielsweise Ratten über viele Wochen täglich kontinuierlich mit 50 rad bestrahlt werden: der Hämoglobingehalt des Blutes und die Erythrocytenzahl bleiben trotz der Dauerbelastung nach einer vorübergehenden Erniedrigung über viele Wochen hinweg im Normbereich[21]. Dieser „aktive" Stammzellenspeicher ist also offensichtlich in der Lage, nicht nur den normalen Bedarf des Fließgleichgewichtes des von ihm abhängigen Zellerneuerungssystems zu bestreiten, sondern kann auch bei erhöhtem Bedarf (wie er durch eine Dauer-

---

[18] s. Fußnote S. 389.   [19] Fliedner, Haas, Stehle und Adams 1968.
[20] Müller 1967.
[21] Lamerton, Pontifex, Blackett und Adams 1960.

bestrahlung mit einem regelmäßigen, kleinen Maß an Zellzerstörung entsteht) kleinere Verluste kompensieren.

Der „ruhende" Stammzellenspeicher dagegen wird offenbar erst dann aktiv, wenn es gilt, die determinierten Zellsysteme einschließlich ihrer Stammzellen zu regenerieren. Für seine Existenz spricht eine Reihe von Befunden. Inkubiert man eine Markzellsuspension mit Überdosen von Thymidin-³H, das selektiv in die DNS von DNS-synthetisierenden Zellen eingebaut wird („thymidine-³H-suicide-technic"), so wird die Repopulationsfähigkeit der so behandelten Markzellen nicht wesentlich herabgesetzt, was darauf hindeutet, daß die verantwortlichen Stammzellen im „steady-state" nicht DNS synthetisieren, sie daher auch nicht von Überdosen Thymidin-³H getroffen werden können[22]. In der Versuchsanordnung von LAMERTON, PONTIFEX, BLACKETT und ADAMS (1960) s.o.) zeigt es sich, daß die Repopulationsfähigkeit des dauerbestrahlten Knochenmarkes auf 10% der Norm herabgesetzt ist, obwohl die determinierte Hämopoese in der Lage ist, den normalen Zellgehalt des Blutes aufrechtzuerhalten. Diese Beobachtung steht im Einklang mit der Tatsache, daß die in der Norm ruhenden „Repopulationsstammzellen" sehr strahlenempfindlich sind[23]. Dagegen sind diese Stammzellen (St.U.: Abb. 9) nicht empfindlich gegen das Einfrieren und Auftauen in einem geeigneten Milieu[24], während aktiv proliferierende Zellen dagegen äußerst empfindlich sind und ihre Zellproliferation nach dem Auftauen nicht wieder aufnehmen. Sie sind auch weniger empfindlich gegen Radiomimetika, wie beispielsweise Stickstoff-Lost, als differenzierte Zellen (Myelocyten, Erythroblasten). So konnte gezeigt werden, daß ein durch Stickstoff-Lost aplastisch gemachtes Knochenmark sogar in der Lage ist, nach Transfusion ein durch Bestrahlung aplastisch gemachtes Knochenmark zu repopulieren[25]. Alle diese Befunde weisen darauf hin, daß es mindestens zwei Stammzellenspeicher gibt, von denen offensichtlich der aktiv proliferierende auf ein bestimmtes Zellerneuerungssystem „determiniert", d.h. normalerweise nur erythropoetisch, myelopoetisch oder megakaryocytär tätig ist. Von der erythropoetischen Stammzelle ist bekannt, daß sie durch Erythropoetin stimuliert wird. Daneben gibt es einen Speicher ruhender Stammzellen, der offenbar erst dann in Funktion tritt, wenn durch erhebliche Zellverluste der „determinierte" Speicher aufgefüllt werden muß, ohne dazu selbst in der Lage zu sein. Die Zellen des ruhenden Stammzellenspeichers scheinen „undeterminiert" zu sein, da sie im Transplantationsversuch offenbar alle Knochenmarkzellsysteme zu regenerieren vermögen, wie aus Milzkoloniebildungsversuchen bei Mäusen hervorgeht[26].

2. Das granulocytäre Zellerneuerungssystem

Das granulocytäre Zellerneuerungssystem des Knochenmarkes wird in Orthologie und Pathologie seiner Regeneration nur dann verständlich, wenn man seine Funktionsanteile oder Funktionsspeicher charakterisiert. Die Granulocytenkonzentration des peripheren Blutes (Funktionsspeicher der Granulocytopoese) wird durch einen steten Strom von Granulocyten aufrechterhalten, die aus dem Reifungsspeicher in den Funktionsspeicher fließen. Der Reifungsspeicher wiederum erhält seine Zellen aus dem Proliferationsspeicher der Granulocytopoese, der seinerseits durch eine Serie von hintereinandergeschalteten Teilungen charakterisiert ist und selbst aus einem vorgeschalteten Stammzellenspeicher gespeist wird. Der Granulocyt ist sicher die bekannteste Blutzelle und kann beschrieben werden als „eine differenzierte Endzelle, ohne Fähigkeit zur Reproduktion, charakterisiert

---

[22] BRUCE und MEEKER 1965.   [23] TILL und McCULLOCH 1961.
[24] CAVINS, KASAKURA, THOMAS und FERREBEE 1962, FLIEDNER, THOMAS, MEYER und CRONKITE 1964.
[25] FLIEDNER, THOMAS, FACHE, THOMAS und CRONKITE 1965.   [26] SILINI 1967.

durch einen exzentrisch gelegenen, hufeisen- oder S-förmigen, segmentierten Kern mit einer spezifischen feinen Granulation des Cytoplasmas. Der Granulocyt ist funktionell gekennzeichnet durch eine sehr starke amöboide Beweglichkeit und die Fähigkeit zur Phagocytose"[27]. Während die Zellen des Funktionsspeichers im peripheren Blut als stabkernige und segmentkernige Granulocyten bezeichnet werden, sind die Zellen des Reifungsspeichers als Metamyelocyten und jugendliche Granulocyten bekannt. Morphologisch sind die Zellen im Proliferationsspeicher der Granulocytopoese seit langem als Myeloblasten (M1), Promyeloblasten (M2), große Myelocyten (M3) und kleine Myelocyten (M4) bekannt.

Die Pionierarbeiten auf dem Gebiete der quantitativen Charakterisierung der physiologischen Regeneration der Granulocytopoese stammen von Ottesen (1954), Osgood, Tivey, Davison, Seaman und Li (1952), sowie Kline und Cliffton (1952). Diese Autoren applizierten Patienten radioaktiven Phosphor (^{32}P) und untersuchten die spezifische Aktivität des DNS-Phosphors der Blutgranulocyten als Funktion der Zeit. Ottesen sowie Kline und Cliffton gaben hämatologisch normalen Personen ^{32}P und fanden, daß die spezifische Aktivität des ^{32}P in den Blutleukocyten am 4. Tag anzusteigen begann und nach etwa 7 Tagen ein Maximum erreichte. Sie nahmen an, daß die folgende Abfallkurve ein Maß der Lebenserwartung der Zellen in der Zirkulation wiedergibt, und schlossen auf eine solche von 9 Tagen. Die Schwierigkeiten der intravitalen Verwendung von ^{32}P zum Studium der physiologischen Regeneration der Myelopoese liegen auf der Hand. ^{32}P wird nicht nur in die DNS, sondern in alle phosphorhaltigen Zellbestandteile eingebaut. Außerdem werden nicht nur granulocytäre Vorstufen, sondern auch die anderen Leukocyten radioaktiv markiert. So wären nicht nur radio-chemische Trennungsverfahren der DNS-Phosphor-Aktivität von den übrigen Phosphorverbindungen notwendig, sondern auch Zellabtrennungen, um zu quantitativen Aussagen über die Lebenserwartung der Granulocyten zu kommen. Sie gelangen erst durch die Entwicklung anderer Methoden. Die eine Methode verwendet Thymidin-^{3}H als spezifische radioaktive Markierung der DNS der Granulocytenvorstufen, die dann zu reifen, radioaktiv markierten Granulocyten ausreifen und autoradiographisch nachgewiesen werden. Die andere Methode bedient sich des DFP (Diisopropylfluorophosphat) entweder als DF-^{32}P oder als DFP-^{3}H. DFP ist ein Esterasehemmer und wird in reifen Granulocyten, aber auch Monocyten inkorporiert. Der exakteste Nachweis des inkorporierten DFP erfolgt autoradiographisch bei Anwendung von DFP-^{3}H. Aber auch die Autotransfusion von mit DF-^{32}P in vitro markierten Granulocyten und Nachweis durch Strahlungsmeßgeräte liefert hinreichend genaue Resultate, solange Granulocyten unter den Leukocyten im Blut vorherrschen. Bei Granulocytopenien und myeloischen Leukämien können keine direkten Schlüsse bei Verwendung von DF-^{32}P als Markierungssubstanz gezogen werden, sondern nur bei DFP-^{3}H und autoradiographischem Nachweis[28].

Am besten ist heute der Umsatz des Reifungs- und des Funktionsspeichers charakterisiert. Die Lebenserwartung der Granulocyten ist durch 2 Komponenten bestimmt: die natürliche Zellalterung, die mit einer Kernpyknose endet, und die „random"-Emigration aus der Blutbahn. Athens, Mauer, Ashenbrucker, Cartwright und Wintrobe (1959) entwickelten die Methode der Autotransfusion von DF-^{32}P-markierten Granulocyten und fanden, daß die Granulocyten mit einer Halbwertzeit von ca. 7 Std aus der Blutbahn verschwinden. Diese Untersuchungen haben auch gezeigt, daß die Gesamtzahl der Granulocyten im Blut etwa doppelt so hoch liegt wie die Zahl, die man durch die einfache Multiplikation

---

[27] Bunting 1938.
[28] Literatur über Methodik bei Stohlman (Hrsg.) 1959.

des Blutvolumens mit der Granulocytenzahl in einer Blutprobe des peripheren venösen Blutes gewinnen kann. Auf dieser Grundlage wurde der sog. zirkulierende Granulocytenpool von einem „marginal pool", einem Randspeicher, unterschieden[29].

Die Bestimmung der Lebenserwartung der Granulocyten wurde ergänzt durch die Beobachtung des Auftretens und Verschwindens von markierten Granulocyten sowie von ^{3}H-markierten granulocytären Abbauformen nach in vivo-Injektion von Thymidin. Aufgrund der gleichzeitig durchgeführten Untersuchungen des Auftretens und Verschwindens von Thymidin-^{3}H-markierten Granulocyten in der Blutbahn und auf den Schleimhäuten im Vergleich mit dem Auftreten und Verschwinden von radioaktiver Markierung in neutrophilen Abbauformen gelang es, die beiden oben genannten Komponenten direkt nachzuweisen.

Die emigrierenden Granulocyten lassen sich im Darmlumen und auf den Schleimhäuten nachweisen, während die granulocytären Abbauformen wahrscheinlich im reticuloendothelialen System abgefangen werden. Auf die Bedeutung der Freisetzung von Granulocytenbausteinen bei ihrem Untergang für die Regulation der Neubildung von myeloischen Zellen wird weiter unten noch gesondert hingewiesen werden. Hier ist es hinreichend festzustellen, daß sich die gesamte Granulocytenpopulation des peripheren Blutes etwa $2^1/_2$mal am Tag ersetzt, was eine entsprechende Zellausreifung im Reifungsspeicher erforderlich macht, wenn dieses ganze System im Zustand der physiologischen Regeneration verbleiben soll.

Die Reifungszeit für teilungsunfähige Metamyelocyten bis zur Ausschwemmung ins periphere Blut wurde ebenfalls bei einer Reihe von Patienten unter Verwendung der in vivo-Thymidin-^{3}H-Methode bestimmt. Aufgrund dieser Messungen konnte nachgewiesen werden, daß beim Menschen die Zeit von der Vollendung der letzten DNS-Synthesephase vor der letzten Teilung von Granulocytenvorstufen bis zur Ausschwemmung ins periphere Blut etwa 4 Tage beträgt. Diese Zeit war bei bakteriellen Infekten verkürzt, und sie fand sich bei gewissen Formen von Leukämien verlängert[30]. In Versuchen an Mäusen konnte nachgewiesen werden, daß bei Abwesenheit einer mikrobiellen Flora im Darm (bei keimfreien Tieren) die Ausreifung der Granulocyten verzögert ist[31].

Die cytochemische Charakterisierung der Granulocytenvorstufen im Reifungsspeicher ist kürzlich ausführlich erörtert worden[32]. Die Thymidin-^{3}H-Untersuchungen boten die Möglichkeit, die Hypothese von ARNETH zu überprüfen, nach der die Zahl der Segmente eines neutrophilen Granulocyten eine Funktion seines Alters ist. Nach WINTROBE (1962) wurde diese Hypothese mangels Gegenbeweises bisher akzeptiert. Von SCHILLING war sie abgelehnt worden und mit ihm von einer Reihe anderer Hämatologen. SCHILLING (1933) vertrat die Ansicht, daß die Segmentanlagen bereits mindestens im Metamyelocytenstadium vorhanden seien und sich bei weiterer Reifung nur besonders ausprägten. Bestünde die Arnethsche Hypothese zu Recht, so sollte man erwarten, daß zunächst Granulocyten mit 2, dann mit 3, 4, 5 etc. Segmenten mit Thymidin-^{3}H markiert aufgefunden würden. Daß dies nicht der Fall ist, ging aus einer sorgfältigen Untersuchung des zeitlichen Auftretens von 2-, 3-, 4- und 5 segmentigen Granulocyten nach Thymidin-Injektion hervor. Am 3. Tag nach Thymidin-^{3}H-Injektion sind einige stabkernige Granulocyten in der Blutbahn aufzufinden, aber noch keine segmentkernigen. Dies ist ein Hinweis dafür, daß stabkernige Granulocyten tatsächlich etwa 24 Std jünger sind als segmentkernige, ein Befund, der bei Serienuntersuchungen von Knochenmark nach Thymidin-^{3}H-Injektion bestätigt werden

---

[29] ATHENS, RAAB, HAAB, MAUER, ASHENBRUCKER, CARTWRIGHT und WINTROBE 1961a und b.
[30] FLIEDNER, CRONKITE, KILLMANN und BOND 1964.
[31] FLIEDNER, FACHE und ADOLPHI 1966.   [32] LENNERT 1966.

kann. Am 4. Tage werden dann im peripheren Blut Segmentkernige mit 2, 3, 4, 5 und mehr Segmenten markiert gefunden. Diese Untersuchung des detaillierten Verhaltens von radioaktiv markierten Granulocyten mit unterschiedlicher Zahl von Segmenten zeigte eindeutig, daß kein prinzipieller zeitlicher Unterschied zwischen dem ersten Auftreten von Zellen verschiedenen Segmentierungsgrades besteht[33].

Für die Frage der physiologischen Regeneration des Knochenmarkes ist die Untersuchung des Proliferationsspeichers der Myelopoese und seiner cytokinetischen Charakterisierung entscheidend. Ein direkter Hinweis auf die Kinetik im Proliferationsspeicher der Myelopoese ergab sich aus den ausgedehnten kinematographischen Untersuchungen von Boll (1966) an menschlichen Knochenmarkkulturen. Dabei wurde die Entwicklung einer Myelocytenfamilie vom Promyelocyten über 2 Myelocytenteilungen bis zum Metamyelocyten verfolgt. Mit dieser cytokinematographischen Methode ist es möglich, die Generationszeit der Granulocytenvorstufen zumindest im in vitro-System eindeutig zu messen. Dabei zeigte sich, daß die Zeit zwischen zwei aufeinanderfolgenden Teilungen für die myelopoetischen Vorstufen etwa 30 Std beträgt. Alle Mitosen dauerten in diesem in vitro-System ca. 60—80 min. Unter den Bedingungen des normalen Fließgleichgewichtes der Granulocytopoese wurde die Durchgangszeit durch den gesamten Proliferationsspeicher der menschlichen Granulocytopoese aufgrund von Mitoseindexdaten auf 4—9 Tage berechnet. Von der genauen Analyse des Auftretens und Verschwindens von markierten Blutgranulocyten nach in vivo-Markierung mit Thymidin-³H ergab sich ein Wert für die Durchgangszeit durch den gesamten Proliferationsspeicher von 6 Tagen[34]. Die bisher vorliegenden Daten erlauben keine exakte Angabe darüber, wieviel Verdoppelungsteilungen zwischen dem Eintritt einer Zelle aus dem Stammzellen- in den Myeloblastenspeicher und dem Auftreten der aus den hintereinandergeschalteten Zellteilungen hervorgehenden Metamyelocyten liegen. Die bisher vorhandenen Daten über die zeitlichen Verhältnisse des granulocytären Zellerneuerungssystems sind in Tabelle 1 wiedergegeben[35]. Auch hieraus ergab sich eine durchschnittliche Durchgangszeit durch den Proliferationsspeicher von 157 Std (= 6—7 Tage).

Die Forschungen der letzten Zeit konzentrieren sich auf die Frage, ob unter Bedingungen der physiologischen Regeneration alle im Proliferationsspeicher gebildeten Zellen auch tatsächlich ausreifen, d.h. ob normalerweise eine effektive Myelopoese besteht oder ob eine gewisse Ineffektivität (nicht alle Zellen reifen aus) die Orthologie der myelopoetischen Regeneration charakterisiert.

Aufgrund der in vitro-kinematographischen Untersuchungen kam Boll (1966) zu der Auffassung, daß eine Diskrepanz besteht zwischen dem Mitoseindex der granulocytären Vorstufen, der sich aus der Zeit der Mitose sowie der Zeit einer Interphase berechnen läßt, und demjenigen, den man im fixierten Präparat auszählen kann. Solche Vergleiche führen zu der Annahme, daß es unter diesen Bedingungen eine Gruppe von Zellen gibt, die offenbar an dem Teilungsprozeß nicht weiter teilnimmt und die sich morphologisch von den teilungsfähigen Vorstufen nicht unterscheiden läßt. Patt und Maloney (1963, 1964) kamen aufgrund ihrer Berechnungen beim Hund zu der Auffassung, daß normalerweise eine derartige ineffektive Myelopoese vorhanden ist. Die bisherigen Berechnungen an der menschlichen Granulocytopoese geben keinen Hinweis auf eine physiologische Ineffektivität, wobei diese Berechnungen auf der nunmehr gesicherten Annahme beruhen, daß die DNS-Synthesezeit bei der menschlichen Granulocytopoese in der Größenordnung von 13—15 Std liegt.

---

[33] Fliedner, Cronkite, Killmann und Bond 1964.
[34] Fliedner, Cronkite, Killmann und Bond 1964.   [35] Cronkite und Fliedner 1964.

Tabelle 1. [Nach Cronkite und Fliedner, New Engl. J. Med. **270** (1964)]

	Zeit-Dauer (in Std)		
	Minimal	Durchschnitt	Maximal
Proliferationsspeicher			
Myeloblasten	—	24	—
Promyelocyten	26	47[a]	78
Myelocyten	37	82[a]	126
Speicher-Durchgangszeit	87	157[a]	228
Übergang Myelocyt → Metamyelocyt	2—3		
Reifungsspeicher			
Metamyelocyten	8—9	33[b]	108[c]
Jugendl. Granulocyten	24—36	24[b]	72[c]
Stabkernige Granulocyten	12—24	34[b]	96[c]
Segmentkernige Granulocyten	0	59[b]	120[c]
Speicher-Durchgangszeit	46	150	396
Reifungszeit (Zeit von Bildung der Metamyelocyten bis Auftreten eines Blutgranulocyten)	48—72	?	148
Gesamtdurchgangszeit durch das ganze System (Myeloblast → Seg. Granulocyt)	133—159	?	624
Funktionsspeicher (Peripheres Blut)			
Normale Lebenserwartung		$6,6 \pm 1,1$	
Alterungszeit (Pyknose)		30	
„Random"-Abwanderung von pykn. Granulocyten		0,25	

[a] Durchschnitt von Maximal- und Minimalwert.

[b] Abgeleitet aus einer 33stündigen Erneuerungszeit von Metamyelocyten durch markierte Zellen und das Differentialbild von Knochenmarkausstrichen bei einem Patienten, dessen Mark mindestens einmal täglich 15 Tage lang untersucht wurde.

[c] Abgeleitet aus der Zeit des Verschwindens der am stärksten Thymidin-^{3}H-markierten Zellen im Knochenmark.

Zusammenfassend läßt sich das granulocytäre Zellerneuerungssystem wie folgt charakterisieren: im *Proliferationsspeicher* finden hintereinandergeschaltete Teilungen statt, durch die sich die Zellen bei gleichzeitiger Ausreifung vermehren. Die Zahl der zwischen einer Stammzellenteilung und der letzten Reifungsteilung liegenden Teilungsschritte ist bisher nicht mit Sicherheit bekannt, doch muß man annehmen, daß es mindestens 3—4 Teilungsschritte gibt. Eine exakte Messung der Zeit zwischen zwei aufeinanderfolgenden Zellteilungen (Generationszeit) gelang bisher nur in der Knochenmarkkultur und wird mit etwa 30 Std angenommen. Diese Zeit ist nicht sehr stark von der verschieden, die aufgrund von Thymidin-^{3}H-Markierungsmethoden für die unreifen Granulocytenvorstufen berechnet wurde. Die DNS-Synthesezeit der teilungsfähigen, unreifen Granulocytenvorstufen liegt bei etwa 14 Std. Aus dem Proliferationsspeicher treten die nicht mehr teilungsfähigen Granulocytenvorstufen, die als Metamyelocyten bezeichnet werden, in den *Reifungsspeicher* (nur noch Reifung ohne Zellteilung) und reifen innerhalb von 4 Tagen zu „blutgängigen" Granulocyten aus. Die Lebenserwartung im *Funktionsspeicher* des peripheren Blutes wird durch die Halbwertzeit der ausgeschwemmten Granulocyten (ca. 7 Std) bestimmt. Wie bei der Erythropoese konnte bisher beim Menschen kein Anhalt für eine ineffektive Myelopoese unter den Bedingungen der physiologischen Regeneration gefunden werden.

Tabelle 2. (Nach Cartwright, Athens, Boggs und Wintrobe, Series Haematologica 1, 1965)

Bestimmung	Zahl der Probanden	Mittel	95% Vertrauensgrenzen
Gesamt-Blutgranulocyten-Speicher (in 10^7 Zellen pro kg)	109	70	14—160
Zirkulierender Blutgranulocyten-Speicher (in 10^7 Zellen pro kg)	109	31	11—46
Randständiger Blutgranulocyten-Speicher (in 10^7 Zellen pro kg)	109	39	0—85
Halbwertzeit ($T\,^1/_2$) (in Std)	56	6,7	4—10
Granulocytenumsatzrate (in 10^7 pro kg pro Tag)	56	163	50—340

Die neueren zellphysiologischen Methoden erlauben die Messung der Lebenserwartung von Granulocyten im Blut sowie die Berechnung des Blutgranulocytenspeichers, des zirkulierenden Granulocytenspeichers, des Randspeichers und der Umsatzrate bei gesunden Individuen aufgrund der Halbwertzeit der Granulocyten im peripheren Blut. Diese Daten sind in Tabelle 2 wiedergegeben [36].

Im Hinblick auf die eosinophilen Granulocyten ergeben sich im Prinzip die gleichen Betrachtungsweisen und die gleichen Möglichkeiten der Charakterisierung der physiologischen Regeneration wie für die neutrophilen Granulocyten. Quantitative Daten für die eosinophilen Granulocyten beim Menschen sind jedoch viel seltener als für die neutrophilen Zellen. Es kann aber jetzt schon gesagt werden, daß die Ausreifungszeit der eosinophilen Granulocyten, d. h. die Durchgangszeit durch den Reifungsspeicher, um etwa 24 Std kürzer ist als für die neutrophilen Granulocyten [37]. Hinreichende Daten über die Umsatzgeschwindigkeit im eosinophilen Proliferationsspeicher des Menschen liegen bisher nicht vor.

3. Das erythrocytäre Zellerneuerungssystem

Wie im vorigen Abschnitt schon ausgeführt, ist das erythropoetische Zellerneuerungssystem des Knochenmarkes wie jedes andere Zellerneuerungssystem des Körpers durch eine Reihe von hintereinandergeschalteten Zellspeichern charakterisiert. Der Zellumsatz, d. h. die physiologische Regeneration dieses Systems, ergibt sich aus der Erneuerung der einzelnen das System aufbauenden Zellspeicher, die schematisch in Abb. 10 dargestellt sind [38]. Zum Proliferationsspeicher der Erythropoese gehören die teilungsfähigen, morphologisch als kernhaltige Erythrocytenvorstufen erkennbaren Zellen, die im vorliegenden Modell mit E 1 (Proerythroblasten), E 2 (Makroblasten), E 3 (basophile Normoblasten) und E 4 (polychromatische Normoblasten) bezeichnet werden. Als Charakterisierungsprinzipien werden in Anlehnung an Weicker (1953—1957) und Leibetseder (1948, 1954) Kerngröße, Kernstruktur und Cytoplasmafärbung verwendet. Bei konsequenter Konstanz der Anwendung dieser Kriterien fand sich bei der Auswertung von insgesamt 964 Erythroblasten von 3 Personen mit ungestörter Erythropoese ein Verhältnis von E 1 : E 2 : E 3 : E 4 : E 5 wie 25 : 58 : 127 : 248 : 506 oder wie etwa 1 : 2 : 4 : 8 : 16. Zu ähnlichen Häufigkeitsverteilungen kamen Weicker und Leibetseder auf der Grundlage eines wesentlich größeren Zellmaterials.

---

[36] Cartwright, Athens, Boggs und Wintrobe 1965.
[37] Riedemann 1968.   [38] Fliedner, Messner und Kubanek 1969.

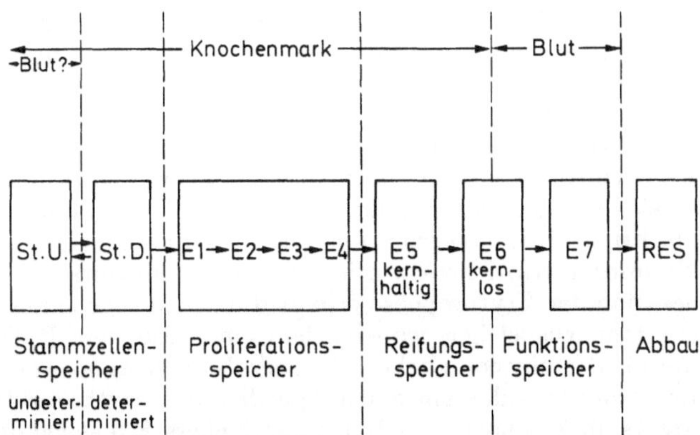

Abb. 10. Erythrocytäres Zellerneuerungssystem. (Aus FLIEDNER, MESSNER u. KUBANEK: Hämatol. Bluttransf. 8, 1, 1969)

Obwohl es für die praktische Auswertung von Knochenmarkausstrichen wichtig ist, die einzelnen Reifungsstufen der Erythropoese morphologisch zu charakterisieren, so kommt es für die Zellkinetik als Grundlage der Charakterisierung der physiologischen Regeneration in erster Linie darauf an, cytologische Grenzlinien zwischen Zellgruppen zu ziehen, die dann als „Compartment" reproduzierbar zusammengefaßt werden können. Unabhängig von der Frage, ob innerhalb eines solchen Compartments keine, eine oder mehrere Zellteilungen stattfinden, spricht man bei einem Compartment von der sog. Durchgangszeit, die eine cytokinetisch definierte Größe ist, wenn man beispielsweise die modernen Markierungsmethoden der Erythropoese mit Thymidin-^{3}H und die nachfolgende, serienmäßige autoradiographische Untersuchung verwendet. Weitere Termini sind Zellgeneration und Generationszeiten von Zellen. Unter einer Generation von Zellen versteht man jene Gruppe von gleichartigen Zellen, die von 2 Mitosen eingeschlossen sind. Beispielsweise läßt sich in einer Knochenmarkkultur beobachten, wie eine Zelle aus einer Zellteilung hervorgeht und schließlich nach einer bestimmten Zahl von Stunden wieder in Zellteilung eintritt. Das Intervall von der Vollendung einer bis zur Vollendung der darauffolgenden Mitose bezeichnet man als Generationszeit.

Zugleich mit aufeinanderfolgenden Zellteilungen im Proliferationsspeicher findet ein Reifungsvorgang statt, der sich in erster Linie auf die Hämoglobin-Reifung bezieht. Von der Stufe E 1 bis E 5 findet fortlaufend Hämoglobin-Neubildung statt, und es wird angenommen, daß der Verlust der Zellteilungsfähigkeit und schließlich die Kernausstoßung eng mit der erreichten Hämoglobin-Konzentration in der Zelle verknüpft sind.

Der Reifungsspeicher der Erythropoese (Abb. 10) besteht ausschließlich aus E 5—E 6-Zellen. Die E 5-Zellen (oxyphile Normoblasten) sind zellkinetisch als diejenigen Zellen der Erythropoese charakterisiert, die normalerweise nicht in der Lage sind, sich zu teilen. Sie besitzen auch nicht die Fähigkeit zur DNS-Synthese und lassen sich daher auch nicht in vitro mit Thymidin-^{3}H oder nach einer in vivo-Blitzmarkierung innerhalb einer Stunde nach Thymidin-^{3}H-Injektion markieren.

Zum Reifungsspeicher gehören auch die E 6-Zellen: die Reticulocyten oder Proerythrocyten. Sie sind teilweise im Knochenmark, teilweise im strömenden Blut zu finden. Funktionell gehören sie aber gleichzeitig auch zum Funktionsspeicher, der überwiegend durch die Erythrocyten (E 7) gebildet wird. Die Durchgangszeit der Zellen durch die E 6- und E 7-Compartments wurde erstmals durch die nunmehr schon klassischen Arbeiten von Shemin und Rittenberg (1946) exakt bestimmt. Je nach den von diesen und später anderen Untersuchern verwendeten Methoden liegt die Erythrocytenlebenserwartung bzw. Durchgangszeit durch die Compartments E 6 und E 7 zwischen 109 und 127 Tagen. Proliferations-, Reifungs- und Funktionsspeicher der Erythropoese sind darauf angewiesen, ihren Zellbestand durch den Einstrom von Zellen aus einem vorgeschalteten Zellspeicher zu beziehen, der sich selbst erhalten kann. Dieser wird als „Stammzellenspeicher" bezeichnet (Abb. 10). Auf die modernen Vorstellungen über die innere funktionelle Struktur des Stammzellenspeichers wurde schon oben hingewiesen. Die physiologische Regeneration der Erythropoese erfolgt durch ein sehr feines Zusammenspiel aller genannten Zellspeicher, wobei jedem eine besondere Rolle zukommt. Für das Verständnis der physiologischen Regeneration ist es notwendig, sich mit der Messung des Umsatzes der einzelnen Speicher des erythropoetischen Zellerneuerungssystems, insbesondere des Reifungsspeichers E 5 sowie der Proliferationsspeicher E 1 bis E 4, zu befassen. Für die quantitative Messung steht heute eine Reihe von Methoden zur Verfügung. Markiert man die Erythropoese durch eine einmalige Thymidin-^{3}H-Injektion und aspiriert in bestimmten, möglichst kurzen Zeitabständen das Knochenmark, so läßt sich der Einstrom markierter Zellen aus dem Proliferationsspeicher (insbesondere zunächst aus seinem letzten markierbaren Compartment E 4) in den Reifungsspeicher E 5 verfolgen. Aus der Anstiegsrate der auf diese Weise markierten Zellen im Speicher E 5, die durch einen ebenso großen Austritt von unmarkierten Zellen aus diesem Speicher bedingt ist, läßt sich sein Umsatz berechnen. Bei 3 Personen mit ungestörter Erythropoese fand sich eine Einstromrate (K_{ein}) von markierten Zellen in den E 5-Speicher von 2,91% pro Stunde. Nimmt man an, daß für die Dauer des Anstieges nur markierte Zellen in diesen Speicher eintreten, so ergibt sich als obere Grenze für den Umsatz dieses Teiles des Reifungsspeichers eine Zeit von 34 Std.

Die Zellbildungsleistung im Proliferationsspeicher wird charakterisiert durch die Zellneubildungsrate K_B, die auch der Austrittsrate aus diesem Speicher (K_{aus}) entsprechen muß. Befindet sich ein Zellsystem, wie es hier beschrieben wird, im Fließgleichgewicht („steady-state equilibrium"), handelt es sich also um eine physiologische Regeneration, so wird die Einstromrate von Zellen in den Reifungsspeicher (K_{ein}) mit der Bildungsrate oder Austrittsrate von Zellen im oder aus dem Proliferationsspeicher (K_{aus}) gleich sein. Mit anderen Worten: jede im Proliferationsspeicher gebildete Zelle wird abgegeben und kommt im Reifungsspeicher an. Die Zellneubildungsrate läßt sich aus dem Thymidin-^{3}H-Markierungsindex (I_L) der Zellen von E 1 bis E 4, der DNS-Synthesezeit der Zellen in den Compartments E 1 bis E 4 (t_s) und der relativen Größe dieses Proliferationsspeichers bzw. seiner einzelnen Compartments (N) berechnen.

$$K_B = K_{aus} = \frac{N \times I_L}{t_s}\,.$$

Der Thymidin-^{3}H-Markierungsindex der verschiedenen cytologisch definierten Erythroblasten-Compartments wird in autoradiographierten Knochenmarkausstrichen ausgezählt, die eine Stunde nach Thymidin-^{3}H-Injektion gewonnen wurden. Schwieriger ist die exakte Bestimmung der DNS-Synthesezeit menschlicher Erythroblasten. Im Idealfall sollte die DNS-Synthesezeit für die Zellen jedes einzelnen Kompartments bestimmt werden. Das ist aus vielerlei Gründen bisher nicht möglich. Dagegen konnte eine Bestimmung der „allgemeinen" DNS-Synthesezeit für Erythroblasten vorgenommen werden. Diese läßt sich aus dem Auftreten und Verschwinden von radioaktiv markierten Mitosen nach Injektion von Thymidin-^{3}H in autoradiographierten Knochenmarkausstrichen ermitteln. Über die Einzelheiten dieser Methode ist an anderer Stelle berichtet worden. Hier ist es ausreichend, darauf hinzuweisen, daß die DNS-Synthesezeit für die kernhaltigen Blasten des Menschen 13,4—14 Std beträgt[39], eine Zeit, die länger ist als beispielsweise beim Hund (6,5—7,5 Std)[40].

Mit den Untersuchungsergebnissen des Thymidin-^{3}H-Markierungsindex, der relativen Größe der cytologisch definierten Zellcompartments sowie der unabhängig davon bestimmten DNS-Synthesezeit menschlicher Erythroblasten läßt sich nun die Effektivität der physiologischen Zellregeneration im erythropoetischen Zellerneuerungssystem kontrollieren. Befindet sich die Regeneration der Erythropoese im physiologischen Gleichgewichtszustand, so muß angenommen werden, daß jeweils so viele Zellen im Proliferationsspeicher gebildet werden, wie andererseits im Reifungsspeicher ankommen. Im normalen Fließgleichgewicht der Erythropoese wird also der Austritt von Zellen aus dem Proliferationsspeicher (K_{aus}) gleich sein mit dem Einstrom von Zellen in den Reifungsspeicher (K_{ein}), die unabhängig voneinander gemessen werden können. MESSNER (1967) fand tatsächlich bei 3 Personen mit ungestörter Erythropoese unter Verwendung dieser Thymidin-^{3}H-Methode, daß sich normalerweise die erythropoetische Regeneration in einem effektiven Gleichgewichtszustand befindet. Die Zellaustrittsrate aus dem Proliferationsspeicher (K_{aus}) erwies sich praktisch als gleich groß wie die mit einer unabhängigen Methode gemessene Einstromrate von Zellen aus dem Proliferationsspeicher in den Reifungsspeicher (K_{ein}).

4. Zur physiologischen Regeneration des Megakaryocytensystems

Das Megakaryocyten-Plättchen-Zellerneuerungssystem des Knochenmarkes ist das dritte große parenchymatöse Zellerneuerungssystem im Mark. Die Vorstellungen über seine physiologische Regeneration sind auch heute noch wenig gefestigt. Erste Versuche, eine Vorstellung über die physiologische Erneuerung dieses Systems zu gewinnen, stammen von JAPA aus dem Jahre 1943, der in einer sehr sorgfältigen Studie eine zunehmende Kernzahl in den Megakaryocyten in Zusammenhang mit der Zellreifung fand. Er konnte zeigen, daß die Megakaryocyten beim Menschen 2, 4, 8, 16 und 32 Kerne haben, ein Befund, der auf eine Reihe von hintereinandergeschalteten Kernteilungen hinweist, wobei sich das Cytoplasma nicht teilt, sondern sich zu einem bestimmten Zeitpunkt der Reifung Blutplättchen abspalten. Ein direkter Hinweis darauf, daß die Megakaryocyten eine physiologische Regeneration zeigen, ergab sich aus dem Mitoseindex. JAPA zeigte, daß 1,7% aller Megakaryocyten in Mitose sind, dabei befanden sich immer alle Kerne einer Zelle gleichzeitig in Mitose, jeder mit einem eigenen Spindelapparat. Eine Einteilung der Megakaryocyten nach Kernzahlen ergab, daß die 8-kernigen Zellen mit 53% den Hauptanteil ausmachen. 2,5% hatten 2, 25,5% 4, 18% 16 und 1% 32 Kerne. Der Mitoseindex war in den Zellen mit 2 und 4 Kernen am höchsten. In Zellen mit 32 Kernen wurden keine Mitosen gefunden.

Allein aufgrund dieser sorgfältigen morphologischen Beobachtungen ließ sich auf einen für das Megakaryocytensystem charakteristischen Umsatz schließen, der dann von anderen Autoren genauer untersucht wurde[41].

Wesentliche Fortschritte auf dem Gebiet der Erforschung der physiologischen Regeneration des Megakaryocytensystems ergaben sich erst aufgrund der Anwendung von in vivo-Markierungsmethoden mit Thymidin-^{3}H und nachfolgender autoradiographischer Knochenmarkuntersuchung. Die systematischen Unter-

---

[39] STRYCKMANS, CRONKITE und FLIEDNER 1966, MESSNER 1967.

[40] BOND, ODARTCHENKO, COTTIER, FEINENDEGEN und CRONKITE 1962.

[41] KINOSITA, OHNO und BIERMAN 1956, KINOSITA, OHNO und NAKAZAWA 1959, KINOSITA und OHNO 1961, FEINENDEGEN, ODARTCHENKO, COTTIER und BOND 1962, GARCIA 1964, ODELL, JAKSON und GOSSLEE 1965, EBBE und STOHLMAN 1965, MÜLLER 1967.

suchungen bei der Ratte ergeben folgendes Bild über den Proliferations-, Reifungs- und Funktionsspeicher der Megakaryocytopoese sowie über den Stammzellenspeicher. Das Megakaryocytensystem wurde in diesen Studien auch unter Berücksichtigung der von Bessis (1956) angegebenen Kriterien in 3 Entwicklungsstadien eingeteilt. Das Stadium 1 umfaßt alle jugendlichen Megakaryocyten, d. h. alle Zellen mit basophilem, hyalinen oder granulierten Cytoplasma, das aber noch keine Azurgranula hat, und mit einem rundlichen oder bereits segmentierten Kern. Die Zellen haben einen Durchmesser von 25—40 µ. Diese Gruppe umfaßt bei Müller 26,2% aller Megakaryocyten. Dem Stadium 2 gehören bei weitem die meisten Megakaryocyten an, nämlich 50,4%. Dazu werden alle Zellen gerechnet, die ein bläuliches oder auch helleres, rötliches Cytoplasma aufweisen, das von roten Granula durchsetzt ist. Der dunkelblaue bis leicht violette Kern zeigt noch keine Degenerationserscheinungen. Gestalt und Größe der einzelnen Kerne und der ganzen Zelle sind sehr unterschiedlich. Der Zelldurchmesser beträgt 30—70 µ. Dem Stadium 3 gehören etwa 23% aller Megakaryocyten an. In diesem Stadium beginnt der Kern zu degenerieren, er wird acidophil, pyknotisch oder ödematös. Das Plasma erscheint stärker rötlich als beim Stadium 2 und zeigt gewöhnlich deutliche Abspaltung von Plättchen. Der Zelldurchmesser beträgt 35—80 µ. Nackte Zellkerne ohne Cytoplasma oder mit nur spärlichen Überresten wurden hierbei nicht berücksichtigt. Bei dieser Einteilung zeigt sich, daß eine Stunde nach Thymidin-³H-Markierung der Markierungsindex der Megakaryocyten vom Stadium 1 23% beträgt. Das bedeutet, daß 23% der Megakaryocyten dieses frühen Stadiums sich zu jener Zeit in der DNS-Synthese befinden als Zeichen der Vorbereitung zur Kernteilung. Die Zellen des Stadiums 2 und 3 werden durch eine Blitzmarkierung mit Thymidin-³H nur zu je 10% markiert. Das bedeutet, daß auch die relativ reifen Megakaryocyten gelegentlich noch DNS synthetisieren. Leider erlaubt es die z. Z. mögliche Technik nicht, unter den Megakaryocyten eindeutig diejenigen, die ihre Kernteilungsfähigkeit verloren haben, von denen abzugrenzen, die sie noch besitzen.

Für das Verständnis der physiologischen Regeneration dieses Megakaryocyten-Plättchen-Systems ist von allergrößter Bedeutung zu wissen, daß nach einer einmaligen Thymidin-³H-Markierung der initiale Markierungsindex in den Stadien 1, 2 und 3 keinesfalls so niedrig bleibt, sondern es beispielsweise im Stadium 1 zu einem raschen Anstieg des Markierungsindex kommt. 30 Std nach Thymidin-³H-Markierung sind die frühen Megakaryocyten des Stadiums 1 bereits zu 95% markiert, und nach 60 Std sind 100% aller Megakaryocyten des Stadiums 1 markiert. Die Zellen des Stadiums 2 steigen nach 48 Std auf 90% und sind nach 72 Std 100% markiert. Ebenso sind im Stadium 3 innerhalb von 48 Std 92% der Megakaryocyten markiert.

Die Tatsache der praktisch 100%igen Markierung aller Megakaryocyten innerhalb von 60 Std nach Thymidin-³H-Injektion zeigt an, daß sich bei der Ratte alle 60 Std die gesamte Megakaryocytenpopulation einmal erneuert. Das entspricht dann auch der maximalen Reifungsdauer, d. h. der Zeit von der Differenzierung einer Stammzelle in eine morphologisch erkennbare, megakaryocytäre Vorstufe bis zur Vollendung der Ausreifung auf der Stufe des plättchenbildenden Megakaryocyten. Diese in eigenen Versuchen gewonnenen Ergebnisse stimmen mit denen in der Literatur von Ebbe und Stohlman (1965) recht gut überein.

Aus der Häufigkeitsverteilung der Megakaryocyten in den Stadien 1, 2 und 3 von respektive 26,2, 50,4 und ca. 23% ergibt sich die Umsatzzeit für die einzelnen Megakaryocytenstadien. Wenn die Gesamtumsatzzeit 60 Std beträgt (s. o.), dann bleiben die Zellen im 1. Stadium 16 Std, im 2. Stadium 30 Std und im 3. Stadium 14 Std.

Von Bedeutung ist nun die Tatsache, daß die gesamte, morphologisch erkennbare Megakaryocytenpopulation offenbar von einer morphologisch nicht identifizierbaren Vorstufe gespeist wird. Die Tatsache, daß alle Megakaryocyten innerhalb von 2—3 Tagen nach einmaliger Thymidin-^{3}H-Injektion markiert werden, deutet darauf hin, daß sich diese Vorläuferzelle praktisch dauernd in DNS-Synthese befindet. Darüber hinaus lassen die Untersuchungen der Markierungsintensität nach Thymidin-^{3}H nur dann eine sinnvolle Erklärung zu, wenn angenommen wird, daß diese morphologisch unerkannt gebliebenen Vorläuferzellen der Megakaryocyten sich nach erfolgter Teilung wieder vereinigen, um so eine polyploide Megakaryocytenvorstufe zu bilden. Daß dies im Prinzip durchaus realistisch ist, geht aus den kinematographischen Untersuchungen hervor[42], nach denen die Promegakaryocyten (= Stadium 1: Megakaryocyten) durch Zellteilung von Vorläuferzellen mit nachfolgender Zellverschmelzung entstehen.

Somit ergibt sich aus den systematischen Untersuchungen an Ratten, daß es sich bei dem Megakaryocytensystem ebenfalls um ein sich ständig erneuerndes System handelt, das unter physiologischen Bedingungen von einem Stammzellenspeicher gespeist wird, in dem sich die meisten Zellen in DNS-Synthese befinden.

Die strahlenbiologischen Untersuchungen, auf die später eingegangen werden soll, weisen darauf hin[43], daß die Regeneration der Megakaryocytopoese von Zellen ausgeht, die normalerweise nicht oder nur wenig mit Thymidin-^{3}H markiert werden können. Auch hier würde sich also die 2 Stammzellenspeicher-Theorie bestätigen.

Hinsichtlich der menschlichen Megakaryocytopoese liegen bisher noch wenige Untersuchungen vor. Dennoch konnten bei einigen Personen mit normaler Hämopoese Thymidin-^{3}H-Injektionen mit nachfolgender, mehrfacher Aspiration von Knochenmark vorgenommen werden. Bei den menschlichen Megakaryocyten wurden 4 Reifungsstadien unterschieden, wobei das Stadium 1 alle Formen mit einem ovalen bis trapezförmigen Kern und einem schmalen, hyalinen, stark basophilen Cytoplasmasaum umfaßt. Megakaryocyten des Stadiums 2 weisen eine deutlichere Kernstruktur, Kernsegmentierung und ein basophil granuliertes Cytoplasma auf und sind etwas größer als im Stadium 1. Stadium 3 umfaßt alle Zellen mit acidophiler Granulation, blau-violett gefärbtem Plasma und stark unterschiedlicher Kernform und -größe. Bei den Zellen des Stadiums 4 erkennt man die ersten Zeichen der Degeneration: der Kern wirkt pyknotisch, und die ganze Zelle färbt sich stark acidophil. Meistens ist die Plättchenbildung im Cytoplasma deutlich zu erkennen. Bei 3 Patienten mit normaler Hämopoese fanden sich von den untersuchten Megakaryocyten 10% im Stadium 1, 10% im Stadium 2, 62% im Stadium 3 und 18% im Stadium 4.

Im Prinzip fanden sich bei der Thymidin-Untersuchung der menschlichen Megakaryocyten ähnliche Befunde wie im Experiment an der Ratte. Auch hier sind die morphologisch identifizierbaren Megakaryocyten nicht die einzigen Zellen dieses Systems. Auch beim Menschen steigt der Thymidin-^{3}H-Markierungsindex der unreifen Megakaryocyten 3 Tage lang an. Bei den reifen Megakaryocyten erreicht er nach einem Ausgangswert von knapp 10% innerhalb von 4 Tagen 88%, die obere Grenze der Umsatzzeit dieser Gruppe von Zellen beträgt also ca. 4—5 Tage. Somit ergibt sich beim Menschen eine Umsatzzeit des morphologisch erkennbaren Megakaryocytensystems von etwa 100—160 Std.

Die Abkömmlinge des Megakaryocytensystems sind die Blutplättchen. Ihre Lebenserwartung wurde beim Menschen und bei verschiedenen Versuchstieren mit

---

[42] KINOSITA, OHNO und BIERMAN 1956, KINOSITA, OHNO und NAKAZAWA 1959, KINOSITA und OHNO 1961.
[43] MÜLLER 1967.

radioaktiven Markierungsmethoden bestimmt. Die Lebenserwartung der Blutplättchen des Menschen beträgt 8,9 Tage, der Ratte 4—5 und des Kaninchens 3—4 Tage. Diese Angaben resultieren aus radioaktiven Markierungsversuchen. Beim Menschen ergaben sich die besten Ergebnisse mit der DF-^{32}P-Markierung, während die Daten bei Ratten durch die Transfusion von markierten Thrombocyten in geeignete Empfängerorganismen gemessen wurden. Somit ergibt sich, daß sich beim Menschen das morphologisch identifizierte Megakaryocyten-Blutplättchen-System alle 13—18 Tage einmal erneuert. Hinzu käme noch eine unbekannte Zeit für den Umsatz des dem sichtbaren Megakaryocytensystem vorgeschalteten und bisher morphologisch nicht identifizierbaren Stammzellenspeichers.

Von besonderer Bedeutung für das Verständnis der Physiologie der Regeneration des Megakaryocyten-Plättchen-Systems ist die Untersuchung der Plättchenbildung. Ein einzelner Megakaryocyt bildet nach Volumenmessungen 3000 bis 4000 Blutplättchen[44]. Die tägliche Neubildung beträgt pro mm³ Blut ca. 100000 Thrombocyten. Kinematographisch haben Thiery und Bessis (1956) sowie Albrecht (1957, 1958) die Thrombocytenbildung untersucht. Von Schulz (1966, 1968) stammt eine intensive elektronenmikroskopische Untersuchung über die verschiedenen Stadien der Thrombocytenabschnürung aus dem Megakaryocyten. Seine Befunde lassen keinen Zweifel daran, daß sich die Plättchen kontinuierlich vom Megakaryocytenplasma abschnüren und dann in die Blutbahn eintreten.

5. Zur physiologischen Regeneration des Monocytensystems

Es ist noch nicht mit letzter Sicherheit geklärt, ob das Monocytensystem in seiner physiologischen Regeneration ganz oder teilweise zum Knochenmark zu rechnen ist. Rohr (1960) prägte folgende Vorstellung, die von den meisten Hämatologen zur Zeit akzeptiert wird: unter normalen Verhältnissen stammt der Monocyt aus dem Knochenmark und entspricht einem Myelomonocyten. In funktioneller Hinsicht ist er als eine weitgehend selbständige Zellform zu betrachten, etwa wie der eosinophile Leukocyt. Er zeigt nur selten Phagocytose, hingegen meist eine schwach positive Peroxydase-Reaktion. Bei bestimmten Reizzuständen kann er als Monomakrophage oder Histiomonocyt als Abkömmling des reticulo-histiocytären Systems im Blut auftreten und wird wohl zur Hauptsache aus extramedullären Organen ins Blut ausgeschwemmt. Darüber hinaus gibt es sog. lymphatische Monocyten, die nach Stimulation des lymphatischen Systems ins Blut eintreten. Der myeloische Monocyt stellt die Normalform, die anderen Monocyten hingegen reaktive Formen dar. Eine wohlfundierte Ableitung des Knochenmarkmonocyten vom Myeloblasten, einem Monoblasten oder einer myeloischen Reticulumzelle ist bisher morphologisch nicht sicher gelungen.

Leder (1966a und b) hat in ausgedehnten Untersuchungen auf die histochemischen Eigenschaften der Knochenmarkmonocyten hingewiesen. Mit Hilfe der α-Naphthyl-Acetat-Esterase-Reaktion konnte er eben noch als Monocytenvorstufe erkennbare Elemente nachweisen, die den Promyelocyten ähnlich sehen. Da die Promyelocyten extrem stark Naphthol-ASD-Chloracetat-Esterase-positiv sind, die Monocyten dagegen reichlich α-Naphthyl-Acetat-Esterase enthalten, sollten bei einer Entwicklung von Monocyten aus Promyelocyten Zwischenstufen zu erwarten sein, die beide Fermente besitzen. Leder fand nun, daß der Nachweis solcher Zwischenstufen möglich ist. Es gibt Promyelocyten mit starker Naphthol-ASD-Chloracetat-Esterase-Reaktion, Promyelocyten mit geringer α-Naphthyl-Acetat-Esterase-Reaktion und reife Monocyten mit kräftiger α-Naphthyl-Acetat-Esterase-Aktivität bei meist fehlendem Naphthol-ASD-Chloracetat-Esterase-

---

[44] Kaufmann, Airo, Pollack und Crosby 1966.

Gehalt. Einen weiteren Hinweis auf die Herkunft der Blutmonocyten aus den Promyelocyten glaubt er in einem kombinierten Nachweis der Peroxydase und der α-Naphthyl-Acetat-Esterase zu sehen. Es finden sich alle Übergänge vom peroxydasepositiven Promyelocyten bis zum α-Naphthyl-Acetat-Esterase-positiven und nur noch gering peroxydasehaltigen Monocyten. Nach dieser Auffassung ist die Monocyten-Peroxydase nicht phagocytosebedingt, sondern ein Zeichen der myeloischen Herkunft des Blutmonocyten. Aufgrund dieser histochemischen Befunde glaubt LEDER, die Herkunft des Monocyten aus dem Promyelocyten annehmen zu müssen.

Auch wenn es heute noch nicht möglich ist, das Monocytensystem so eindeutig zu beschreiben, wie es für die Erythro- oder Granulocytopoese oder auch für die Megakaryocytopoese möglich ist, so lassen sich doch aus dem Auftreten und Verschwinden von markierten Blutmonocyten nach einmaliger Injektion von Thymidin-^{3}H gewisse Rückschlüsse auf die physiologische Regeneration dieses Systems ziehen, mindestens im Hinblick auf den Umsatz der Blutmonocyten. Untersucht wurde das Auftreten und Verschwinden von radioaktiv markierten Blutmonocyten nach einmaliger Thymidin-^{3}H-Injektion bei 8 Patienten[45]. Spätestens 24 Std nach Thymidin-^{3}H-Injektion sind die markierten Monocyten im peripheren Blut vorhanden. Die Tatsache, daß man unmittelbar nach Thymidin-^{3}H-Injektion nur extrem selten markierte Monocyten in der Blutbahn findet, deutet darauf hin, daß es sich um Zellen handelt, die normalerweise im peripheren Blut nicht oder nur extrem selten zu einer DNS-Synthese und demnach zu einer nachfolgenden Zellteilung fähig sind. Das Auftreten von sicher radioaktiv markierten Monocyten spätestens nach 24 Std, gelegentlich auch schon nach 12 Std, deutet darauf hin, daß die Reifungszeit dieser Zellen von der letzten Zellteilung bis zur Einschwemmung ins Blut nicht mehr als 12—24 Std beträgt. Damit ergibt sich ein grundsätzlicher Gegensatz zu den Granulocyten, die beim Menschen erst nach etwa 4 Tagen in die Blutbahn eintreten, also eine viel längere Reifungszeit haben. Diese Befunde zeigen weiter, daß der Bildungs- und Proliferationsspeicher der Blutmonocyten extravasal liegt, wobei normalerweise 0,7—0,9% pro Stunde erneuert werden. Der rascheste Umsatz von 1,5% Monocyten pro Stunde zeigte sich bei einem Patienten mit bakteriellem Infekt. Hierbei handelt es sich um die obere Grenze der Umsatzzeiten der Blutmonocyten. Der Anstieg des Markierungsindex zeigt, daß die gesamte Monocytenpopulation des Blutes innerhalb von 3—6 Tagen einmal erneuert wird, wobei offensichtlich eine Abhängigkeit vom Funktionszustand dieses Systems besteht. Die Lebenserwartung der ins Blut eingeschwemmten Monocyten, die mit Hilfe der in vitro-Markierung von Blutmonocyten mit DFP-^{3}H und nachfolgender Reinfusion bestimmt wurde, ergab Halbwertzeiten von 10 Std bei normaler Hämopoese und Werte zwischen 3—7 Std bei Störungen des Funktionszustandes der Monocyten[46].

VOLKMAN und GOWANS (1965a und b) kamen nach Versuchen an Ratten zu dem Schluß, daß die Blutmonocyten von rasch proliferierenden Vorstufen abstammen, und sie nehmen das Knochenmark als hauptsächliche Monocytenquelle an. Bei Ratten ist der Monocytenumsatz offenbar rascher als beim Menschen, jedenfalls als bei Personen mit normaler Blutzellbildung. Daß die Monocyten nicht von Capillarendothelien abstammen, läßt sich schon daraus schließen, daß diese einen sehr langsamen Zellumsatz haben, wie im nächsten Abschnitt beschrieben werden soll. Es wird die Aufgabe der zukünftigen Forschung sein, das Monocytensystem in seiner funktionellen Struktur sowie seiner physiologischen Regeneration weiter abzuklären[47].

---

[45] FLIEDNER, LAEGER und CRONKITE 1967.
[46] FLIEDNER 1968.   [47] Literaturübersicht bei LEDER 1967.

6. Zur physiologischen Regeneration des Knochenmarkstromas

In diesem Abschnitt soll noch kurz auf die Physiologie der Regeneration des Knochenmarkstromas hingewiesen werden, innerhalb dessen sich die physiologische Regeneration der blutzellbildenden Systeme vollzieht. Nach Rohr (1960) gehören folgende Knochenmarkanteile zum Knochenmarkstroma: das Endost, das Reticulum und das Fettgewebe zusammen mit dem Gefäßapparat. Dazu kommen noch die Nerven, über deren Regeneration noch keine Befunde vorliegen. Über die physiologische Regeneration des Knochenmarkstromas sind bisher nur sehr wenige exakte Ergebnisse vorhanden.

Wenn man Thymidin-^{3}H bei Versuchstieren injiziert, so markieren sich normalerweise keine Endost-, Reticulum- oder Endothelzellen. Dementsprechend ist es extrem selten, in Ausstrichen oder histologischen Präparaten Mitosefiguren dieser zum Stroma gehörenden Zellen des Knochenmarkes zu finden. Schon aus diesen Befunden geht hervor, daß unter den normalen Bedingungen des hämopoetischen Gleichgewichtes die physiologische Regeneration des Stützapparates der blutzellbildenden Systeme äußerst gering ist. Dieser Schluß wird noch dadurch erhärtet, daß Fliedner, Doyen, Hillen und Prester (1965) versuchten, durch tägliche Injektionen von Thymidin-^{3}H über ein halbes Jahr bei Ratten eine vollständige Markierung nicht nur der parenchymatösen Anteile des Knochenmarkes, sondern auch des Knochenmarkstromas zu erreichen. Dabei zeigte sich, daß auch nach einem halben Jahr täglicher Thymidin-Injektionen nur ein Teil der zum Stroma zu zählenden Zellen markiert war, beispielsweise von den Sinusendothelien und Endostzellen sicherlich nicht mehr als $^1/_3$. Das deutet darauf hin, daß sich das Knochenmarkgerüst langsam, aber stetig erneuert.

Ein weiterer Hinweis auf die Tatsache der physiologischen Regeneration des Knochenmarkstromas ergibt sich aus einer anderen Versuchsanordnung. Gibt man Ratten während der Schwangerschaft durch kontinuierliche intravenöse Infusion Thymidin-^{3}H, so sind bei den neugeborenen Ratten alle Zellen in ihrem Kern radioaktiv markiert. Injiziert man den so vollständig markierten Ratten 4 Wochen lang alle 12 Std Thymidin-^{3}H, so bleiben alle Zellen des Knochenmarkes markiert. Wartet man jetzt etwa 10 Tage, so verlieren beispielsweise im Knochenmark alle parenchymatösen Zellerneuerungssysteme ihre radioaktive Markierung. Diese Tatsache weist auf den raschen Zellumsatz dieser Systeme hin, der in den vorhergehenden Abschnitten ausführlich beschrieben worden ist. Dagegen bleiben auch weiterhin verschiedene Arten von Stromazellen, nämlich Reticulumzellen, Endostzellen und Capillar- und Sinusendothelien, radioaktiv in ihrer DNS markiert. Eine Untersuchung des Verhaltens der Markierungshäufigkeit und der Markierungsintensität bei diesen zum Knochenmarkstroma zu zählenden Zellen ergibt, daß sie nur sehr langsam ihre Markierung verlieren. Diese Verlustrate ist ein Maß der physiologischen Regeneration des Stromas. So konnten Haas, Stehle und Fliedner (1967) zeigen, daß die Markierungsintensität beispielsweise von Endothel- und Reticulumzellen bei komplett mit Thymidin-^{3}H markierten Tieren innerhalb von 5 Wochen nach der Geburt auf nur etwa 50% des Ausgangswertes abgesunken ist. Bei jeder Zellteilung sinkt die Markierungsintensität im Mittel auf die Hälfte ab. Daher bedeutet ein Abfall um 50% innerhalb von 5 Wochen, daß in dieser Zeit im Mittel maximal eine Zellteilung bei den untersuchten Zellen stattgefunden hat. Dabei ist zu berücksichtigen, daß der Abfall der Markierungsintensität beinahe ausschließlich innerhalb der ersten 12 Std nach der Geburt stattfindet, während er später sehr gering ist. Daraus ergibt sich, daß für einen kompletten Umsatz aller Endothelzellen und aller als Reticulumzellen bezeichneten Zellen Monate notwendig sind. Somit ist hier ein Weg gewiesen, auch die physiologische Regeneration der zum Stroma des Knochenmarkes gehörenden Zellarten quantitativ zu messen.

7. Die Regulation der Regeneration durch übergeordnete nervale und humorale Mechanismen

Im Hinblick auf die physiologische Regeneration des Knochenmarkes muß die Frage gestellt werden, auf welche Weise der Körper in der Lage ist, das normale Fließgleichgewicht der verschiedenen blutzellbildenden Systeme in einer so erstaunlichen Konstanz aufrechtzuerhalten. Es ist die Aufgabe dieses Abschnittes, den heutigen Stand des Wissens über die Regulationsmechanismen der Homöostase der Blutzellbildung zu umreißen. Die Forschung der letzten Jahre bekräftigt die Ansichten der frühen Physiologen und Hämatologen dieses Gebietes, daß es humorale und nervale Faktoren gibt, von denen die Regulation der Blutzellbildung und des Blutzellabbaues abhängig ist, wobei sich humorale und nervale Faktoren nicht nur ergänzen, sondern offenbar auch gegenseitig bedingen. Wenn im folgenden in der Beschreibung der nervalen und der humoralen Regulationsmechanismen eine Unterscheidung getroffen wird, so geschieht das nur aus didaktischen Gründen.

Das *Nervensystem* verbindet bei Tier und Mensch alle Organe und beeinflußt alle Gewebe einschließlich des Knochenmarkes. Aus diesem Grunde kann die zellbildende Funktion des Knochenmarkes durch das Nervensystem auf 3 Wegen beeinflußt werden: a) direkt durch die am Knochenmarkparenchym endigenden Nervenfasern, b) durch nervale Beeinflussung der Durchblutung über die glatte Muskulatur der Gefäße, besonders der Arteriolen, c) indirekt durch die Beeinflussung von endokrinen Organen, deren Produkte bzw. Hormone die hämopoetische Aktivität anregen oder unterdrücken können. Diejenigen Mechanismen, die für die Kontrolle der Sauerstoffspannung und des Blutdruckes verantwortlich sind, hängen in großem Maße von der Funktion des Nervensystems ab, in erster Linie durch die Kontrolle der Atemtätigkeit und des Herz-Minutenvolumens.

In ausgedehnten Studien an Mäusen, Ratten, Kaninchen und Affen wurde der Verlauf der Knochenmarknerven eingehend untersucht. Der mögliche direkte Einfluß des Nervensystems auf das Knochenmark erfuhr kürzlich eine neue Bestätigung durch die Befunde von CALVO (1968). Seine Untersuchungen weisen eindrücklich auf die engen Verflechtungen der Nervenfasern mit den verschiedenen Anteilen des Stromas und des Knochenmarkparenchyms hin. In diesen Untersuchungen wurde gefunden, daß sich einzelne, myelinhaltige Nervenfasern weit durch das Parenchym erstrecken und dabei Kontakt mit den blutbildenden Zellen aufnehmen. Dabei fanden sich außerdem sphincterartige Strukturen im Anfangsteil einiger arteriolärer Zweige der nutritiven Knochenmarkarterie. Diese sind durch nicht-myelinisierte Nervenfasern reichlich innerviert. Es ist lange bekannt, daß die glatten Muskelfasern der Arteriolen sehr empfindlich für nervale und hormonale Reize sind und auf diese mit einer raschen Kontraktion reagieren können.

Die Zellbildungsaktivität des Knochenmarkes hängt ebenso wie die Funktionsfähigkeit jedes anderen Organs von einer hinreichenden arteriellen Blutversorgung ab. Es darf angenommen werden, daß auch die Physiologie des Knochenmarkes hinsichtlich seiner zellbildenden Funktion von Mechanismen beeinflußt wird, die den Zufluß von arteriellem Blut kontrollieren. Die reichliche Innervation der Muskelfasern der Arteriolen gibt dem Nervensystem die Möglichkeit, rasch die Blutmenge zu ändern, die durch das blutzellbildende Knochenmark fließt. Damit ergänzt das Nervensystem andere, beispielsweise hormonale Regulationsmechanismen hinsichtlich Zellbildung, Zellausschwemmung und Zusammensetzung des

Blutes an cellulären Bestandteilen, die weiter unten besprochen werden. Daß im Knochenmark afferente Nervenfasern vorhanden sind, ist jedem geläufig, der eine Knochenmarkaspiration an sich selbst erlebt hat; während die Einführung einer Nadel in die Knochenmarkhöhle keinen Schmerz verursacht, kommt es in dem Moment zu einer dumpfen Schmerzsensation, wenn durch die Aspiration ein Sog erzeugt wird. Dies mag ein Hinweis darauf sein, daß die sensiblen Nervenfasern im Knochenmark auf Druckdifferenzen reagieren. Obwohl es für das Knochenmark noch nicht geklärt ist, welche Nervenfasern zu welchem Anteil des Reflexbogens gehören, läßt sich doch in Analogie zu anderen Organen die Vermutung aussprechen, daß die myelinisierten Fasern zum afferenten Teil und die nichtmyelinisierten Fasern zum efferenten Teil gehören.

Die zentralnervöse Regulation des Blutbildes wurde 1928—1962 ausführlich von Hoff und später von seinem Mitarbeiter Beer untersucht. In Japan entwickelten vor allem Komiya u. Mitarb. (1956) Beiträge auf dem Gebiete der zentralnervösen Regulation der hämopoetischen Homöostase. Die bisher bekannten Tatsachen wurden von Hoff (1962) eingehend erörtert. Danach sind als zentralnervöse Zentren der Regulation der cellulären Zusammensetzung des peripheren Blutes und der blutbildenden Organe das Diencephalon, insbesondere der Hypothalamus, das Tuber cinereum und der Nucleus paraventricularis anzusprechen. Hoff u. Mitarb. konnten zeigen, daß die Granulocytenkonzentration des Blutes durch Luftfüllung der Ventrikel oder durch gezielte Stichverletzungen im Bereich des Hypothalamus und des Tuber cinereum beeinflußt werden kann. Diese auf einer Zellausschwemmung beruhende Granulocytose konnte unterbunden werden, wenn das Halsmark durchschnitten oder die Nervi splanchnici major et minor durchtrennt wurden. Dabei wurde bei Parabiose-Versuchen von Beer gezeigt (1942), daß durch den nervalen Reiz ein humoraler Faktor freigesetzt wird, der offensichtlich für die Ausschüttung von reifen Zellen aus dem Knochenmark direkt verantwortlich ist.

Über diese grundsätzlichen Befunde der möglichen Einflußnahme des Zentralnervensystems auf die physiologische Knochenmarkregeneration hinaus gibt es bisher kaum Anhaltspunkte für ihren Wirkungsmechanismus. Es ist nicht bekannt, an welcher Stelle und auf welche Weise ein Zellerneuerungssystem in seiner Tätigkeit durch nervale Einflüsse aktiviert oder gebremst wird. Alle Forschungen über die Beeinflussung der Regulation der Blutzellbildung durch zentralnervöse Faktoren werden dadurch erschwert, daß stimulierende oder hemmende Maßnahmen eine Kette von Reaktionen an verschiedenen Erfolgsorganen hervorrufen. Dadurch wird es schwierig, direkte und indirekte Einflüsse auf die Blutzellbildung zu unterscheiden.

Halvorsen (1961, 1966) beobachtete die Wirkung einer elektrischen Stimulation des Hypothalamus auf die Erythropoese beim Kaninchen. Er fand dabei einen Anstieg des Blutvolumens und der Reticulocytenzahl. Da es bei Mäusen, denen das Serum stimulierter Kaninchen injiziert worden war, zu einer erhöhten Eisenutilisation (^{59}Fe) kam, schloß er auf einen humoralen Mechanismus, der durch die Hypothalamusreizung ausgelöst worden sei. Ähnliche Resultate erzielten Mirand, Grace, Johnston und Murphy (1964) nach Stimulation des Hypothalamus bei Rhesusaffen. Da die hämatologischen Veränderungen in keiner Weise denen nach ACTH-Gaben ähnlich waren, wurde der Schluß gezogen, daß es sich nicht um eine Corticosteroidwirkung gehandelt habe. Feldman, Rachmilewitz und Izak (1966) wiederholten die Hypothalamus-Reizversuche bei Ratten und bestätigten die stimulierende Wirkung auf die Erythropoese, wie sie sich in einem erhöhten Radioeiseneinbau in die Erythrocyten und in einer größeren Erythrocytenmasse ausdrückt. Sie fanden jedoch keine erythropoetinähnliche Wirkung des Serums (s. u.) dieser Ratten und erklären die Diskrepanz zu den Befunden von HALVORSEN und MIRAND mit Unterschieden der Tierart.

Die Erforschung der *humoralen Regulationsfaktoren* für die Knochenmarkfunktion geht zurück auf die Beobachtungen von CARNOT und DE FLANDRE (1906), daß das Serum von Kaninchen nach Aderlaß in der Lage ist, bei anderen Kaninchen eine Reticulocytose zu erzeugen. Dieses Forschungsgebiet nahm in den letzten 10 Jahren einen bedeutsamen Aufschwung. Dabei wurde festgestellt, daß im Serum von Menschen wie von Versuchstieren nach Aderlaß, nach Hypoxie und bei hämolytischen Anämieformen, wie z. B. Thalassämie, eine Substanz vorkommt, die in der Lage ist, spezifisch und offensichtlich selektiv die Erythropoese zu stimulieren [48]. Diese Substanz wurde als Erythropoetin oder als erythropoesestimulierender Faktor bezeichnet. Über die Einzelheiten dieser Substanz, ihre Biochemie und ihren Ursprungs- und Angriffsort stehen heute eine Reihe von erstklassigen Übersichten zur Verfügung [49]. Aus den bisherigen Ergebnissen läßt sich folgern, daß das Erythropoetin zu den Faktoren gehört, die auch für die physiologische Regeneration des erythropoetischen Zellerneuerungssystems von Bedeutung sind. Aufgrund verschiedener Tierversuche hat sich die Ansicht durchgesetzt, daß durch Erythropoetin in erster Linie Stammzellen in eine erythropoetische Linie dirigiert werden [50]. Diese Ansicht wird beispielsweise durch die Tatsache untermauert, daß bei hypertransfundierten Tieren, bei denen morphologisch keine Erythropoese mehr erkennbar ist, die Injektion von Erythropoetin innerhalb von Stunden zu einer Erythroblastenwelle mit nachfolgender Reticulocytose und Erythrocytenanstieg führt [51]. Dieser Befund wird damit erklärt, daß „determinierte" Stammzellen im Knochenmark vorhanden sind, die durch die Erythropoetin-Injektion zur Erythroblastenbildung aktiviert werden.

Die biochemischen Grundlagen für diese Stimulation sind bisher ungeklärt. Während sich alle Untersucher über die erythropoetische Differenzierung von Stammzellen durch Erythropoetin einig sind, gehen die Ansichten über weitere Angriffsorte des Erythropoetins im erythropoetischen Zellerneuerungssystem weit auseinander. Es scheint jedoch heute festzustehen, daß das Erythropoetin nicht nur an den Stammzellen angreift, sondern auch im Rahmen der differenzierten Erythropoese gewisse Angriffspunkte hat. Dabei kann Erythropoetin möglicherweise eine Verkürzung der Generationszeit der Erythroblasten verursachen und damit zu einer Reifungsbeschleunigung führen. LUCARELLI, RIZZOLI, CARNEVALI und FERRARI (1968) meinen aufgrund ihrer Untersuchungen an neugeborenen Ratten, daß das Erythropoetin einen wesentlichen Einfluß auf die Hämoglobin-Syntheserate hat.

Über die Bildungsstätte des Erythropoetins gibt es ebenfalls mehrere Meinungen [52]. Fest steht, daß das Erythropoetin eng mit der Funktion der Niere verknüpft ist: eine bilaterale Nephrektomie führt in kurzer Zeit zu einem Erliegen der Erythropoese, das offensichtlich nicht durch den Anstieg harnpflichtiger Substanzen erklärt werden kann. In welcher Weise die Erythropoetinbildung in der Niere gesteigert oder gedrosselt werden kann, ist nicht bekannt. Sicher spielen beispielsweise Faktoren wie Sauerstoffbeladung der Erythrocyten des strömenden Blutes eine besondere Rolle. So würde sich die sekundäre Polyglobulie beim

---

[48] MÜLLER 1912, REISSMANN 1950, ERSLEV 1953, HAMMOND, ISHIKAWA und KAIGHLEY 1962.
[49] SLAUNWHITE, MIRAND und PRENTICE 1957, RAMBACH, COOPER und ALT 1958, BORSOOK 1959, GORDON 1959, GOLDWASSER, WHITE und TAILOR 1962.
[50] ALPEN und CRANMORE 1959, FILMANOWICZ und GURNEY 1961, STOHLMAN 1961.
[51] STOHLMAN, BRECHER und MOORES 1962.
[52] NAETS 1960, REISSMANN, NOMURA, GUNN und BROSIUS 1960, KURATOWSKA, LEWARTOWKI und MICHALAK 1961, REISSMANN und NOMURA 1962, GALLAGER, McCARTHY und LANGE 1961.

Höhenaufenthalt über die erniedrigte Sauerstoffspannung des Blutes auf die Niere und dann über eine gesteigerte Erythropoetinproduktion auf das Knochenmark auswirken. Übersichten über die mit Erythropoetin zusammenhängenden Probleme sind mehrfach veröffentlicht worden[53].

Während somit heute ein erythropoesestimulierender Faktor (ESF oder Erythropoetin) hinreichend gesichert erscheint, ist die Existenz von ähnlichen spezifischen Faktoren für die Myelopoese („Leukopoetin") und für die Megakaryocytopoese („Thrombopoetin") — obwohl immer wieder vermutet — noch völlig ungesichert. Insbesondere erscheint es nicht berechtigt, jene Faktoren, die lediglich eine Leukocytose hervorrufen, also eine Ausschwemmungssteigerung von schon gebildeten Granulocyten bewirken, als „Leukopoetine" zu bezeichnen. Inwieweit *normalerweise andere Hormone*, wie beispielsweise die Nebennierenrindenhormone und die männlichen und weiblichen Sexualhormone etc. in die Blutzellbildung eingreifen, ist im einzelnen noch nicht nachgewiesen.

Viele Autoren haben über den Einfluß der verschiedenen endokrinen Organe auf die Regeneration des Knochenmarkes oder zumindest auf die celluläre Zusammensetzung des Blutes berichtet. Ein genaues Studium der bisher vorliegenden Berichte zeigt jedoch, daß grundlegende experimentelle Arbeiten erst in den letzten Jahren im Zusammenhang mit der Entwicklung quantitativer Methoden zur Messung des Umsatzes von Zellen im Knochenmark und Blut erschienen sind.

Remmele (1963) unterscheidet mit Recht bei den vielen möglichen, aber experimentell nicht recht gesicherten und nur unscharf faßbaren humoralen Wirkungen[54] nur zwei: spezifische und unspezifische Steuerungsfaktoren der Blutzellbildung, insbesondere bei der Erythropoese. Aber erst eine Intensivierung cytokinetischer Untersuchungen führte in den letzten Jahren zu neuen Befunden. Als Beispiel für eine solche Studie über die Wirkung des Schilddrüsenhormons sei eine Arbeit von Lucarelli, Ferrari, Rizzoli, Porcellini, Carnevali, Monica, Tanzi und Butturini (1966) über die Wirkung von Trijodthyronin auf die Erythropoese in der normalen, hungernden, polycythämischen und nephrektomierten Ratte erwähnt. Diese Autoren gingen von der Beobachtung aus, daß bei Überfunktion der Schilddrüse die Erythrocytenzahl im oberen Normbereich reguliert wird, und daß eine Hypothyreose oder eine Schilddrüsenentfernung zu einer Hypoplasie des blutbildenden Parenchyms führt. Sie fanden nun, daß eine tägliche Gabe von 15 γ Trijodthyronin bei Ratten eine intensive Erythrocytenstimulation hervorruft (Reticulocytenanstieg, Erythroblastenanstieg im Knochenmark, erhöhter Eisen-59-Einbau). Damit standen sie vor der Frage, ob diese Wirkung auf einer direkten Stimulation der zellbildenden Matrix durch das Hormon beruht oder auf einer indirekten Stimulation des Erythropoetins. Diese Frage konnte durch weitere Versuche an hungernden und übertransfundierten sowie an nephrektomierten Tieren entschieden werden. Das Schilddrüsenhormon stimuliert die Erythropoese nur bei normalen und hungernden Ratten. Es ist unwirksam bei polycythämischen und nephrektomierten Tieren. Daraus konnten sie folgern, daß das Schilddrüsenhormon bei Ratten auf die Erythropoese in Abhängigkeit von der metabolischen Aktivität wirksam wird, wobei die Gegenwart der Niere notwendig ist. Letzteres ist ein Hinweis darauf, daß das Schilddrüsenhormon nicht direkt auf die Erythropoese wirkt, sondern indirekt auf dem Umweg über die Erythropoetinproduktion der Niere. In ähnlicher Weise ist eine detaillierte Erforschung der hämatopoetischen Wirksamkeit der übrigen endokrinen Organe notwendig.

---

[53] Jacobson und Doyle 1962, Stohlman 1962, Remmele 1963, Gurney und Fried 1966.
[54] Vgl. Haus 1959.

Geläufig ist dem Arzt der Geschlechtsunterschied im Hämoglobin- und Erythrocytenspiegel, bei Männern mit Normalwerten für das Hämoglobin zwischen 14,5 und 16,0 g-% und für Erythrocyten bei 4,0—6,0 Mill. pro mm³ Blut; bei Frauen für Hämoglobin 12,5—14 g-%, für Erythrocyten 3,3—4,5 Mill. pro mm³ [55]. Daß es sich hier um Wirkungen der Keimdrüsenhormone handeln kann, wurde aus der Tatsache abgeleitet, daß männliche Kastraten niedrige, sehr dynamische Männer dagegen relativ hohe Erythrocytenwerte aufweisen und sehr feminine Frauen die niedrigsten Werte haben. Wo aber die Geschlechtshormone eingreifen, um die physiologische Knochenmarkregeneration bzw. den Blutzellspiegel zu regulieren, ist weitgehend ungeklärt.

Nach HOFF (1962) haben die Glucocorticoide, Corticosteroid - Hormone der Nebennierenrinde vom Typ des Cortisons, eine ausgesprochen differenzierte Wirkung auf die Blutbildung, aber auch auf die Zellen in der Blutbahn. Sie stimulieren die Blutbildung im Knochenmark, am stärksten die Erythropoese. So ist es erklärlich, daß bei Erkrankungen der Hypophyse wie auch der Nebennieren eine ausgesprochene Polyglobulie beobachtet wird, die auf die erhöhte Produktion von Nebennierenrindenhormonen zurückgeführt wird. Andererseits ist bei Nebenniereninsuffizienz die Erythropoese hypoplastisch. Auch die Granulo- und Thrombopoese werden durch Glucocorticoide stark aktiviert. Im Knochenmark wird die Regeneration der neutrophilen und eosinophilen Granulocyten wahrscheinlich in gleicher Weise stimuliert. Auf der anderen Seite wird unter der Einwirkung dieser Hormone eine neutrophile Leukocytose, aber auch eine hochgradige Verminderung der Eosinophilenzahl im Blut beobachtet. Auf das lymphatische System haben die Glucocorticoid-Hormone einen antagonistischen Effekt: bei relativer oder auch absoluter Neutrophilenzunahme bewirken sie eine ausgesprochene Lymphopenie. Andererseits beobachtet man nach Adrenalektomie oder bei Nebenniereninsuffizienz eine Hypoplasie des Knochenmarkparenchyms, aber eine ausgesprochene Hyperplasie des gesamten lymphatischen Systems. Ähnlich wirkt sich auch eine Insuffizienz des Hypophysenvorderlappens aus. Dabei kommt es wohl zu einer Hypoplasie des Knochenmarkparenchyms mit nachfolgender Ausdehnung des Fettmarkes.

Diese kurzen Ausführungen über den Einfluß endokriner Organe auf die celluläre Zusammensetzung des Blutes und die Knochenmarkregeneration zeigen deutlich, wie wenig über die Wirkungsweise der Hormone auf die Blutzellbildung und Blutzellzusammensetzung bekannt ist. Sicherlich werden die modernen Methoden der zellkinetischen Physiologie hier weitere Aufschlüsse bringen können.

8. Über die Leistungsfähigkeit und Regenerationskraft des Knochenmarkes im Alter

Experimentelle Untersuchungen über die Leistungsfähigkeit und Regenerationskraft des Knochenmarkes im Alter sind sehr selten. Die einzigen Aussagen lassen sich aufgrund klinischer Beobachtungen machen. Bei einer Untersuchung von 560 gesunden Patienten[56] wurden die Ergebnisse nach dem Geschlecht und in 3 Altersgruppen aufgeteilt: 19—49, 50—64 und von 65 Jahren an aufwärts. Dabei ergab sich eine Beschleunigung der Senkungsreaktion, die sich von Altersgruppe zu Altersgruppe verdoppelte, wobei jeweils die Werte der Frauen jeder Gruppe doppelt so hoch waren wie bei den Männern. Alle anderen Befunde wiesen gegenüber den jüngeren Kontrollgruppen keine Unterschiede auf, insbesondere waren die Hämoglobin- und Erythrocytenwerte praktisch gleich. Auch eine signifikante

---

[55] DAMESHEK 1954.   [56] UNDRITZ 1964.

Lymphopenie oder Monocytose war gegenüber den Kontrollgruppen nicht festzustellen. Ebenso fand di Guglielmo (1963), daß bei alten Menschen keine wesentlichen Veränderungen in der Zahl und Morphologie im Vergleich zu jüngeren Altersgruppen vorkommen. Auch seine Knochenmarkuntersuchungen zeigten keine nennenswerte Abweichung von den Werten jüngerer Erwachsener. Im hohen Alter gibt es auch keine Blutkrankheiten, die nicht schon im mittleren Alter vorkommen. Allerdings ist lange bekannt, daß die chronische lymphatische Leukämie, das Plasmocytom und die Makroglobulinämie Waldenström das Alter bevorzugen. Die Erythrämie findet man im Alter ungefähr ebenso häufig wie in früheren Jahrgängen, die akuten Leukämien kommen im Alter seltener vor als in Kindheit und Jugend, doch nehmen sie in der letzten Zeit auch im Alter deutlich zu.

Aufgrund seiner vielen Untersuchungen von gesunden alten Menschen und der Reaktionen alter Menschen auf besondere Reize wie Blutungen etc. kommt Undritz (1964) zu dem Schluß: „Die morphologischen Blut- und Knochenmarksbefunde im Alter sind praktisch dieselben wie bei jugendlichen und reifen Erwachsenen. Die Blutkörperchen gehören mit den Haut-, Schleimhaut- und Drüsenzellen zu den Elementen, die stets regenerieren, neu gebildet werden nach Maßgabe ihres Unterganges nach erlangter Reife, Sterilität und Verbrauch. Man kann die Behauptung wagen, daß der Mensch ewig leben könnte, wenn es auf die Blutkörperchen ankäme, es sei denn, daß sie nicht reaktiv oder primär durch unkontrollierte Wucherungen (Hämoblastosen) so geschädigt werden, daß sie zum Tode des Organismus führen. Es gibt auch keine Blutkrankheiten, welche für das hohe Alter spezifisch sind. Wohl gibt es reaktive oder primäre Blutkrankheiten, welche praktisch nur in der Kindheit und Jugend vorkommen, sie können aber auch ausnahmsweise im Alter beobachtet werden. Und die Blutkrankheiten, die im hohen Alter besonders gehäuft vorkommen, sind schon spätestens beim reiferen Erwachsenen nachweisbar. Es könnte daher müßig und zwecklos erscheinen, wollte man auf dieses Thema eingehen. Es gibt eben keine Blutkrankheiten des hohen Alters.‘‘

Es ist die Aufgabe weiterer Forschung, der Frage nachzugehen, ob die Regenerationsfähigkeit des Knochenmarkes tatsächlich unerschöpflich ist oder ob nur das Reservoir an Stammzellen genügend groß ist, so daß es für die gegenwärtig erreichbare Lebensdauer ausreicht. Diese Fragen können erst dann quantitativ untersucht werden, wenn es gelingt, die Stammzellen des menschlichen Knochenmarkes quantitativ zu bestimmen und zu sehen, ob sie in allen Lebensaltern gleich häufig sind. Darüber hinaus ist es von großer Bedeutung, mit geeigneten Methoden die funktionellen Altersveränderungen des Knochenmarkstromas genauer zu untersuchen, um den Einfluß auf die Blutzellbildung herauszuschälen.

III. Zur Regeneration des Knochenmarkes nach verschiedenen Noxen

1. Allgemeine Vorbemerkung

Im Rahmen der Orthologie und Pathologie der Knochenmarkregeneration haben wir uns bisher mit der Frage beschäftigt, in welcher Weise unter den normalen Bedingungen des Fließgleichgewichtes zwischen Zellproduktion und Zelluntergang im Knochenmark das Gleichgewicht ermöglicht wird. Wir haben gesehen, daß das Knochenmark für die Orthologie der Regeneration in erster Linie auf ein normal funktionierendes Stammzellenspeicher-System angewiesen ist, aus dem der Gleichgewichtszustand zwischen Zellbildung und Zelluntergang aufrechterhalten wird. Im Gegensatz zur Bedeutung des Stammzellenspeichers als kontinuierlich zellproduzierendem Mutterboden kommt dem Proliferationsspeicher der Blutzellbildung, der im Vordergrund des morphologischen Erscheinungsbildes des Knochenmarkausstriches steht, eine relativ geringe Bedeutung zu, da die Zellen dieses Speichers keine echten Regenerations-, sondern Produktionsaufgaben haben. In diesem Speicher werden die Blutzellvorstufen (z. B. Proerythroblasten, Promyelocyten und Promegakaryocyten) in ihrer Zahl vermehrt und schließlich als reife Zellen abgegeben.

In diesem Kapitel wollen wir diejenigen Zustände betrachten, bei denen das Mark durch eine bestimmte Noxe geschädigt wird. Dabei interessiert uns zuerst die sog. ungestörte Regeneration des Knochenmarkes nach Einwirkung definierter Noxen. Anschließend untersuchen wir die gestörte Regeneration, wie sie beispielsweise bei neoplastischen Erkrankungen oder z. B. bei perniciöser Anämie vorkommt. Bei diesen Erkrankungen unternimmt das Knochenmark Regenerationsversuche, die jedoch scheitern, solange die krankmachenden Faktoren weiter einwirken und eine ungestörte Regeneration verhindern.

Ein hervorragendes Modell für eine ungestörte Regeneration ist durch die Anwendung ionisierender Strahlen gegeben. Durch eine einmalige Ganzkörperbestrahlung wird, wie später noch zu zeigen sein wird, eine bestimmte Anzahl der zur Repopulation befähigten Stammzellen geschädigt, wobei diese Schädigung eine Exponentialfunktion der Strahlendosis ist. Eine Regeneration des Knochenmarkes hat in jedem Falle eine Regeneration des Stammzellenspeichers zur Voraussetzung. Die Regeneration des Knochenmarkparenchyms wird um so länger in Anspruch nehmen, je höher die Strahlendosis war und je kleiner der Stammzellenspeicher durch den Strahleninsult geworden ist. Daß aber die Knochenmarkparenchym-Regeneration lediglich von der Zahl der zur Repopulation fähigen Stammzellen abhängt, wird sich weiter unten aus den Versuchen mit Knochenmarktransfusion ergeben. Daneben zeigen weitere strahlenbiologische Versuche die Bedeutung des Stromas für die Regeneration des blutzellbildenden Parenchyms. Liegt die Strahlendosis sehr hoch (etwa bei 5000 r), so bleibt eine Knochenmarkregeneration aus, auch wenn eine genügend große Zahl von Stammzellen vorhanden ist. Im folgenden soll zunächst auf die Wirkung einer kontinuierlichen ionisierenden Ganzkörperbestrahlung eingegangen werden, da diese Versuchsanordnung besonders eindrücklich die Regeneration des Markes auf einem erhöhten Niveau der Zellproduktion zeigt. Danach wird die Regeneration des Knochenmarkes infolge einmaliger Strahleneinwirkung nach vorausgehender Destruktionsphase und Aplasie dargestellt. In den weiteren Teilen dieses Abschnittes soll dann auf die Markregeneration nach chemischen und mechanischen Noxen eingegangen werden.

2. Regeneration nach Einwirkung ionisierender Strahlen als Modell von reproduzierbaren Regenerationsabläufen

a) Die Regenerationsvorgänge des Knochenmarkes nach kontinuierlicher Strahlenbelastung

Für das Verständnis der ungestörten Regeneration des Knochenmarkes sind zwei Versuchsanordnungen von besonderer Bedeutung, die beide auf die Frage hinauslaufen, wie das Knochenmark, von einer definierten Dauerschädigung ausgehend, Regenerationsvorgänge durchführen kann. Die eine Möglichkeit haben in erster Linie LAMERTON und seine Gruppe durch kontinuierliche Bestrahlung von Ratten in einer Kobalt- oder ^{137}Caesium-Strahlenanlage durchgearbeitet. Je nach der Versuchsanordnung können die Tiere über Wochen hinweg mit verschiedener Dosis kontinuierlich bestrahlt werden. Die andere Möglichkeit der Dauerbestrahlung ist die Injektion von radioaktiven Nukliden, wie Strontium oder Phosphor, die durch ihren Einbau in Knochen bzw. phosphorhaltige Zellbestandteile ihre biologische Wirkung entfalten. Die umfangreichsten Befunde zur Wirkung von kontinuierlichen Ganzkörperbestrahlungen bei Ratten und ihre cytokinetische Analyse stammen aus der Gruppe von Lamerton, die eine Reihe von entsprechenden Arbeiten veröffentlicht hat (1960, 1962, 1966). Großtierversuche mit kontinuierlicher γ-Bestrahlung von Schafen und der Messung des akkumulierten Strahlenschadens wurden von Alpen (1967) beschrieben, allerdings ohne Knochenmarkbefunde. Von den hämatologischen Befunden lassen sich die Wirkungen auf die Erythropoese besonders gut als Beispiel für eine ungestörte Markregeneration verwenden. Die Toleranz des erythropoetischen Zellerneuerungssystems gegenüber einer kontinuierlichen Bestrahlung ist sehr viel niedriger als z. B. die des gastrointestinalen Zellerneuerungssystems, das in diesem Kapitel nicht behandelt wird. Bei einer Strahlenbelastung von etwa 170 rad pro Tag kommt es bei Ratten zu einem vollständigen Versagen der Erythropoese. Wählt man dagegen eine niedrigere Dosisrate von 80—100 rad pro Tag, so bleibt die Erythrocytenzahl des peripheren Blutes über viele Wochen im Normalbereich. Diese Beobachtungen weisen darauf hin, daß eine dauernde Strahleneinwirkung unterhalb einer bestimmten Grenze vom erythropoetischen Zellerneuerungssystem so aufgefangen werden kann, daß die mit Sicherheit vorhandenen Schäden durch eine erhöhte Regeneration wettgemacht werden.

Wesentliche Befunde über die ungestörte Knochenmarkregeneration nach Dauerbestrahlung wurden von Lamerton, Pontifex, Blackett und Adams (1960) nach Dosisraten von 16 und 50 rad pro Tag erhoben. In den Abb. 11 und 12 werden die Blutzellveränderungen nach Bestrahlungsbeginn gezeigt. Die Regeneration der Erythropoese läßt sich an der Hämoglobinkonzentration des Blutes ablesen. Aus Abb. 11 geht hervor, daß bei 16 rad pro Tag die Hämoglobinkonzentration mindestens 240 Tage konstant bleibt. Bei den Blutplättchen zeigt sich ein vorübergehender Abfall um den 20. Tag. Dennoch erholt sich das Megakaryocytensystem, so daß die Plättchenwerte ebenfalls 240 Tage lang im Normalbereich bleiben. Auch bei den Leukocyten wurde eine vorübergehende Depression der Blutzellkonzentration gefunden. Danach aber kehren die Zahlen der Granulocyten und der mononucleären Zellen auf die Ausgangswerte zurück und verbleiben dort bis zum 240. Tag. Jenseits dieses Zeitpunktes treten Veränderungen auf, die nicht bei allen Tieren gleichmäßig sind, aber an die Möglichkeit eines Knochenmarkversagens denken lassen.

In Abb. 12 werden die Werte des Hämoglobins, der Blutplättchen und der Leukocyten bei 50 rad pro Tag gezeigt. Aus diesen Kurven geht hervor, daß das Hämoglobin und jeweils nach einer vorübergehenden Depression die Werte der Blutplättchen und Leukocyten im Normbereich liegen. Das bedeutet, daß die Zellerneuerungssysteme des Knochenmarkes auch bei dieser Dauerschädigung entsprechende Kompensationsmechanismen entwickeln können, die bewirken, daß die Zellproduktion ausreicht, um die peripheren Blutzellzahlen aufrecht zu halten. Auf der anderen Seite lassen die Kurven Zweifel aufkommen, ob die Zellproduktionsrate tatsächlich während der Beobachtungsdauer von ca. 200 Tagen ausreichend war. Ein Tier starb nach etwa 140 Tagen mit einer Leukopenie, wenn auch ohne Zeichen einer Anämie. Die übrigen Leukocytenwerte unterliegen starken Schwankungen, die gelegentlich weit aus dem Normalbereich herausgehen. Unter diesen Umständen war es von Interesse, mit einem Funktionstest eines der beteiligten Zellsysteme zu analysieren.

In Abb. 13 sind die Befunde über das Auftreten von ^{59}Fe-markierten Bluterythrocyten 3, 6 und 10 Wochen nach Beginn einer Dauerbestrahlung mit 50 rad

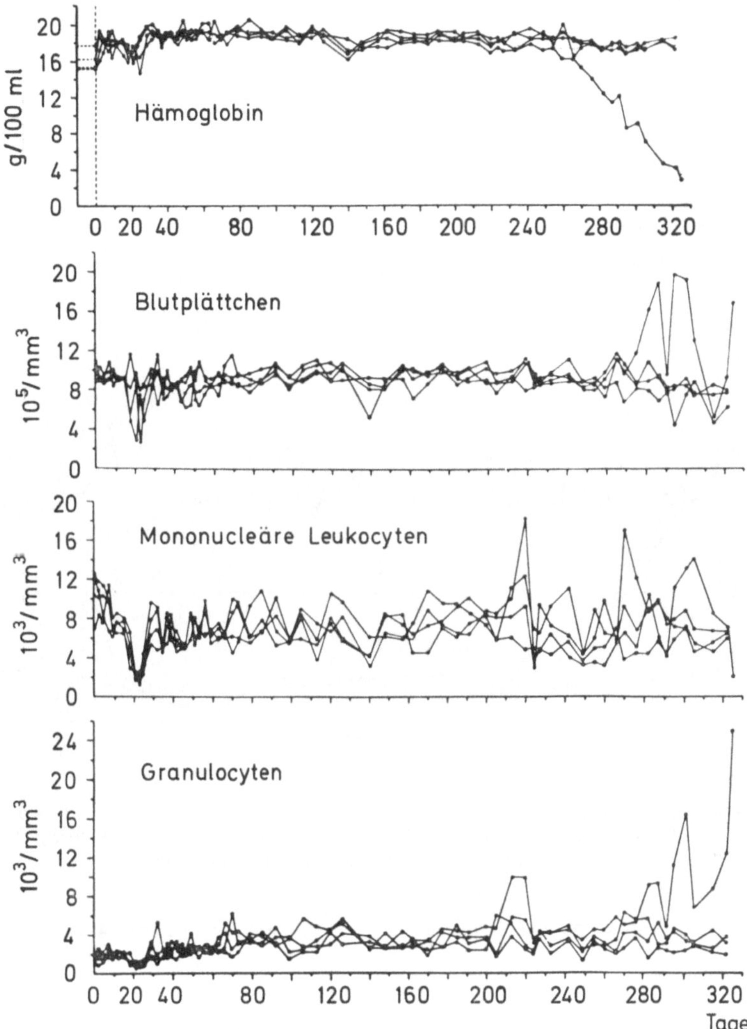

Abb. 11. Wirkung einer kontinuierlichen Ganzkörperbestrahlung mit 16 rad pro Tag auf Hämoglobin- und Zellkonzentrationen im Blut von Ratten. [Nach LAMERTON, PONTIFEX, BLACKETT, and ADAMS: Brit. J. Radiol. **33** (1960)]

pro Tag in den ersten Tagen nach Eiseninjektion zusammengefaßt[57]. Dabei zeigt sich, daß 3 Wochen nach Bestrahlungsbeginn eine deutliche Verminderung der Erythrocytenbildung nachweisbar ist. Trotz weiterer Strahlenbelastung regeneriert die Erythropoese in der Weise, daß wieder normale Erythrocytenzahlen ins Blut abgegeben werden, was nicht ausschließt, daß dies durch eine ineffektive Überproduktion im Mark erreicht wird.

In diesem Zusammenhang sind auch jene Befunde der Arbeitsgruppe um LAMERTON (1966) zu erwähnen, die nach Dauerbestrahlung mit 50 rad pro Tag und Aderlässen am 94. oder 130. Tag erhoben wurden. Aus Abb. 14 geht hervor, daß die offenbar auf einem gegenüber der Norm erhöhten Produktionsniveau arbeitende Knochenmarkerythropoese auf einen Aderlaß mit einer normalen

<hr>

[57] LAMERTON 1966.

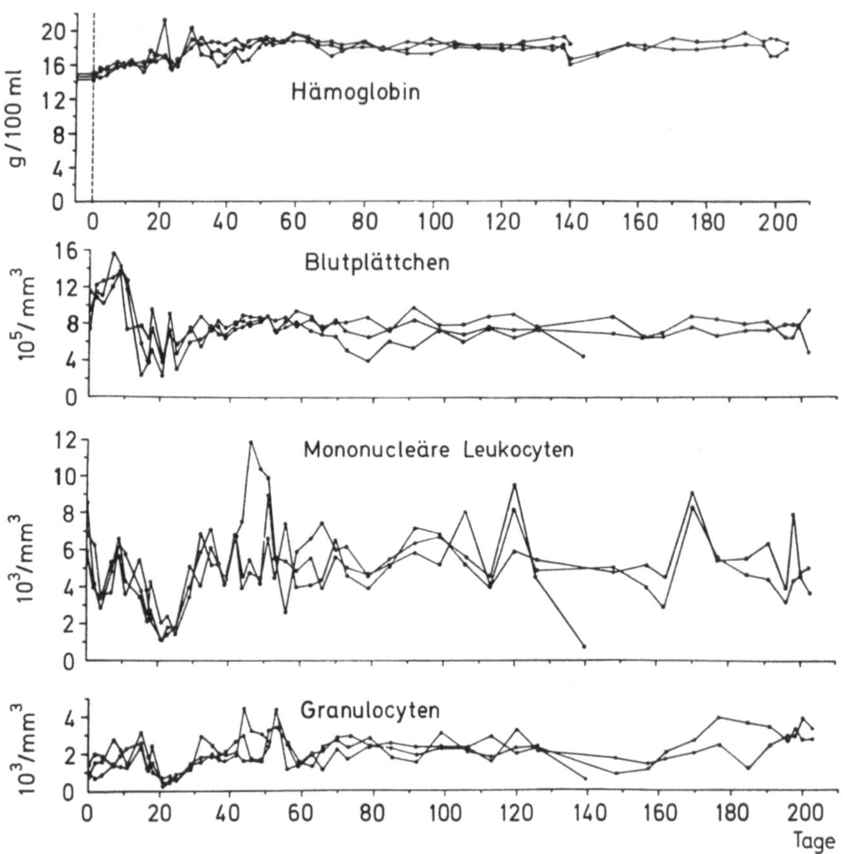

Abb. 12. Wirkung einer kontinuierlichen Ganzkörperbestrahlung mit 50 rad pro Tag auf Hämoglobin- und Zellkonzentrationen im Blut von Ratten. [Nach LAMERTON, PONTIFEX, BLACKETT, and ADAMS: Brit. J. Radiol. **33** (1960)]

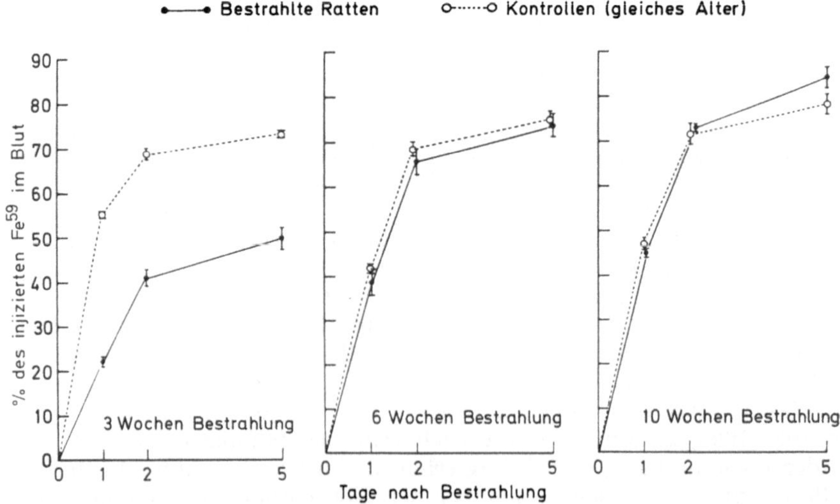

Abb. 13. Auftreten von ^{59}Fe-markierten Erythrocyten im Blut bei kontinuierlicher Bestrahlung mit 50 rad pro Tag. [Nach LAMERTON: Radiat. Res. **27** (1966)]

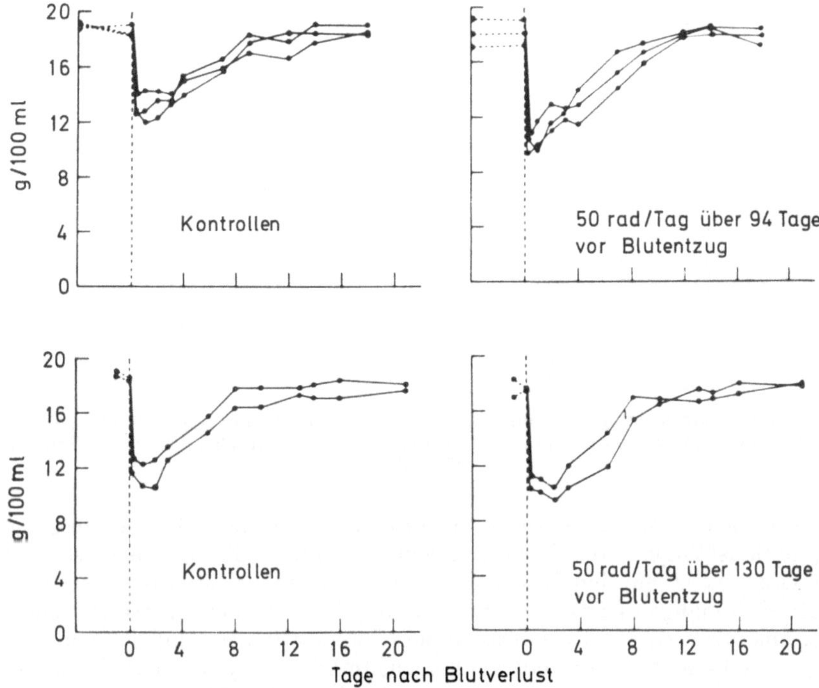

Abb. 14. Regenerationsfähigkeit der Erythropoese nach Blutverlust bei normalen und kontinuierlich bestrahlten Ratten, gemessen als Hämoglobinkonzentration im Blut. [Nach LAMERTON: Radiat. Res. 27 (1966)]

Regeneration zu reagieren vermag. Es bestand kein Unterschied zwischen unbestrahlten und bestrahlten Ratten in der Erholungsrate der Hämoglobinwerte bei Entnahme von $^1/_3$ des Blutvolumens.

Die gleiche Gruppe von Forschern untersuchte die Zahl der Erythroblasten pro Kubikmillimeter Femurmark während einer kontinuierlichen Ganzkörperbestrahlung. Kurz nach Beginn der kontinuierlichen Bestrahlung mit 50 rad pro Tag fand ein gewisser Abfall der Erythroblasten statt, aber 5—15 Wochen später trat keine weitere Erniedrigung der Zellzahlen ein. Vergleicht man die Werte bei den 15 Wochen bestrahlten mit denen von nichtbestrahlten Ratten des gleichen Alters, so zeigte sich, daß die gesamte Erythroblastenpopulation pro Kubikmillimeter Knochenmark nur um etwa 30% reduziert war und die Verteilung der Zelltypen der in den Kontrolltieren entsprach. Diese Befunde erlauben den Schluß, daß ein im Hinblick auf die Zellproduktion wie auch auf die Regenerationsfähigkeit hinreichend funktionierendes erythropoetisches Zellerneuerungssystem trotz kontinuierlicher Bestrahlung erhalten bleibt.

Von größter Bedeutung ist in diesem Zusammenhang jedoch der Befund, daß die Stammzellenfunktion des Knochenmarkes von kontinuierlich bestrahlten Tieren erhebliche Unterschiede im Vergleich zu unbestrahlten Tieren zeigte. LAMERTON und seine Gruppe untersuchten die Fähigkeit von dauerbestrahltem Knochenmark, ein letal bestrahltes Mark von Empfängertieren zu regenerieren. Bei oberflächlicher Betrachtung hätte man nach den oben angeführten Befunden erwarten können, daß die Repopulationsfähigkeit des kontinuierlich bestrahlten Markes der des Markes von unbestrahlten Kontrolltieren entsprechen würde, da alle Zellsysteme des Knochenmarkes auch bei langer, kontinuierlicher Bestrahlung

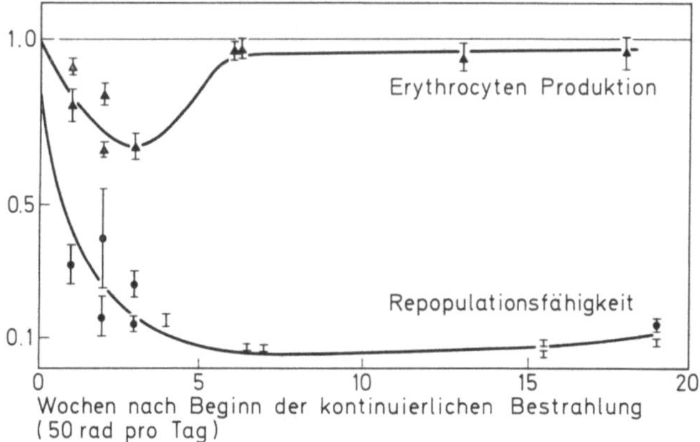

Abb. 15. Repopulationsfähigkeit von Knochenmark und Erythrocytenproduktion während kontinuierlicher Ganzkörperbestrahlung mit 50 rad pro Tag. [Nach Lamerton: Radiat. Res. **27** (1966)]

eine hinreichende Blutzellproduktion aufwiesen. Als Methode der Messung der Repopulationsfähigkeit des kontinuierlich bestrahlten Knochenmarkes verwendete Lamerton (1966) den Eiseneinbau in die Erythroblasten bei Tieren, denen nach einer einmaligen Ganzkörperbestrahlung dieses Knochenmark transfundiert wurde. Die wichtigsten Ergebnisse dieser Untersuchungen sind in Abb. 15 dargestellt. Aus ihr geht hervor, daß das Knochenmark von kontinuierlich bestrahlten Tieren die Fähigkeit zur Repopulation eines aplastischen Markes weitgehend verloren hatte, und zwar fiel diese innerhalb von 5 Wochen auf einen Wert von etwa 10% der Kontrollen ab. Andererseits geht aus der Abbildung der schon oben erwähnte Befund hervor, daß im Knochenmark eine Stammzellpopulation vorhanden ist, die die Erythrocyten-, Granulocyten- und Blutplättchenbildung auch nach kontinuierlicher Bestrahlung mit einer bestimmten Dosisrate auf ihrem Normalwert zu halten vermag. Diese Befunde unterstützen die These von der Existenz zweier Stammzellpopulationen. Die eine kann trotz Schädigung durch Dauerbestrahlung eine hinreichende Blutzellbildung aufrecht halten. Die zweite, die normalerweise ein strahlenaplastisches Knochenmark eines Empfängertieres zu regenerieren vermag, weist nach der gleichen Dauerbestrahlung nur noch eine geringe Repopulationsfähigkeit auf.

Um zu klären, ob die regeneratorische Fähigkeit des Knochenmarkes nach kontinuierlicher Bestrahlung auf einer höheren Zellbildungsrate des „determinierten" Stammzellenspeichers beruht (s. o.), führte die Gruppe von Lamerton (1966) Untersuchungen über den Thymidin-^{3}H-Markierungsindex der Knochenmarkzellen zu verschiedenen Zeitpunkten nach kontinuierlicher Bestrahlung durch. Nach einer Dauerbestrahlung mit 50 rad pro Tag stieg der Markierungsindex der erythropoetischen und myelocytären Vorstufen auf Werte an, die doppelt so hoch lagen wie bei unbestrahlten Kontrollen[58]. Der Thymidin-^{3}H-Markierungsindex für junge sowie für mittelreife Erythroblasten zu verschiedenen Zeiten nach Beginn der Dauerbestrahlung ist in Abb. 16 gezeigt[59]. Schon nach 4 Wochen erreicht er Werte, die nahezu doppelt so hoch liegen wie bei Bestrahlungsbeginn und sich 16 Wochen lang kaum noch verändern. Es gibt keinen Hinweis auf eine verlängerte DNS-Synthesezeit von Knochenmarkzellen bei kontinuierlicher Bestrahlung. Daher lassen sich diese Befunde am ehesten durch eine gegenüber der Norm verkürzte Generationszeit bei den untersuchten Zellen erklären. Dies könnte einerseits

---

[58] Lord 1964.   [59] Lamerton 1966.

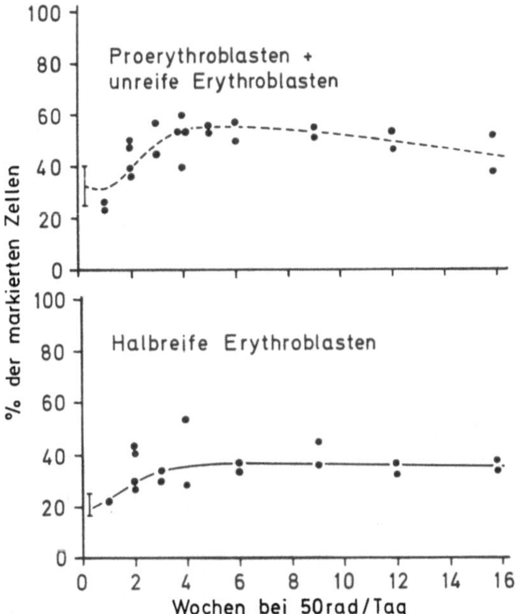

Abb. 16. Markierungsindex von Erythrocytenvorstufen (einmalige Thymidin-³H-Injektion) während kontinuierlicher Ganzkörperbestrahlung mit 50 rad pro Tag. [Nach LAMERTON: Radiat. Res. 27 (1966)]

dadurch zustande kommen, daß die Ruhephasen G 1 und G 2 verkürzt werden oder daß die nicht proliferationsfähige Zellpopulation gleicher Morphologie in ihrer Größe abnimmt. Diese Befunde des Markierungsindex stimmen mit denen des Mitoseindex überein, der bei unreifen Erythroblasten 15 Wochen nach Beginn der Ganzkörperbestrahlung 8,8% beträgt im Vergleich zu 4,5% bei unbestrahlten Kontrollratten. Bei den halbreifen Erythroblasten von bestrahlten Tieren wurde ein Mitoseindex von 2% gegenüber 1,1% bei unbestrahlten Kontrolltieren gefunden. Die Fähigkeit des Knochenmarkes, eine Dauerschädigung zu kompensieren, wurde in einem weiteren Versuch untersucht, bei dem alle 6 Std Thymidin-³H in mit 84 rad pro Tag bestrahlte Tiere injiziert wurde. Es zeigte sich (Abb. 17), daß bei den kontinuierlich bestrahlten Ratten ein sehr viel rascherer Anstieg auf eine 100%ige Markierung der Erythroblasten stattfand als bei Kontrolltieren[60]. Die Ergebnisse können wiederum als Ausdruck der verkürzten Generationszeiten aufgrund verkürzter G 1- und G 2-Perioden gewertet werden unter der Annahme, daß die Dauer der DNS-Synthesephase nicht verändert ist. Die verschiedenen Versuche führen zu dem gleichen Schluß, daß es trotz einer Konstanz der peripheren Zellzahlen zu einer erheblichen Veränderung des Regenerationsgeschehens kommt, einerseits durch eine Erhöhung des Zellausstoßes aus dem determinierten Stammzellenspeicher, andererseits durch Veränderungen im Zellcyclus der teilungsfähigen Zellen.

Weiterhin fanden LAMERTON u. Mitarb., daß die Befunde nach kontinuierlicher Bestrahlung — zumindest hinsichtlich der Proliferationskinetik — denen sehr ähnlich sind, die auch bei unbestrahlten Ratten eines jüngeren Alters gefunden wurden. Bei jungen Tieren (im Alter von 3—4 Wochen) beträgt der Markierungsindex mit Thymidin-³H bei Pronormoblasten und den frühen Normoblasten etwa

---

[60] LAMERTON 1966.

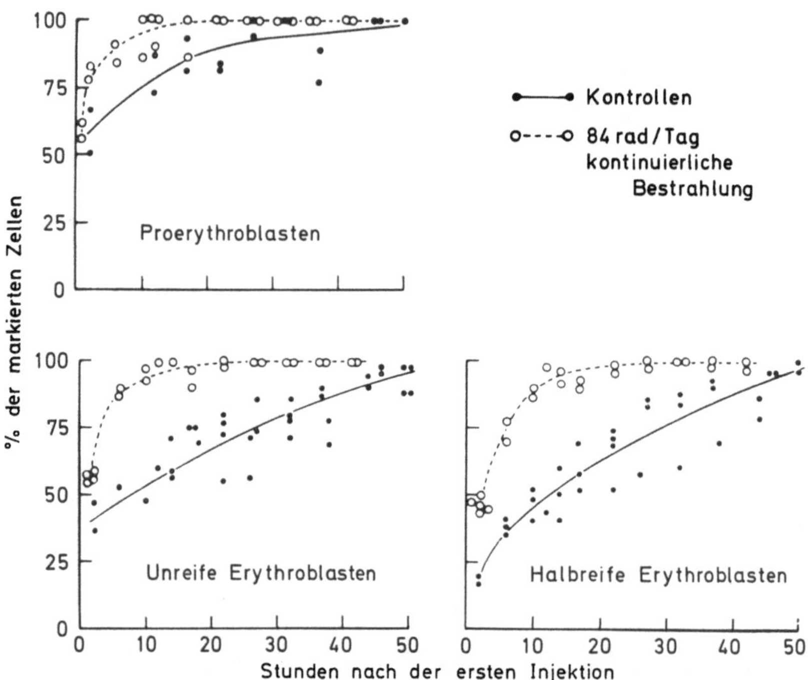

Abb. 17. Markierungsindex von Erythrocytenvorstufen (mehrmalige Thymidin-^{3}H-Injektion) bei normalen und 15 Tage kontinuierlich bestrahlten Ratten (84 rad pro Tag). [Nach LAMERTON: Radiat. Res. **27** (1966)]

70%, was einer Generationszeit von etwa 10 Std entsprechen würde. Im Alter von 4—7 Wochen erfolgt eine erhebliche Reduktion des Markierungsindex, wahrscheinlich wegen der anwachsenden Variabilität der Generationszeiten. Dieser Befund könnte allerdings auch auf einer Zunahme der nicht-teilungsfähigen Zellpopulation beruhen. Die Veränderungen der Zellproliferation nach kontinuierlicher Bestrahlung könnten daher auch in der Weise interpretiert werden, daß sie eine Rückkehr auf ein mehr jugendliches Stadium bedeuten.

Für das hier zu behandelnde Thema der Orthologie und Pathologie der Regeneration des Knochenmarkes ergibt sich aus diesem Modell der kontinuierlichen Bestrahlung, daß offensichtlich geringgradige Schäden über lange Zeit kompensiert werden können und daß ein in dieser Weise beeinflußtes Stammzellensystem sogar auch weitere Reize, wie sie bei der Erythropoese, beispielsweise durch Blutungen, hervorgerufen werden können, zu meistern vermag. Andererseits zeigt das Modell sehr deutlich, daß für die Regeneration eines aplastischen Knochenmarkes die Funktionsfähigkeit des undeterminierten Stammzellenspeichers von entscheidender Bedeutung ist.

Abschließend soll noch kurz auf die zweite Möglichkeit der Untersuchung der Regenerationsfähigkeit des Knochenmarkes nach langfristiger Strahlenbelastung hingewiesen werden. Eine ähnliche Wirkung wie nach externer ionisierender Dauerbestrahlung kann durch die Injektion radioaktiver Nuklide erzielt werden, die — wie Strontium — nur in den Knochen eingebaut werden und von hier aus wegen ihrer sehr langen biologischen und physikalischen Halbwertzeit eine Dauerbelastung für die Markzellproduktion darstellen. Neben Strontium wurde für eine Knochenmarkbestrahlung radioaktiver Phosphor verwendet, eine Methode, die noch heute bei der Polycythämietherapie in der Klinik Anwendung findet. Jedoch ist diese Bestrahlung sehr viel kürzer wirksam, da ^{32}P eine physikalische Halbwertzeit von nur etwa 2 Wochen hat. Im Unterschied zum Strontium wird ^{32}P nicht nur in die Knochensubstanz eingebaut, sondern in alle phosphorhaltigen Zellbausteine, also beispielsweise in die Nucleinsäuren. Nach einer einmaligen Injektion von 250 μCi ^{32}P (was einer LD50/30 Tage entspricht) fanden WARREN, MACMILLAN und DIXON (1950) bei Mäusen eine starke Blutungsneigung und Veränderung der Mikroflora. Der Zellgehalt des Knochenmarkes war 8 Tage nach Injektion auf $^1/_{10}$ des Normalwertes gesunken. In diesem aplastischen Mark waren nur noch retikuläre Zellen und Fibrocyten erkennbar. 13 Tage nach ^{32}P-Injektion fielen kleine Gruppen von retikulären Zellen, einige binucleäre Megakaryocyten und wenige junge myelocytäre Vorstufen auf, ein Befund, der für das gesamte Knochenmark dieser Tiere charakteristisch war. Bei diesem Versuch ist hervorzuheben, daß um den 20. Tag nach ^{32}P-Injektion das Knochenmark wieder gut entwickelt war, es also nicht zu einer nachhaltigen Beeinträchtigung der Regenerationsfähigkeit des Markes gekommen war. Zu dieser Zeit war der Zellgehalt des Knochenmarkes wieder auf 90% der Normalwerte angestiegen, wobei er sich aus $^1/_3$ granulocytären und $^2/_3$ erythrocytären Formen zusammensetzte.

Der Effekt von ^{90}Strontium wurde von MCCLELLAN, VOGT, MCKENNEY, DOCKUM, CLARKE und BUSTAD (1962) und von BROOKS und MCCLELLAN (1968) untersucht. Die tägliche orale Gabe von 625 μCi ^{90}Sr führte bei Schweinen nach 3 Monaten zu einer Aplasie des Knochenmarkes mit nachfolgender Panhämocytopenie. Bei niedrigeren Dosen, z.B. 125 μCi ^{90}Sr pro Tag, konnte auch nach 3 Jahren keine Schädigung gesehen werden. MARTLAND (1931) fand bei Patienten mit leichter Radiumintoxikation ein normales oder sogar hyperplastisches Knochenmark, während die peripheren Blutzellzahlen auf niedrige Werte abgesunken waren. Bei Inkorporation höherer Dosen von radioaktivem Material kommt es allerdings immer zu einer Markaplasie.

b) Die Regenerationsvorgänge des Knochenmarkes nach einmaliger Strahlenbelastung

Während die kontinuierliche Ganzkörperbestrahlung die Adaptationsfähigkeit der Zellbildung im Knochenmark herausstellte, dient die einmalige Ganzkörperbestrahlung als Modell, die Regeneration des Knochenmarkes nach einer schweren Schädigung zu verdeutlichen. Im folgenden Abschnitt soll zunächst an einem Modell schematisch erläutert werden, was aufgrund der heute bekannten Befunde der Physiologie und Strahlenbiologie bei einer einmaligen Bestrahlung im Knochenmark an destruktiven und regeneratorischen Prozessen erwartet werden kann. Danach sollen die Blutbefunde von ganzkörperbestrahlten Personen sowie von einigen Versuchstierarten erläutert werden, da aus diesen gewisse Rückschlüsse auf die Knochenmarkvorgänge möglich sind. Im Anschluß daran werden die histologischen und cytologischen Knochenmarkbefunde nach Strahleneinwirkung zu erläutern sein und bilden die Voraussetzung für das Verständnis der die Regeneration beeinflussenden endogenen und exogenen Faktoren.

In Abb. 18 ist der Ablauf der Strahlenschädigung des Knochenmarkes und der Regenerationsbeginn schematisch am Beispiel der Ratten-Myelopoese wiedergegeben[61]. Zunächst geht dieses Modell von gefüllten Zellspeichern bestimmter Größe und Durchgangsdauer aus. Das System wird von einem Stammzellenspeicher unbekannter Größe und Durchgangszeit gespeist. Der Teilungs- und Reifungsspeicher würde die Myeloblasten, Promyelocyten und verschiedene

---

[61] BOND, FLIEDNER und ARCHAMBEAU 1965.

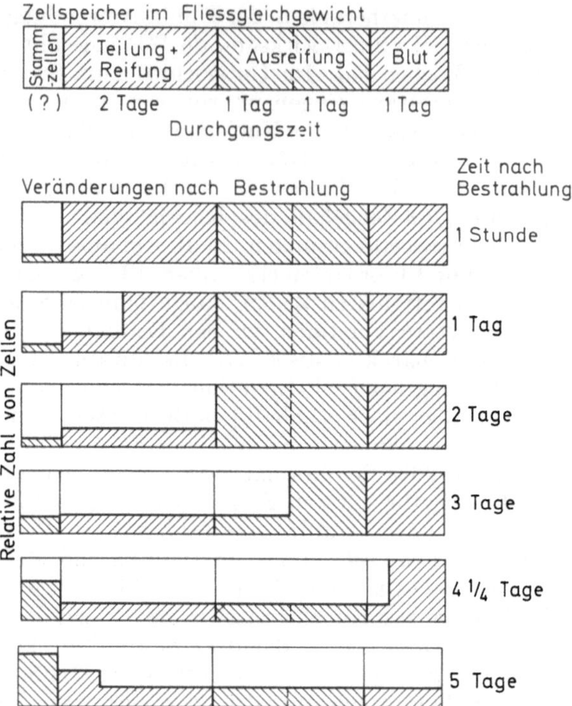

Abb. 18. Schematische Darstellung vom Ablauf der Strahlenschädigung in den verschiedenen Zellspeichern. (Nach Bond, Fliedner, and Archambeau: New York and London: Academic Press 1965)

Myelocytenstufen umfassen, und die Dauer des Durchgangs für eine Zelle von der Blastenstufe bis zum Verlust der Zellteilungsfähigkeit soll mit 2 Tagen angesetzt werden. Daran schließt sich der Reifungsspeicher an (Metamyelocyt bis Stabkerniger), in dem die Zellen nur noch bis zur „Blutgängigkeit" ausreifen, sich aber nicht mehr teilen können. Die Durchgangszeit durch diesen Speicher soll ebenfalls 2 Tage betragen. Schließlich findet sich im Blut der dazugehörige Funktionsspeicher, dessen Durchgangszeit mit einem Tag angenommen wird. Abb. 18 zeigt nun, welche Veränderungen in der Größe der Zellspeicher und zu welchem Zeitpunkt nach einer einmaligen Ganzkörperbestrahlung mit einer LD 50/30 Tage zu erwarten sind, zunächst unter der Annahme, daß durch diese Schädigung ausschließlich der Stammzellenspeicher drastisch verkleinert ist. Tatsächlich ist aufgrund der strahlenbiologischen Untersuchungen bekannt, daß — zumindest bei der Maus — der Stammzellenspeicher, der für die endgültige Regeneration verantwortlich ist, äußerst strahlensensibel ist. Die D_0 dieser Zellen beträgt 95 rad[62], was praktisch bedeutet (s. u.), daß bei einer Ganzkörperbestrahlung im Bereich der LD 50 von 1000 Stammzellen weniger als 3 für eine eventuelle Regeneration zur Verfügung stehen. Das heißt für dieses Modell, daß unmittelbar nach einer Ganzkörperbestrahlung nahezu alle Zellen des Stammzellenspeichers zerstört sind. Infolgedessen hört der Einstrom in den Teilungs- und Reifungsspeicher plötzlich auf. Die noch vorhandenen Zellen vollenden jedoch ihre Teilungs- und Reifungstätigkeit. So kommt es in diesem Schema (Abb. 18) innerhalb der ersten 2 Tage nach Strahleneinwirkung zur Entleerung des Teilungs- und innerhalb von 4 Tagen

---

[62] McCulloch und Till 1962.

auch des Reifungsspeichers. Aus diesem Grunde würde sich eine Ganzkörperbestrahlung erst nach einer Zeit, die der Durchgangszeit durch die Knochenmarkspeicher entspricht, im peripheren Blut mit einer rasch progressiven Granulocytopenie bemerkbar machen. Nach diesem Modell wird die Knochenmarkregeneration als ein Prozeß verständlich, der in allererster Linie eine Regeneration des Stammzellenspeichers voraussetzt. Mindestens zu Beginn der Markregeneration muß die Selbsterneuerung des Stammzellenspeichers überwiegen, bevor er — mit zunehmender Auffüllung des eigenen Speichers durch „homoplastische Teilungen" — Zellen in die Teilungs- und Reifungsspeicher abgeben und damit die „erkennbare" Markregeneration und Erholung der Blutzellzahlen einleiten kann.

In Wirklichkeit ist durch die grundlegenden Untersuchungen einer Reihe von Strahlenbiologen[63] bekannt, daß der Teilungs- und Reifungsspeicher ebenfalls strahlensensibel ist und es nach einer Strahlenbelastung zu einer Reduktion seiner Zellen nicht nur infolge mangelnden Einstroms aus dem Stammzellenspeicher, sondern auch aufgrund direkter Schädigungen kommt. Das wirkt sich darin aus, daß die Zahl der Zellen des Teilungs- und Reifungsspeichers rascher abnimmt, als allein bei einem Sistieren des Einstroms zu erwarten wäre. Es wird weiter unten dargestellt, welche cytologischen Veränderungen Ausdruck dieser direkten Strahlenschädigung des Teilungs- und Reifungsspeichers sind. Dagegen sind weder die Zellen des Reifungs- noch des Funktionsspeichers für Strahlendosen empfindlich, die im Rahmen dieser Betrachtung interessieren, nämlich bis etwa 3000—5000 rad: diese Speicher entleeren sich in dem Maße, wie der Einstrom aus den unreifen Vorläuferspeichern abnimmt. Umgekehrt füllen sie sich in dem Maße wieder auf, wie die vom Stammzellenspeicher ausgehende Regenerationswelle durch den Teilungs- und Reifungsspeicher hindurchgelaufen ist und dann den Reifungs- und — mit einer 2tägigen Phasenverschiebung in diesem Modell — den Funktionsspeicher erreicht.

In diesem Sinne ist die Destruktion und Regeneration des Knochenmarkes und damit seiner Zellerneuerungssysteme nach einer einmalig einwirkenden Noxe ein mit großer Präzision ablaufender Vorgang, der in erster Näherung lediglich als eine Funktion der Sensibilität der verschiedenen Anteile der das jeweilige Zellerneuerungssystem bildenden Speicher aufgefaßt werden kann. Es gibt jedoch eine Reihe von Befunden, die darauf hinweisen, daß der Ablauf von Destruktion und Regeneration nicht nur eine unmittelbare Konsequenz der Strahlensensibilität der das System bildenden Zellen ist, sondern auch von den Folgen der Schädigung des Knochenmarkstromas und übergeordneter regulatorischer Zentren abhängig ist.

α) *Blutbildveränderungen nach einmaliger Ganzkörperbestrahlung*

Die Blutbildveränderungen beim Menschen und bei Versuchstieren bilden die für einen Untersucher am leichtesten faßbaren Folgen einer Ganzkörperbestrahlung. In Abb. 19 sind die Leukocyten- und Thrombocytenveränderungen von mehreren Personen zusammengefaßt, die bei Strahlenunfällen Ganzkörperbelastungen mit Dosen zwischen 200 und 400 rad ausgesetzt waren[64]. Dieser Bereich dürfte etwa einer mittleren Letaldosis entsprechen. Die Werte der Leukocyten umfassen sowohl Granulocyten wie Lymphocyten. Da aber die Lymphocyten bei einer solchen Strahlenbelastung innerhalb eines Tages auf sehr niedrige Werte abfallen und dann konstant bleiben, bis nach 4—6 Wochen ein Wiederanstieg erkennbar wird, reflektiert die Leukocytenkurve in erster Linie die Granulocyten-

---

[63] HEINEKE 1905, WARREN 1942, LAWRENCE, DOWDY und VALENTINE 1948, JACOBSON 1954, LEA 1955.
[64] FLIEDNER 1964.

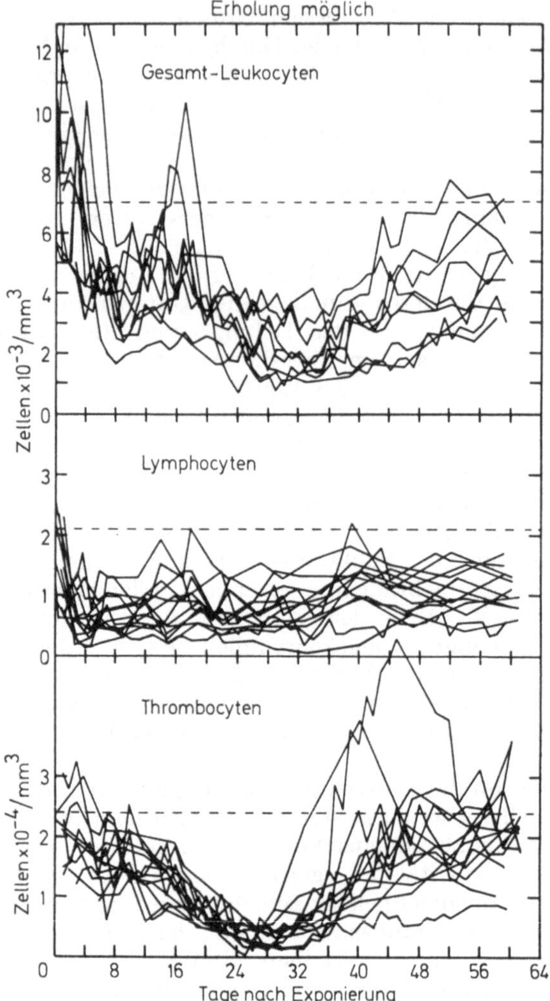

Abb. 19. Blutbildveränderungen bei Menschen nach Strahlenunfällen mit subletalen Dosen (200—400 rad). [Aus Fliedner: Strahlentherapie **56** (1964)]

veränderungen. Es zeigt sich, daß die Granulocytenzahlen unmittelbar nach Bestrahlung nicht nur nicht abfallen, sondern sogar ansteigen, um für ca. 4 Tage über dem Normalbereich zu bleiben. Dieser initiale Verlauf wurde auch bei noch höheren Strahlendosen, wie bei 1250 rad oder bei ca. 4000—5000 rad[65], registriert. Er wurde in der Weise gedeutet, daß die im Reifungsspeicher befindlichen Zellen mit einer normalen bis gesteigerten Rate ins Blut abgegeben werden als Ausdruck einer zunächst ungestörten Nachlieferung und Mobilisation aus Speichern, deren Topographie nicht ganz geklärt ist („marginal pool", Knochenmarkreservoir an reifen Zellen[66]). Bei den sehr hohen Strahlendosen wurden in den ersten 1—2 Tagen Blutgranulocytenwerte bis zu etwa 25000—30000 pro mm³ gefunden.

Jenseits des 4. Tages kommt es bei mittleren Letaldosen zu einem progressiven Abfall. In Abb. 19 würde der jenseits des 4. Tages beobachtete Zellabfall nach ca.

---

[65] Fliedner 1964.   [66] Craddock, Perry, Ventzke und Lawrence 1960.

10 Tagen einen Tiefpunkt erreichen, käme es nicht zu einer vorübergehenden
Erholung der Zellzahlen zwischen dem 8. und 20. Tag nach Bestrahlung. Bei sehr
hohen Strahlendosen (1250 rad: letal innerhalb ca. 10 Tagen) kommt es am 5. und
6. Tag nach Bestrahlung zu einem rapiden Zellabfall, so daß jenseits des 6. Tages
kaum noch Granulocyten in der Blutbahn gefunden werden, es aber sicherlich
nicht zu einer — und sei es nur abortiven — Regeneration der Zellzahlen kommt.
Diese Befunde deuten darauf hin — s. Modell Abb. 18 —, daß bei 1250 r die
Nachlieferung von reifen Zellen aus dem Teilungs- und Reifungsspeicher vollständig erschöpft ist, so daß beim Menschen nach einer Zeit, die dem Durchgang
durch den Reifungsspeicher äquivalent ist (ca. 4 Tage), die Zahl der Blutgranulocyten mangels Nachlieferung mit einer Rate abfällt, die der Halbwertzeit der
Zellen im Funktionsspeicher sehr ähnlich ist. Eine Erholung des Markes erfolgt
nicht, zumindest nicht innerhalb der Zeit, die mit den heutigen therapeutischen
Möglichkeiten erreichbar ist.

Im Bereich der LD50 kommt es zuerst zu einer „abortiven" Regeneration und
dann erst jenseits des 30. Tages nach Bestrahlung zur endgültigen Erholung der
Granulocytenzahlen. Diese Vorgänge der „abortiven" und dann der endgültigen
Regeneration des myelopoetischen Systems und damit auch der dazugehörigen
Blutzellen wurden mit der besonderen Strahlensensibilität des Stammzellenspeichers erklärt[67]. Danach befindet sich in diesem Speicher eine Gruppe von
Zellen, die ihre uneingeschränkte Regenerationsfähigkeit verloren haben und nur
noch — je nach Schädigungsgrad — durch eine begrenzte Zahl von homopla-
stischen und hemihomo-hemiheteroplastischen Teilungen gehen können und dann
sterben: auf diese Weise käme es zu einer „abortiven" Regenerationswelle. Die
endgültige Erholung setzt dann ein, wenn die nicht betroffenen Stammzellen
genügend Zellen gebildet haben, um nicht nur ihre eigenen, sondern auch die
Teilungs- und Reifungsspeicher aufzufüllen.

In Abb. 19 werden die Veränderungen der Blutplättchen nach einer Ganzkörperbestrahlung des Menschen im Bereich der LD50 gezeigt. Hier kommt es zu
Minimalwerten nach ca. 30 Tagen und einer anschließenden Erholung. Nach sehr
hohen Strahlendosen verschwinden die Blutplättchen innerhalb von 10 Tagen aus
der Blutbahn. Da die intravasale Lebenserwartung der Blutplättchen ca. 8 bis
10 Tage beträgt[68], deutet ein derartig rapider Zellabfall auf eine völlige Erschöpfung der Plättchenbildung aus Megakaryocyten hin. Sie ist offenbar nicht
im gleichen Maße im Bereich der LD50 gegeben: es kommt nur zu einem sehr
langsamen Zellabfall. Es erscheint realistisch, die Durchgangszeit der Megakaryocyten von ihrer Bildung aus dem Stammzellenspeicher bis zu ihrem Untergang mit ca. 10 Tagen anzusetzen. Danach könnten die in Abb. 19 aufgezeigten
Befunde in der Weise interpretiert werden, daß die Thrombocytenbildung in den
ersten 10 Tagen nahezu ungestört weitergeht (die Plättchenzahlen im Blut fallen
nur wenig ab). In den nächsten 10 Tagen könnte der sehr langsame Plättchen-
abfall als Zeichen einer abortiven Regeneration auch des Megakaryocytensystems
gedeutet werden, so daß es erst zwischen dem 20. und 30. Tag zu einem endgültigen Absinken der Blutplättchen auf Minimalwerte kommt. Dem Wiederanstieg der Thrombocytenzahl im Blut jenseits des 30. Tages muß eine Regeneration des Megakaryocytensystems vom 20. Tag an vorausgegangen sein. Das wiederum setzt eine Repopulation des Stammzellenspeichers vor dem 20. Tag voraus.

Die Erythrocytenbefunde des Menschen nach Ganzkörperbestrahlung sind
hier nicht graphisch wiedergegeben. Durch die lange Lebensdauer von ca. 120
Tagen macht sich eine vollständige Erschöpfung der Erythropoese erst sehr

[67] BOND, FLIEDNER und ARCHAMBEAU 1965.   [68] LEEKSMA und COHEN 1956.

allmählich im peripheren Blut bemerkbar. Im Bereich einer LD50 erreicht der Hämatokrit — als Ausdruck der Erythrocytenkonzentration pro Kubikmillimeter Blut — erst zwischen dem 30. und 40. Tag nach Bestrahlung Minimalwerte. Die Strahlenschädigung der Erythropoese im Knochenmark des Menschen führt durch Erschöpfung der Nachlieferung aus dem Stammzellenspeicher spätestens innerhalb 5—6 Tagen zu einer erythropoetischen Aplasie. Dadurch, daß auch Zellen des Teilungs- und Reifungsspeichers geschädigt werden (s. u.), ist dieser Tiefpunkt schon vorher erreicht. Diese Schädigung macht sich im Blut mit einem Absinken der Erythrocytenzahlen von ca 1% pro Tag bemerkbar, so daß in ca. 100 Tagen eine schwerste Anämie zu erwarten wäre, wenn es nicht durch die Knochenmarkregeneration zu einem Wiederanstieg käme. Die Reticulocytenzahlen des Blutes zeigten bei Personen mit einer Ganzkörperbestrahlung von ca. 300 rad einen initialen Abfall mit Minimalwerten nach ca. 8 Tagen, eine „abortive" Erholung zwischen dem 10. und 24. Tag und eine endgültige Erholung jenseits des 30. Tages. Es ist wichtig zu berücksichtigen, daß die Lebenserwartung eines Reticulocyten mit ca. 2—3 Tagen anzusetzen ist[69]. Ein erstes Minimum ca. 8 Tage nach Bestrahlung läßt sich daher mit einer Entleerung des Teilungs- und Reifungsspeichers der Erythropoese innerhalb von 5 Tagen und dem dann noch folgenden Reticulocytenschwund aus dem Blut innerhalb weiterer 3 Tage gut vereinbaren. Die „abortive" Erholung ist in der Erythropoese ebenso wie in der Granulo- und Megakaryocytopoese vorhanden und für das erythropoetische System am Reticulocytenanstieg erkennbar. Die endgültige Erholung der Reticulocytenzahlen — und damit der Erythrocytenwerte — setzt auch hier eine Repopulation von Stammzellen-, Teilungs- und Reifungsspeicher voraus.

Da die Regenerationsvorgänge des menschlichen Knochenmarkes nach einer exogenen Noxe nur unsystematisch untersucht werden können, ist die experimentelle Pathologie auf Tierexperimente angewiesen. In diesem Abschnitt sollen anhand von histologischen und cytologischen Markbefunden bei Ratte und Hund Regenerationsvorgänge dargestellt werden. Aus diesem Grunde soll hier auf Blutzellveränderungen nach ionisierender Ganzkörperbestrahlung in verschiedenen Dosisbereichen eingegangen werden. Derartige Befunde sind ebenfalls bei anderen Tieren bekannt[70] und zeigen prinzipiell gleiche Veränderungen.

In Abb. 20 sind die Veränderungen der Blutgranulocyten bei Ratten nach ionisierender Ganzkörperbestrahlung mit 200, 400, 600 und 800 rad 15 MeV-Elektronen (LD50/30 Tage beträgt ca. 700 rad) darstellt[71]. Die Veränderungen der Zellzahlen entsprechen im Prinzip denen beim Menschen: einer „Schulter" (d. h. einer Phase des Gleichbleibens der Ausgangszahlen der Granulocyten) von ca. 1—2 Tagen folgt ein massiver Abfall, der bei Letaldosen (über 1000 rad) nach 3—4 Tagen seinen Höhepunkt erreicht. Bei Dosen im Bereich der LD50 kommt es zwischen dem 5. und 8. Tag zu „abortiven" Zellzahlanstiegen und erst dann bis zum 21. Tag zu einer allmählichen Normalisierung. Allerdings sind bei der Ratte die zeitlichen Verhältnisse völlig anders als beim Menschen: der gesamte Ablauf von Strahlenschädigung und Regeneration ist bei der Ratte etwa doppelt so schnell. Die Ursache für diesen bemerkenswerten Unterschied der Strahlenreaktion bei Mensch und Ratte wird in der Verschiedenheit der Zellkinetik gesucht: beispielsweise beträgt die Durchgangszeit für myeloische Zellen durch den Reifungsspeicher beim Menschen 4 Tage, bei der Ratte ca. $1^{1}/_{2}$ Tage. Die Generationszeiten für die teilungsfähigen Zellen der Myelopoese liegen beim Menschen bei ca. 30 Std[72], bei der Ratte bei 12—15 Std. Die Durchgangszeit durch den Teilungs- und Reifungsspeicher der Myelopoese wird beim Menschen auf ca. 5—6 Tage geschätzt,

---

[69] Finch 1959.   [70] Bond, Fliedner und Archambeau 1965.
[71] Stodtmeister, Sandkühler und Fliedner 1956.   [72] Boll 1958.

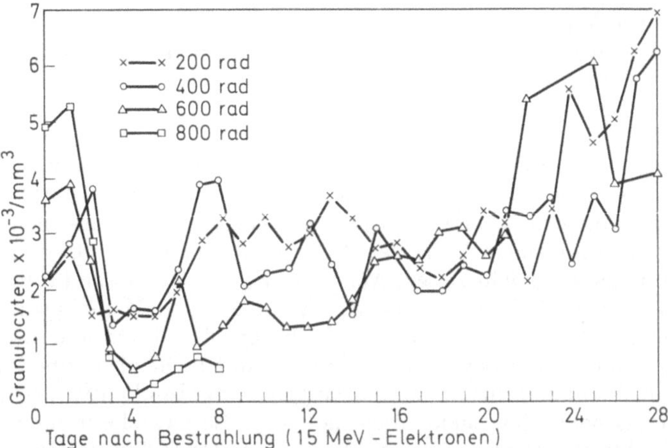

Abb. 20. Granulocytenveränderungen im peripheren Blut nach Ganzkörperbestrahlung mit schnellen Elektronen. [Aus STODTMEISTER, SANDKÜHLER u. FLIEDNER: Strahlentherapie **101** (1956)]

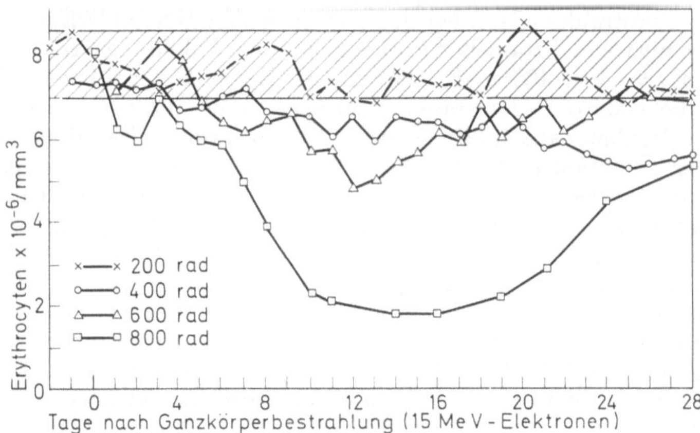

Abb. 21. Erythrocytenveränderungen im peripheren Blut nach Ganzkörperbestrahlung mit schnellen Elektronen. [Aus STODTMEISTER, SANDKÜHLER u. FLIEDNER: Strahlentherapie **101** (1956)]

bei der Ratte auf 2—3. Die Ursache für den Unterschied in der Strahlensensibilität von Mensch und Ratte (LD50 beim Menschen ca. 300—400 rad, bei der Ratte ca. 600—800 rad) sucht man in einer entsprechend unterschiedlichen Strahlensensibilität der Stammzellen oder in der relativen Größe der Stammzellenspeicher.

Die Blutplättchenveränderungen nach Ganzkörperbestrahlung bei Ratten weisen wiederum auf prinzipiell gleiche Verhältnisse wie beim Menschen hin, mit Ausnahme der zeitlichen Korrelation. Im Bereich einer LD50/30 Tage sinken die Blutplättchenzahlen bei der Ratte in den ersten 4 Tagen nur wenig ab. Minimalwerte werden dann um den 7. Tag erreicht. Eine Erholung der Blutplättchenzahlen setzt in diesem Dosisbereich nach 15 Tagen ein und erreicht um den 30. Tag Normalwerte. Bei höheren Strahlendosen fallen die Thrombocytenzahlen entsprechend ihrer Lebenserwartung in der Blutbahn (ca. 4—5 Tage bei Ratten)[73] ab, eine Regeneration kann dann nicht beobachtet werden.

---

[73] ODELL jr. und ANDERSON 1959.

Über die Strahlenwirkung auf die Erythropoese der Ratten gibt Abb. 21 Auskunft[74]. Die Lebenserwartung der Erythrocyten beträgt bei dieser Tierart etwa 50—60 Tage[75]. Dementsprechend ist auch die Anämie bei diesen Tieren nur in den Dosisbereichen von Bedeutung, in denen zur mangelnden Nachlieferung aus Teilungs- und Reifungsspeichern noch eine hämorrhagische Diathese aufgrund der Thrombocytopenie hinzukommt. Es ist von Interesse, daß — ähnlich wie beim Menschen — die Zahl der Reticulocyten im Bereich einer mittleren Letaldosis initial abfällt, dann eine abortive Regeneration zeigt, bis schließlich eine endgültige Erholung (mit einer Phase des Auftretens von Erythroblasten im Blut) einsetzt. Allerdings ist auch in diesem Abfall der Erythrocyten- und Reticulocytenzahlen der Ablauf zeitlich sehr stark gerafft: was beim Menschen ca. 40 Tage dauert (minimale Hämatokritwerte), geschieht bei der Ratte innerhalb von ca. 15 Tagen (minimale Erythrocytenzahlen) und damit mehr als doppelt so schnell. Der zeitliche Ablauf der Blutbildveränderungen beim Hund entspricht mehr dem bei der Ratte als beim Menschen. Auch hier wird die Ursache in dem vom Menschen zeitlich abweichenden und relativ beschleunigten Zellumsatz der Knochenmarksysteme dieser Tiere gesucht.

In Abb. 22 sind Granulocyten- und Blutplättchenveränderungen beim Hund nach letaler Ganzkörperbestrahlung zusammengefaßt[76]. Die mittlere Letaldosis bei ganzkörperbestrahlten Hunden liegt, je nach den Bestrahlungsbedingungen, bei 275 r. Die niedrigen Strahlendosen bei den in der Abbildung dargestellten Versuchen lagen zwischen 400 und 550 rad. Bei diesen Dosen überlebten 17 von 30 Hunden die Ganzkörperbestrahlung 30 Tage, aber nur bei symptomatischer Therapie mit Antibioticabehandlung zur Zeit der schweren Granulocytopenie und nachfolgender Infektion und Frischblut- bzw. Thrombocytentransfusionen zum Zeitpunkt der schweren Thrombocytopenie. Bei Strahlendosen mit 600 und mehr Röntgen konnte bisher auch bei bester symptomatischer Therapie keine Spontanregeneration des Knochenmarkes und damit der Blutzellzahlen beobachtet werden. Bei 550 rad (Abb. 22) überlebten einige wenige Hunde unter optimalen Bedingungen (symptomatische Therapie) eine gewisse Zeit, starben aber später doch, und zwar an den Folgen der unüberwindlichen Knochenmarkinsuffizienz. Bei diesen letalen Strahlendosen fallen die Granulocytenzahlen des Blutes nach einer ,,Schulter'' von 4 Tagen sehr rasch ab und erreichen etwa 8—10 Tage nach Bestrahlung erstmals Minimalwerte. Dieser Verlauf läßt darauf schließen, daß sowohl der Stammzellen- als auch der Teilungs- und Reifungsspeicher (s. Abb. 18) so stark geschädigt wurden, daß die Blutzellveränderungen in erster Linie durch die Ausreifung der zur Zeit der Ganzkörperbestrahlung nicht mehr teilungsfähigen Granulocytenvorstufen bestimmt werden und ihr Verschwinden nach Maßgabe ihrer Lebenserwartung im Blut. Nur wenige der bei Bestrahlung im Teilungs- und Reifungsspeicher befindlichen Zellen durchlaufen noch eine oder mehrere Teilungen, um auszureifen. Einige erreichen als Riesenzellen das Blut. Der initiale Verlauf der Granulocytenzahlen nach 550 rad ist mit dem nach 400 rad nahezu identisch. Auch hier werden nach einer 4tägigen ,,Schulter'' Minimalwerte nach 7—8 Tagen erreicht. Die unterschiedlich hohe Strahlendosis wirkt sich in erster Linie nur auf die Regeneration der Granulocytenzahlen aus: nach 400 wie nach 550 rad ist im Prinzip eine Spontanregeneration des Knochenmarkes möglich, wenn dem Tier durch symptomatische therapeutische Maßnahmen eine ,,Überbrückungshilfe'' geleistet wird. Aber die Abbildung zeigt deutlich, daß die Erholung nur vorübergehend ist, um so verzögerter in Gang kommt und um so weniger effektiv ist (gemessen an der Normalisierung der Zellzahlen), je höher der

---

[74] Stodtmeister, Sandkühler und Fliedner 1956.
[75] Berlin, Waldmann und Weissman 1959.   [76] Fliedner 1964.

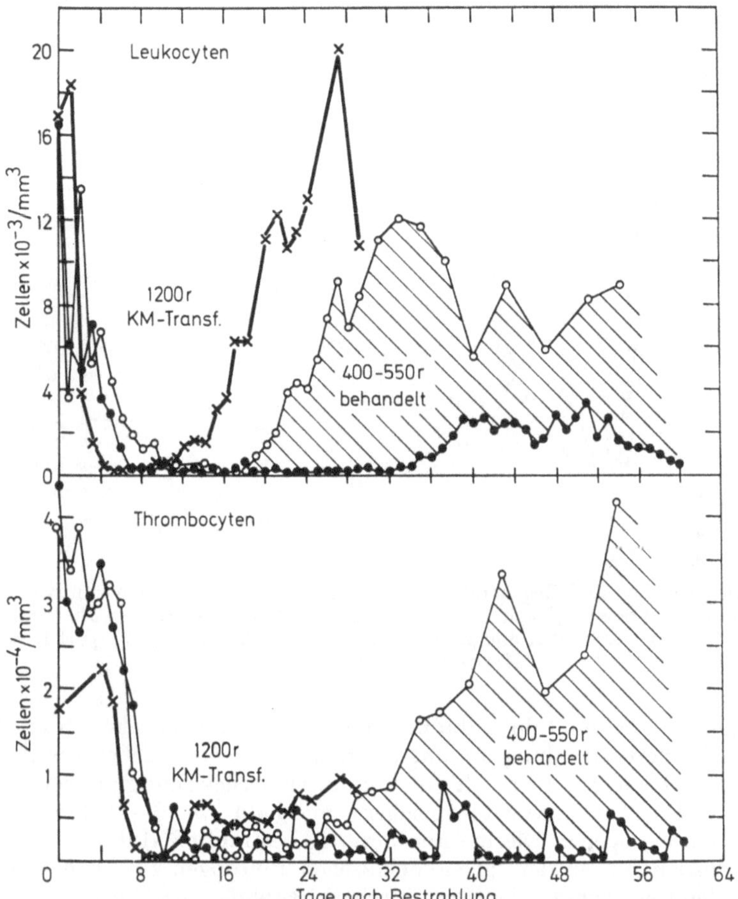

Abb. 22. Vergleich der Regeneration von Leukocyten und Thrombocyten im Blut bei optimal behandelten Hunden nach Letaldosen (400—550 r) mit der nach Transfusion autologer Knochenmarkzellen (tiefgefrorene und aufgetaute Zellen). o———o Blutzellwerte bei einem Hund nach 400 r als Beispiel für den besten Verlauf nach dieser Dosis. •———• Blutzellwerte nach 550 r bei einem Hund, der so lange überlebte. Nach 1200 r kommt es nur nach Knochenmarkzelltransfusionen zu derartig rascher Zellregeneration. [Nach FLIEDNER: Strahlentherapie, Sonderbände **56** (1964)]

Schädigungsgrad des Knochenmarkes war. Auf alle Fälle kommt es trotz einer gewissen Erholung wieder zu einer Knochenmarkinsuffizienz, und alle symptomatischen Maßnahmen sind unwirksam, um die spontane Markregeneration aufrecht zu erhalten. Es handelt sich dabei wohl nicht um eine Schädigung des Markstromas, das — wie später zu beschreiben sein wird — jenseits bestimmter Strahlendosen eine hämatopoetische Regeneration nicht zu ermöglichen vermag. Das geht daraus hervor, daß eine Transfusion autologer Knochenmarkzellen bei einer Strahlenbelastung von 1200 r (also der doppelten Dosis, bei der eine Spontanregeneration noch eben vorübergehend möglich ist) zu einer raschen Knochenmarkregeneration führen kann. Dieser Befund wurde so gedeutet, daß eine hinreichend große Zahl von Stammzellen eine Knochenmarkregeneration bei einer Ganzkörperbelastung ermöglicht, bei der eine Spontanregeneration des Stammzellenspeichers nahezu unmöglich ist.

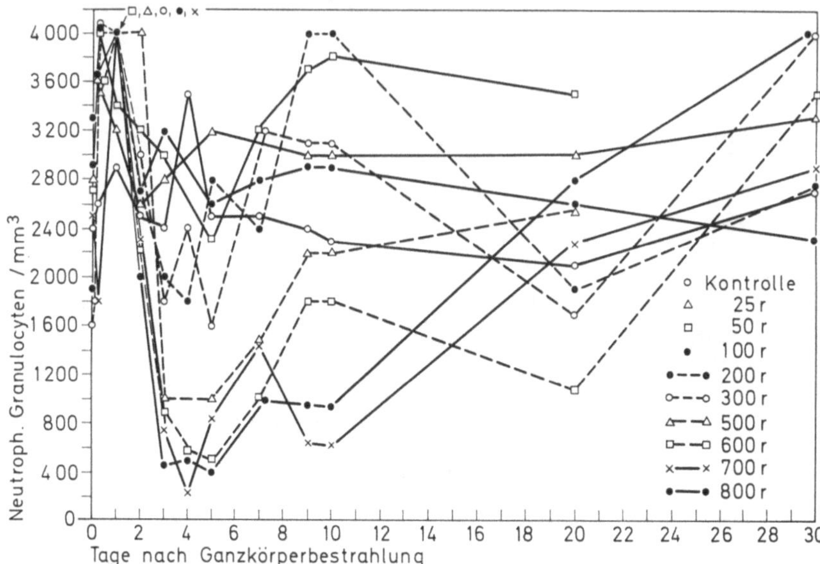

Abb. 23. Degeneration und Regeneration der neutrophilen Granulocyten von Kaninchen bei steigenden Strahlendosen. [Nach Jacobson, Marks, Simmons, Hagen Jr., and Zirkle: Biological effects on external X and gamma radiation (R. E. Zirkle, ed.), part I. New York: McGraw-Hill Book Co. 1954]

Zum gleichen Schluß führen die Befunde bei den Blutplättchen. Nach 400 und 550 r Ganzkörperbestrahlung kommt es entsprechend der Lebenserwartung der Blutplättchen beim Hund (ca. 7 Tage) und unter Berücksichtigung der intensiven Schädigung des Megakaryocytenspeichers innerhalb von 9—10 Tagen zu einer schweren Thrombopenie. Die meisten derartig bestrahlten Hunde sterben offensichtlich an den Folgen der thrombopenischen Blutungen zwischen dem 7. und 12. Tag. Wenn es gelingt, die Tiere durch Frischblut- oder Thrombocytentransfusionen am Leben zu erhalten, kann sich das Megakaryocyten-Thrombocytensystem erholen, was an dem Wiederanstieg der Plättchenzahlen zu erkennen ist. Dieser ist bei 550 r sehr unterschiedlich. Schließlich kommt es aber doch zu einem Erliegen der Regeneration. Eine Transfusion von Knochenmarkzellen führt dagegen zu einer raschen Erholung der Thrombocytenzahlen, auch bei Strahlendosen, bei denen eine Spontanregeneration ausgeschlossen ist. Allerdings ist diese in dem in Abb. 22 abgebildeten Fall nicht vollständig. In anderen Versuchen[77] konnte aber bei gleicher Versuchsanordnung eine wirksame Erholung der Blutplättchenzahlen beobachtet werden.

Auch die Veränderungen der Blutzellzahlen nach Ganzkörperbestrahlung bei anderen Tierarten[78] zeigen prinzipiell den gleichen Verlauf. Im Bereich der LD50/30 Tage erreichen die Granulocytenzahlen zwischen dem 5. und 15. Tag nach Bestrahlung und die Thrombocytenzahlen nach 10—15 Tagen Minimalwerte. Danach kommt es jeweils zu einer Erholung der Zellzahlen aufgrund einer Spontanregeneration des Markes. Der spezifische Verlauf der Blutzellzahl-Veränderungen ist durch die jeder Tierart eigene Umsatzkinetik der hämopoetischen Zell-

---

[77] Cavins, Kasakura, Thomas und Ferrebee 1962.

[78] Mäuse: Brecher, Endicott, Gump und Brawner 1948, Smith, Gonshery, Alderman und Cornfield 1954; Meerschweinchen: Harris 1956 und 1959; Kaninchen: Jacobson, Marks, Simmons, Hagen und Zirkle 1954; Schweine: Cronkite, Ulrich, Eltzholtz, Sipe und Schork 1949.

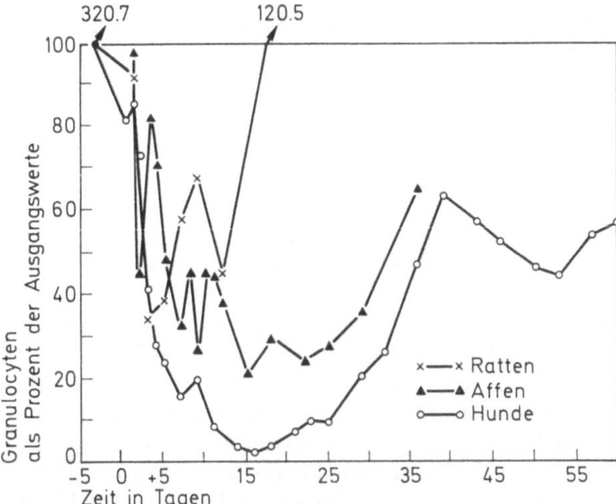

Abb. 24. Regeneration der neutrophilen Granulocyten bei verschiedenen Tierspecies nach Ganzkörperbestrahlung mit 300 r. (Nach SUTER: USAEC Document MDDC-824, 1947)

systeme bestimmt. Steigende Strahlendosen wirken sich in erster Linie auf die Erholungsrate der jeweiligen Blutzellart aus. Als Beispiel seien in Abb. 23 die Befunde von JACOBSON, MARKS, SIMMONS, HAGEN und ZIRKLE (1954) angeführt, die aber auch bei anderen Tierarten in entsprechender Weise erhoben wurden[79]. Diese Abbildung zeigt, daß bei Kaninchen mit steigenden Strahlendosen die Regeneration der Blutzellzahlen verzögert ist. Andererseits ergibt sich aus Abb. 24, daß bei ein und derselben Strahlendosis die Blutgranulocytenregeneration bei Ratte, Affe und Hund (als Beispiel) zeitlich sehr unterschiedlich abläuft, obgleich der initiale Abfall sehr ähnlich ist[80]. Wie weiter unten noch zusammenfassend ausgeführt werden soll, wird das Ausmaß des Abfalles der Blutzellen und die Regeneration bei einer Tierart auf den Grad der Stammzellenspeicherschädigung in Abhängigkeit von der Strahlendosis zurückgeführt, die Unterschiede in der Regenerationsgeschwindigkeit nach gleicher Strahlendosis (absolut) bei verschiedenen Tierarten dagegen auf die Größe der jeweiligen Stammzellenspeicher oder ihre unterschiedliche Strahlensensibilität.

β) Zur Histologie von Destruktion und Regeneration nach einmaliger Ganzkörperbestrahlung

Die pathogenetische Grundlage für das Verhalten der Blutzellzahlen nach einmaliger Ganzkörperbestrahlung bilden die Knochenmarkveränderungen. Dabei ist festzustellen, daß alle bisherigen Befunde darauf hinweisen, daß der Ablauf von Markzerstörung und Markregeneration bei Mensch und Tier im Prinzip gleich ist und daß sich lediglich die zeitlichen Verhältnisse unterscheiden sowie die Höhe der absoluten Strahlendosis, die ein gleiches Schädigungs- bzw. Regenerationsbild hervorruft. Darüber hinaus ist bei der Erörterung der histologischen Regenerationsbefunde zu bedenken, daß im Knochenmark destruktive und regeneratorische Prozesse fließend ineinander übergehen und im gleichen Markabschnitt noch destruktive Vorgänge beobachtet werden, während bereits Regenerationszeichen erkennbar sind. Aus diesem Grunde ist es notwendig, prinzipielle Befunde der Knochenmarkdestruktion nach einer Strahleneinwirkung zu erörtern, die für das Verständnis der Regeneration von Bedeutung erscheinen.

---

[79] BOND, FLIEDNER und ARCHAMBEAU 1965.   [80] SUTER 1947.

Histologische Befunde der Knochenmarkdestruktion und -regeneration nach Ganzkörperbestrahlung *beim Menschen* sind selten. Neben den wenigen ad exitum gekommenen Strahlenunfallpatienten gibt es lediglich die Befunde an den Opfern der Atombombenexplosionen[81]. Diese sind ausführlich dargestellt worden und lassen den Schluß zu, daß sie im Prinzip den bei Versuchstieren gewonnenen systematischen Befunden entsprechen[82].

Aus diesem Grunde beschränken sich die folgenden Ausführungen auf die histologischen Befunde an *Ratten* und *Hunden*, die systematisch untersucht werden konnten[83]. Darüber hinaus soll auf Befunde an bestrahlten keimfreien Mäusen hingewiesen werden, da bei diesen Regenerationsvorgänge des Knochenmarkes auch nach letalen Strahlendosen ohne Zelltransfusionsbehandlung beobachtet werden konnten. Die histologischen Veränderungen des *Rattenknochenmarkes* nach Ganzkörperbestrahlung lassen sich besonders gut an der Reaktion des Gefäßsystems beschreiben. Stodtmeister, Sandkühler und Fliedner (1956) machten auf den sich in Schüben vollziehenden Ablauf der Degenerationsphase aufmerksam, der sich vor allem am Knochenmarkgefäßsystem widerspiegelt. Das erste Anzeichen einer Strahlenschädigung bei Dosen im Bereich der LD50 oder darüber ist eine generalisierte Weitstellung des Knochenmarksinussystems innerhalb von 3 Std. Diese nimmt „schubweise" (und gegensinnig mit Granulocytenanstiegen im peripheren Blut) innerhalb von 24 Std so stark zu, daß es zunehmend zum Übertritt von Erythrocyten aus den Sinus ins Markparenchym kommt, wo sie normalerweise nur selten angetroffen werden. Dadurch erscheint das Sinussystem vielfältig „zerrissen", was durch Tuscheinjektionen besonders eindrücklich dargestellt werden konnte[84]. Dieser Vorgang der nichtthrombopenischen Knochenmarkhämorrhagie nimmt bei der Ratte bis zum 3. Tag nach Bestrahlung so stark zu, daß man zu diesem Zeitpunkt nur noch von einem „Blutsee" im Markraum sprechen kann, in dem einige wenige Stromazellen übriggeblieben sind. Zugleich kommt es zu einer zunehmenden ödematösen Durchtränkung des Knochenmarkparenchyms und zur Ausbildung von Fettzellen.

In Abb. 25 ist der Ablauf der Knochenmarkdestruktion schematisch dargestellt, wobei die Abnahme des Zellgehaltes, die progressive Erweiterung des Sinussystems bis zur Auflösung der normalen Sinusarchitektonik und Durchtränkung des Parenchyms mit Sinusinhalt sowie Fetteinlagerung besonders hervorgehoben wird[85]. In Abb. 26 werden typische Beispiele für die histologischen Markveränderungen bei der Ratte nach Ganzkörperbestrahlung mit 1000 r während der Destruktions- und der frühen Regenerationsphase gezeigt. In Abb. 26a ist die normale Knochenmarkhistologie dargestellt. Es sind nur wenige Sinus mit Erythrocyten prall gefüllt und weitgestellt. Das Rattenknochenmark enthält nur wenige Fettzellen. Man erkennt durch das Mark längsverlaufende Arteriolen. In Abb. 26b wird ein Rattenknochenmarkschnitt 1 Tag nach 1000 r-Ganzkörperbestrahlung gezeigt: Das Marksinussystem ist weitgestellt, an vielen Stellen ist auch die Architektonik aufgehoben und das Mark erscheint hämorrhagisch, der Zellgehalt ist stark reduziert. Nach 3 Tagen (Abb. 26c) ist das Mark aplastisch, und eine geordnete Sinusarchitektonik ist nicht mehr erkennbar[86].

Bei ganzkörperbestrahlten *Hunden* wurden nach 275 r, 400 r und 600 r histologische Knochenmarkbefunde erhoben, die denen bei der Ratte äquivalent sind[87].

---

[81] Warren 1944, Kikuchi und Wakisaka 1952, Lange, Wright, Tomonaga, Kurasaki, Matsuoke und Matsunaga 1955.
[82] Bloom 1948, Bond, Fliedner und Archambeau 1965.
[83] Fliedner, Stodtmeister und Sandkühler 1955, Stodtmeister, Sandkühler und Fliedner 1956, Fliedner, Bond und Cronkite 1961, Bond, Fliedner und Usenik 1962.
[84] Stodtmeister und Thom 1959.   [85] Stodtmeister, Sandkühler und Fliedner 1956.
[86] Fliedner, Bond und Cronkite 1961.   [87] Bond, Fliedner und Usenik 1962.

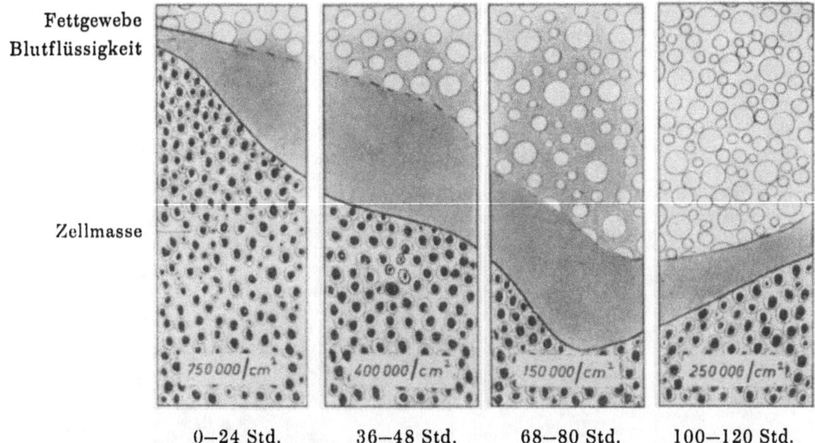

Abb. 25. Schematische Darstellung des Verhaltens der Gewebsanteile im Knochenmark der Ratte nach letaler Ganzkörperbestrahlung mit 15 MeV-Elektronen. Die Zahlen geben die Anzahl der kernhaltigen Zellen pro cm² Markausstrich an. [Nach STODTMEISTER, SANDKÜHLER u. FLIEDNER: Strahlentherapie 101 (1956)]

Auch hier fand sich eine zunehmende Zerstörung der Architektonik des Sinussystems mit progressiver Abnahme des Gehaltes an hämopoetischen Zellen, so daß es nach 4 Tagen zu einem aplastischen Mark mit generalisierter Hämorrhagie gekommen war. Dabei sei darauf hingewiesen, daß beim Hund 275 r einer LD 50/30 Tage entsprechen und daß 600 r absolut letal sind (auch bei symptomatischer Therapie).

Bei *Menschen* liegen histologische Befunde nach „supraletalen" Strahlendosen (weit über 1000 rad) in den ersten 2 Tagen nach Strahlenunfällen vor. In Abb. 27 ist die Markhistologie eines Patienten abgebildet, der 30 Std vorher bei einem Unfall einer Ganzkörperdosis von ca. 4500 rad exponiert worden war. Auch hier sind die Sinus weitgestellt, an einigen Stellen ist ihre Architektur aufgehoben und die meisten Zellen des Parenchyms zeigen als Zeichen des Unterganges Kernpyknose oder Karyorhexis. War die Ganzkörperdosis beim *Tier* nicht zu hoch (die Spontanregeneration des Markes scheint beim Hund bei einer Ganzkörperbelastung jenseits 550—600 rad und bei der Ratte jenseits 1500 rad zu erlöschen), so kommt es im maximal geschädigten Knochenmark zu sehr charakteristischen Regenerationsvorgängen. Der erste Schritt zur *Markregeneration* scheint die Wiederherstellung einer normalen Architektonik des Sinussystems zu sein. Diese geht der Parenchymregeneration voraus. Wie sich die Markaplasie in enger Korrelation mit dem jeweiligen Zustand der Sinus entwickelt, geht auch die Regeneration mit der Gefäßarchitektonik einher: Kein Tier ohne Wiederherstellung des Sinussystems überlebte die Bestrahlung. Sie erscheint damit eine obligate Voraussetzung für die Regeneration der Blutzellbildung[88]. Es ist von Interesse, daß COTTIER (1961) auf Spätschäden bei Mäusen hingewiesen hat, bei denen es noch Monate nach einmaliger Ganzkörperbestrahlung zu Sinussystemerweiterungen und Knochenmarkblutungen kam, wobei er als Ursache Allgemeininfektion und Leukosen annimmt.

Bei der *Ratte* kann man in der initialen Phase der Regeneration nach einer Ganzkörperbestrahlung nicht eindeutig entscheiden, ob es sich bei den erkennbaren Sinus um noch erhaltene oder etwa schon neugebildete Markgefäße handelt.

---

[88] FLIEDNER, STODTMEISTER und SANDKÜHLER 1956.

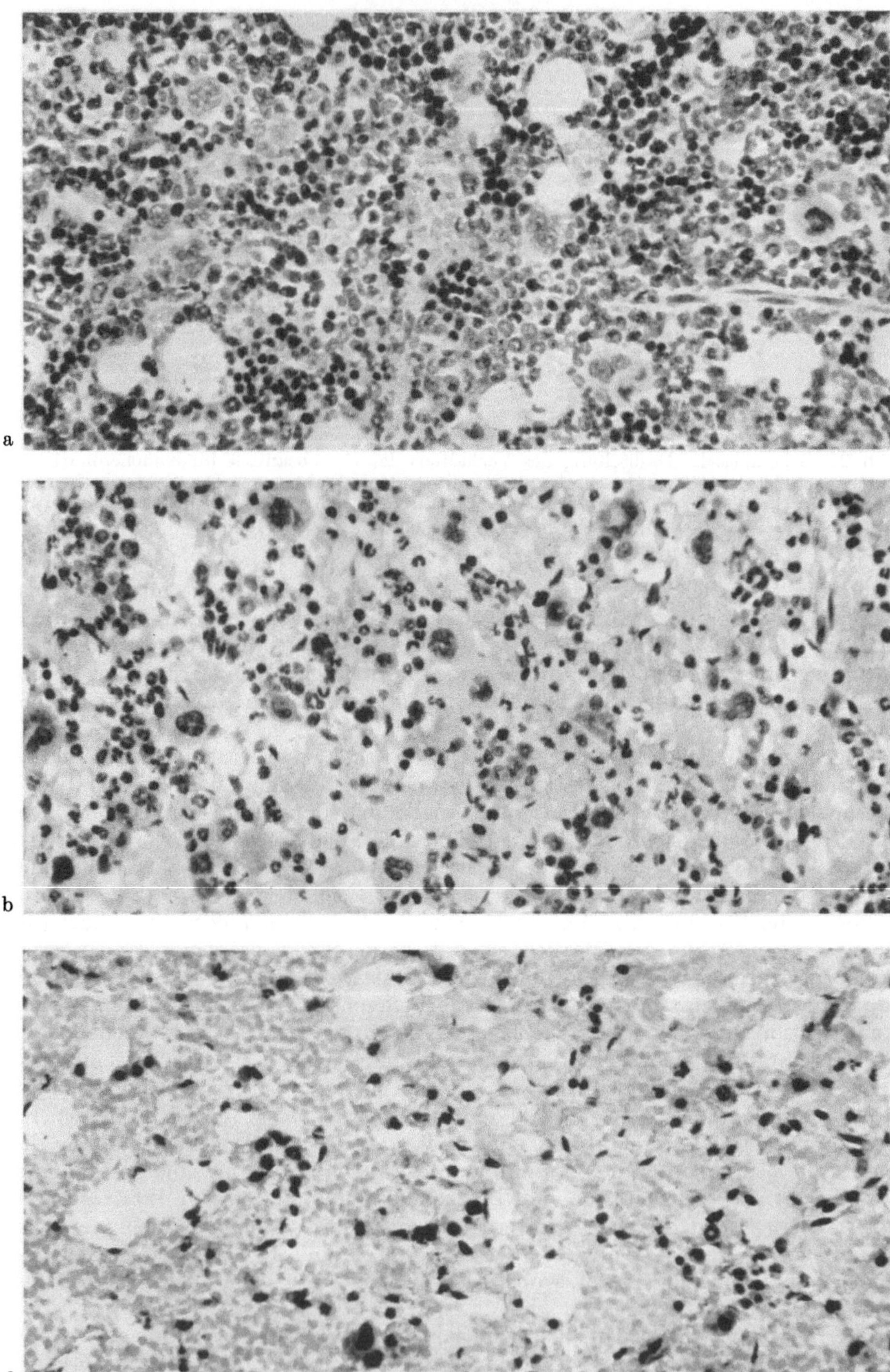

Abb. 26a—c. Veränderungen im Knochenmark der Ratte nach Ganzkörperbestrahlung mit 1000 r.
320×. a Normales Knochenmark. b 1 Tag, c 3 Tage nach Bestrahlung. (Erklärung s. Text)

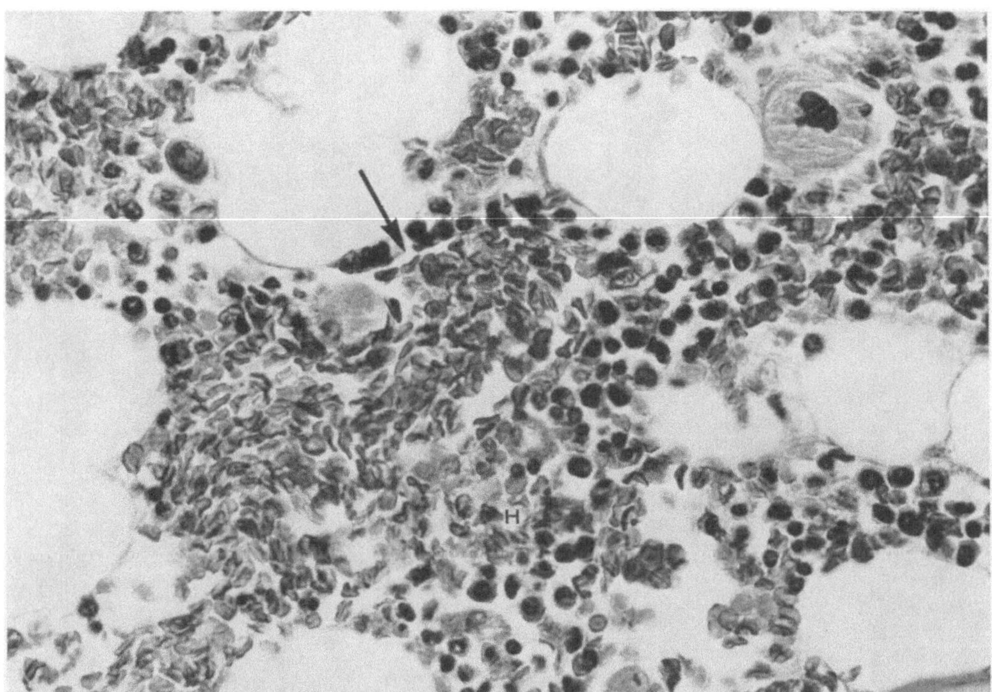

Abb. 27. Menschliches Knochenmark 30 Std nach Ganzkörperbestrahlung mit 4500 rad. Die Sinus (Pfeil) weitgestellt und mit Erythrocyten gefüllt. Parenchymatöse Hämorrhagie (H). In den Zellen des Parenchyms Kernpyknose oder Karyorhexis. 530×

Tatsächlich sieht man schon 2—2$^{1}/_{2}$ Tage nach einer letalen Ganzkörperbestrahlung, also noch vor der maximalen Schädigung der Blutzellbildung und der Architektonik, in einem hochgradig verquollenen, zellarmen Mark prall mit Erythrocyten gefüllte Sinus. Mit Erreichen der maximalen Schädigung setzt auch bereits die Regeneration ein, regressive und regeneratorische Prozesse gehen also Hand in Hand. 4 Tage nach letaler Ganzkörperbestrahlung lassen sich bereits 2 Orte der hämopoetischen Zellregeneration unterscheiden. Man erkennt sie herdförmig um die kleineren Sinus und als breiten Mantel um den großen Zentralsinus wie auch entlang des Endostes. Nach den Markausstrichen handelt es sich zu diesem Zeitpunkt vorwiegend um unreife, besonders groß erscheinende Zellvorstufen. Der Ablauf der Regeneration läßt sich besonders deutlich am Zentralsinus verfolgen. Man erkennt zumindest gelegentlich eine Wucherung der normalerweise nur in einer Schicht angeordneten Uferzellen des Reticulums. Im Beginn der Regeneration kann der Zentralsinus mehrschichtig von solchen uferständigen Reticulumzellen umgeben sein. Daraus ist zu schließen, daß die Regeneration der Blutzellen dort stattfindet, wo bereits die Sinusstruktur und die Verbindung von Capillaren und Sinus wieder normalisiert sind. Man hat auch den Eindruck, daß die Regeneration der hämopoetischen Inseln sich nicht, von einer Stelle ausgehend, auf das ganze Knochenmark verteilt, sondern daß es multiple Regenerationsherde gibt, die später zusammenfließen. Auf alle Fälle kommt es durch ein Konfluieren der verstreuten Regenerationsherde unter Zurückdrängung der inzwischen eingelagerten Fettzellen zu einer generalisierten Blutzellneubildung im ganzen Knochenmark. Bei Ratten erscheint die Sinusstruktur sowie die Zellregeneration etwa 3 Wochen nach dem Strahleninsult wiederhergestellt zu sein.

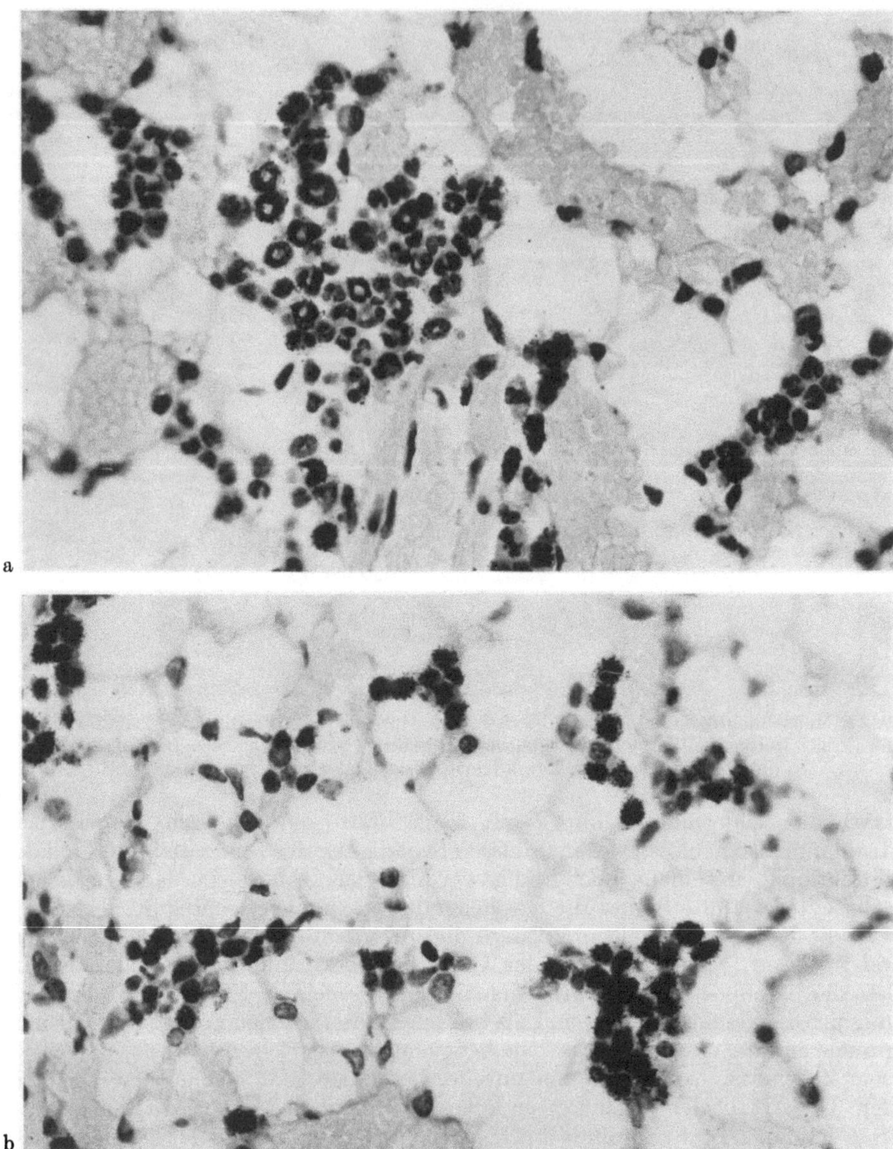

Abb. 28a u. b. Regenerationsherde im Knochenmark der Ratte nach Ganzkörperbestrahlung.
320×. a Differenzierte Thymidin-³H-markierte Zellen der Myelopoese 5 Tage nach 1000 r.
b Thymidin-³H-markierte mononucleäre Zellen 8 Tage nach 1000 r. [Nach Fliedner, Bond, and Cronkite: Amer. J. Path. 38 (1961)]

In Abb. 28 sind Knochenmarkregenerationsherde 5 und 8 Tage nach einer letalen Ganzkörperbestrahlung von Ratten mit 1000 r dargestellt[89]. Bei den Befunden nach 3—6 Tagen handelt es sich um „abortive" Regenerationsvorgänge, die — entsprechend der Durchgangszeit durch die verschiedenen Zellspeicher — 2—4 Tage später zu einer „abortiven" Erholung der Blutzellzahlen (Granulocyten, Reticulocyten s. o.) führen. Diese abortiven Regenerationsherde im Knochenmark

---

[89] Fliedner, Bond und Cronkite 1961.

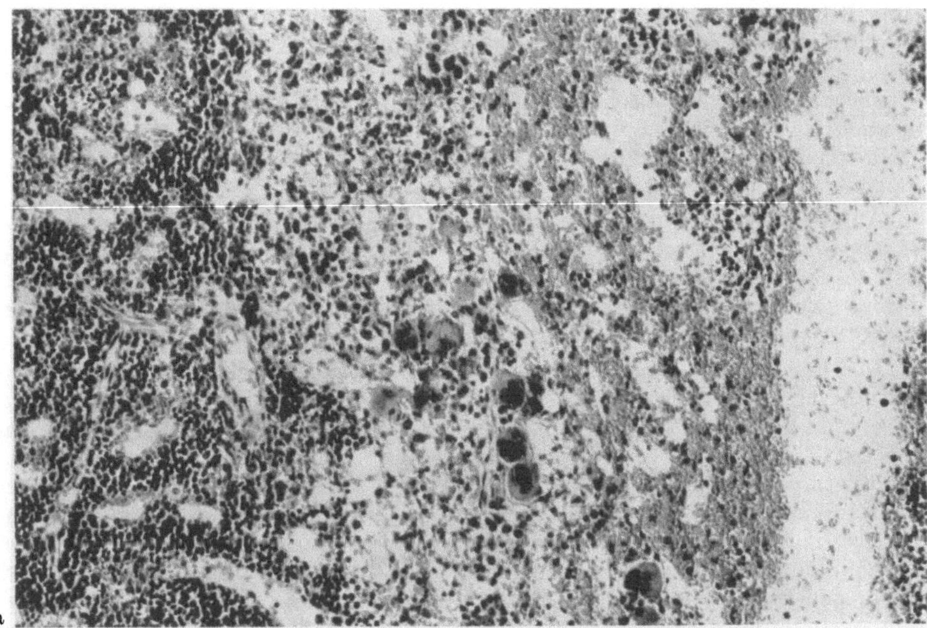

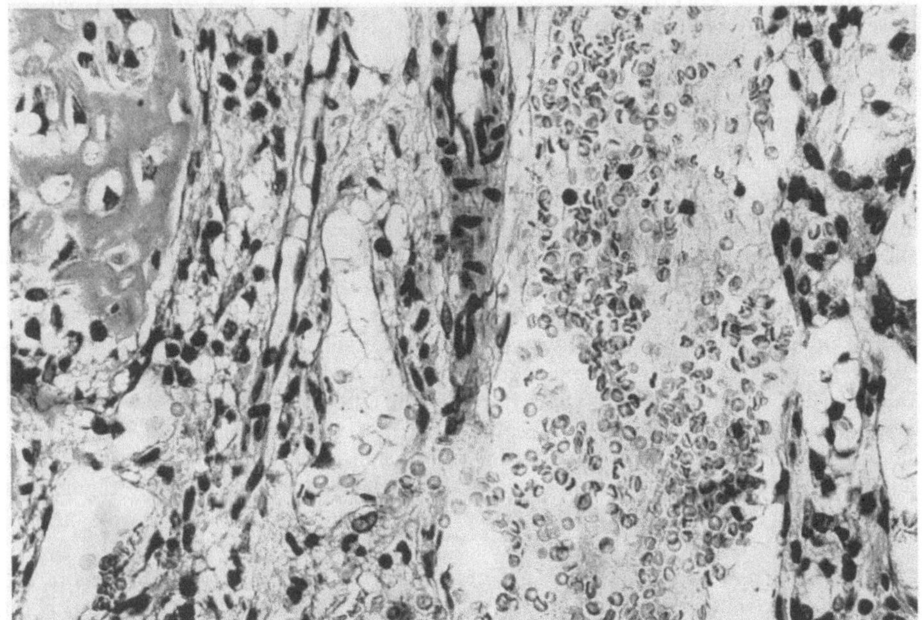

Abb. 29a u. b. Unterschiedliche Regeneration im Rattenknochenmark bei verschiedenen Tieren am 10. Tag nach Ganzkörperbestrahlung mit 400 r. a Intensive Regeneration. 130×. b Myelosklerosierung bei kaum entwickelter Hämopoese. 330×

zeigen meist eindeutig differenzierte Blutzellvorstufen, im Fall von Abb. 28a verschiedene myelopoetische Zellformen. Erst nach 6—8 Tagen setzt die endgültige Knochenmarkregeneration ein. Bei niedrigeren Strahlendosen, bei denen die Tiere ohne Behandlung überleben (z. B. 600 r), ist die Knochenmarkstruktur nach ca. 15—20 Tagen normalisiert. Bei letalen Strahlendosen [Abb. 28b (8 Tage) 1000 r] kommt es nur zu Regenerationsansätzen. Hier handelt es sich zunächst um die Wucherung von mononucleären Zellen, deren Identifizierung schwierig oder unmöglich ist. Bei einer Blitz-Markierung mit Thymidin-^{3}H zeigt sich, daß der größte Teil dieser Zellen die Substanz in den Kern inkorporiert und damit ihre Fähigkeit zur DNS-Synthese anzeigt.

Abb. 29 zeigt, wie unterschiedlich die Regeneration am 10. Tag im Rattenknochenmark sein kann. Im einen Fall (29a) erkennt man eine intensive Regeneration des Markparenchyms, im anderen (29b) ist die Hämopoese kaum entwickelt, dagegen sieht man eine Myelosklerosierung, die im unbestrahlten Knochenmark der Ratte selten oder nie beobachtet wird.

Die *Regeneration des Knochenmarkes beim Hund* ist nach einer Ganzkörperbestrahlung im Bereich einer LD50 (275 r) erstmals am 7. Tag zu erkennen. Zu dieser Zeit kommt es zu einer Restitution des Knochenmarksinussystems, die an den mit Erythrocyten gefüllten „geschlossenen" Sinusabschnitten zu sehen ist. Die Erythrocyten sind also nicht mehr diffus im Parenchym verteilt wie zur Zeit der maximalen Destruktion nach 4 Tagen. Darüber hinaus findet sich als Zeichen erster cellulärer Regeneration eine generalisierte „Reticulumzellen-Reaktion" mit Ansammlungen dichtkerniger kleiner Rundzellen. Ähnlich ist der erste Beginn der Markregeneration beim Hund nach 400 r ebenfalls durch eine Normalisierung der Sinusarchitektonik gekennzeichnet. Die Erythrocyten werden innerhalb der Sinus „gehalten". Das Fettmark erscheint „geordnet", jedoch tritt die Reaktion der Reticulumzellen nicht so hervor wie nach 275 r. Nach 600 r ist keine Regeneration der Knochenmarkreticulumzellen erkennbar, das Mark ist vollständig atrophisch und von Fettzellen erfüllt.

Am 11. Tag nach 275 r findet man beim Hund deutliche erythropoetische Regenerationsherde, während an diesem Tag nach 400 r die celluläre Regeneration nicht über die Bildung von Reticulum- und Plasmazellen hinausgekommen ist. Die Zellregeneration beginnt immer herdförmig, und zwar entlang des Endosts und der Blutgefäße. Die Herde enthalten myelocytäre oder erythropoetische Zellen. Daneben werden häufig auch große mononucleäre Zellen mit einem relativ ausgedehnten Cytoplasma (Plasmazellen ?) beobachtet. Kleine Lymphocyten gehören nicht zum Bild der Markregeneration beim Hund. Endostzellen, die normalerweise nur in einer einfachen Schicht vorhanden sind, erscheinen in den Regenerationsbezirken vergrößert und in mehreren Schichten angeordnet. Jedoch war gerade auch bei den Tieren nach 275 r der Befund von Interesse, daß nach 15—17 Tagen in einigen Markabschnitten die Regeneration fast vollendet erschien, während in anderen Bezirken das Mark noch völlig atrophisch und hämorrhagisch war. Diese zellarmen und zellreichen Bezirke sind ziemlich scharf voneinander abgegrenzt und lassen an einen dem Sinussystem „segmental" entsprechenden Regenerationsmodus denken.

Eine wichtige Möglichkeit der Untersuchung der Spontanregeneration des Knochenmarkes bietet sich am Modell der *keimfreien Maus*[90]. Fliedner und Heit (1969) bestrahlten konventionelle und keimfreie Mäuse (ND-2-Stamm) mit 700 r. Dabei ergab sich eine nahezu 100%ige Mortalität der konventionellen Tiere innerhalb von 10—12 Tagen. Dagegen überlebten mindestens 40% der keimfreien Mäuse das akute Strahlensyndrom. Diese Tatsache ermöglichte es, die Knochenmarkregeneration bei einer „letalen" Strahlendosis zu untersuchen. Die Blutzellzahlen zeigten bei den so bestrahlten Mäusen in der initialen Phase bis zum 10. Tag

---

[90] M Laughlin, Dacquisto, Jacobus und Horowitz 1964, Matsuzawa und Wilson 1965.

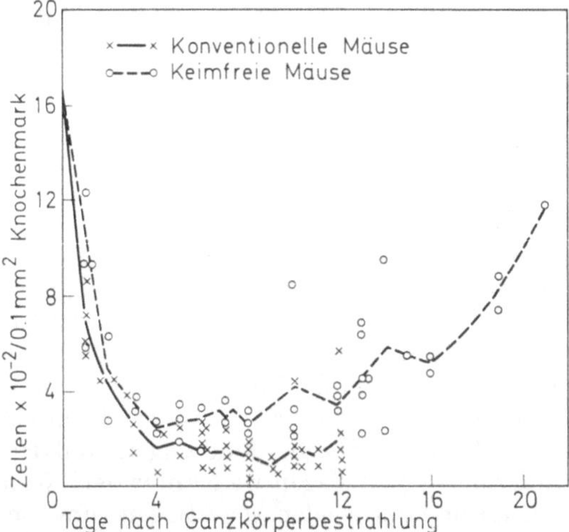

Abb. 30. Vergleich der Zahl von kernhaltigen Knochenmarkzellen bei konventionellen und keimfreien Mäusen nach einer Ganzkörperbestrahlung mit 700 r. (Nach FLIEDNER u. HEIT 1969)

keine wesentlichen Unterschiede zwischen konventionellen und keimfreien Mäusen.
Die Blutgranulocyten verschwanden nach 4—6 Tagen nahezu vollständig aus der
Blutbahn. Die Blutplättchen zeigten einen langsamen Abfall bzw. sogar eine
„Schulter" in den ersten 4 Tagen und dann einen progressiven Abfall bis zu
Minimalwerten am 8.—10. Tag. Der Hämatokritwert fiel in den ersten 8 Tagen
nur langsam ab, dann aber entwickelte sich bis zum 10. Tag eine schwere Anämie.
Histologisch zeigte das Knochenmark der Destruktionsphase nach 700 r, aber
auch nach 1000 r keine wesentlichen Unterschiede in der Pathogenese der Knochenmarkaplasie von konventionellen und keimfreien Mäusen[91]. Um so bedeu-
tungsvoller waren die Befunde der Regenerationsphase. In Abb. 30 ist der Kno-
chenmarkzellgehalt bei konventionellen und keimfreien Mäusen als Funktion der
Zeit nach 700 r Ganzkörperbestrahlung aufgetragen[92]. Der Befund der ersten
4 Tage ist bei beiden Gruppen gleich, der Regenerationsverlauf unterscheidet sich
dagegen erheblich. Während es bei den konventionellen Tieren bis zum Tag des
Todes (ca. 12. Tag) zu keiner wesentlichen Erholung des Knochenmarkzellgehaltes
kommt, steigen die Zellzahlen bei den keimfreien Tieren kontinuierlich an, so daß
nach 21 Tagen ein nahezu normales Knochenmark vorhanden ist. Eine Analyse
der Zellzahlen der verschiedenen Knochenmarksysteme ergibt, daß sich die
Erythropoese deutlich rascher als die Myelopoese erholt. Die histologische Untersuchung der Knochenmarkregeneration läßt den Unterschied zwischen konventionellen und keimfreien Mäusen klar hervortreten. Während konventionelle Tiere
kaum Ansätze zur cellulären Regeneration erkennen lassen, sieht man bei den
keimfreien Mäusen Regenerationsherde, die vorwiegend erythropoetisch, mye-
loisch oder megakaryocytär sind. Dabei finden sich zuerst erythropoetische und
megakaryocytäre Herde, während sich die Myelopoese später erholt. Die Ursache
der Unterschiede ist bisher nicht hinreichend geklärt. Es muß geprüft werden, ob
die Strahlensensibilität der Stammzellen von keimfreien und konventionellen
Mäusen unterschiedlich ist. Andererseits wäre wichtig zu klären, ob die Gegenwart
einer mikrobiellen Flora auf die Stammzellenregeneration hemmend wirkt. Wie
immer geht auch hier die Markregeneration von Herden aus, wobei diese offenbar
zunächst jeweils eine Zellart produzieren.

[91] TEITGE, FLIEDNER, FACHE und SCHNELL 1969.   [92] FLIEDNER und HEIT 1969.

Zusammenfassend ist der Schluß berechtigt, daß bei Maus, Ratte und Hund die Markregeneration mit einer Normalisierung der Gefäßarchitektonik beginnt. An dieses Stadium schließt sich die celluläre Regeneration an, wobei zuerst Herde aus retikulären Zellen gebildet werden und dann erst erythropoetische, myelocytäre und megakaryocytäre Zellformen.

γ) Zur quantitativen Charakterisierung der Zellregeneration nach Ganzkörperbestrahlung

Für den *Menschen* gibt es bisher keine quantitativen Befunde über die Veränderungen der Knochenmarkzellzahlen. Aber die Bestimmung des Mitoseindex erlaubt gewisse Schlüsse über den Ablauf von Destruktion und Regeneration der Knochenmarkzellbildung. In Abb. 31 sind Mitoseindex-Befunde dargestellt, die bei 8 Kranken nach einem Strahlenunfall erhoben wurden[93]. Drei Personen waren mit 22,8—68 rad ganzkörperbestrahlt worden, während fünf Personen Dosen zwischen 236 und 365 rad erhielten[94]. Die Befunde zeigen, daß der Mitoseindex bei den Hochbestrahlten innerhalb von 4 Tagen weit unter den Normalbereich sank. Am 8. Tag waren die Mitoseindices wieder angestiegen, um am 16. Tag erneut abzusinken. Damit entspricht diese Phase des „abortiven" Anstiegs zwischen dem 4. und 16. Tag der vorübergehenden Erholung der Blutzellzahlen, die in einem früheren Abschnitt erörtert wurde, wobei das Maximum des Granulocytenanstiegs im Blut zwischen dem 12. und 16. Tag lag, also um etwa 4 Tage verschoben, wie es der Ausreifung von teilungsfähigen Blutzellvorstufen zu reifen Granulocyten durchaus entsprechen würde. Viele Mitosen am 8. Tag nach Bestrahlung waren atypisch mit Chromosomenbrüchen und Chromosomenverklebungen und deuten auf eine „ineffektive" Blutzellbildung hin. Die Mitoseindices weisen weiter auf eine anhaltende Knochenmarkerholungsphase beim Menschen zwischen dem 24. und 29. Tag nach Ganzkörperbestrahlung hin. Daß diese in sie Zeit stattfinden muß, wurde bereits oben bei der Erholung der Blutzellzahlen erörtert, die jenseits des 30. Tages progressiv ansteigen. Diese Mitoseindex-Befunde zeigen einen im Normalbereich liegenden Mitoseindex 30 Tage nach Strahleneinwirkung.

Le Gô (1967) berichtete über ein regenerierendes Knochenmark im Dornfortsatz (C-6) eines Patienten am 15. Tag nach einem Strahlenunfall mit sehr ähnlichem klinischen und hämatologischen Verlauf, wie er bei den Oak Ridge-Fällen beobachtet wurde. Dieser Befund läßt sich dahingehend deuten, daß einige relativ günstig zur Strahlenquelle gelegene Markabschnitte um den 15. Tag bereits in eine endgültige Regeneration eingetreten waren.

Tubiana (1967) führte fortlaufende Knochenmarkuntersuchungen bei ganzkörperbestrahlten Patienten (400 r als Vorbereitung zur Nierentransplantation) durch und fand, daß sich der Mitoseindex zusammen mit der Erholung der Blutgranulocyten normalisierte. Aus diesen Befunden läßt sich der Schluß ziehen, daß der Mitoseindex des Knochenmarkes als grober Indicator regeneratorischer Aktivität gelten kann.

Im *Tierversuch* läßt sich eine Reihe von Methoden zur Erfassung der Knochenmarkregeneration verwenden. Die weiter unten beschriebenen Zellzahlveränderungen des *Rattenknochenmarkes* nach Strahleneinwirkung sind auf Quadratzentimeter Markausstrich bezogen, wobei die Methode von Sandkühler und Gross (1956) verwendet wurde. Auch von anderer Seite wurde versucht, den Ablauf von Destruktion und Regeneration im Knochenmark verschiedener Tierarten nach Ganzkörperbestrahlung quantitativ cytologisch zu erfassen[95]. Diese

---

[93] Fliedner, Cronkite, Bond, Rubini und Andrews 1959.   [94] Brucer 1959.
[95] Rosenthal, Pickering und Goldschmidt 1951, Harris 1956, Yoffey 1956, Urso und Congdon 1957, Hulse 1961 und 1963, Tsuya, Bond, Fliedner und Feinendegen 1961, Ludwig und Kohn 1962.

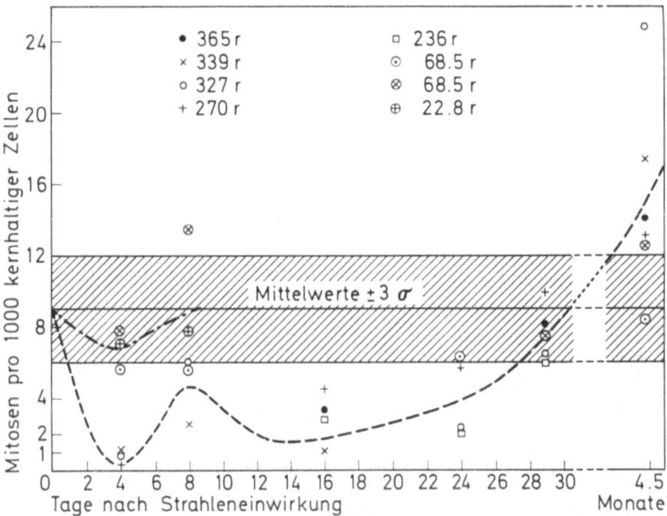

Abb. 31. Mitoseindices im Knochenmark von 8 Patienten nach einem Strahlenunfall. [Nach
Fliedner, Cronkite, Bond, Rubini u. Andrews: Acta haemat. (Basel) **22** (1959)]

Versuche zeigen, daß die Verminderung der Zellzahlen und ihr Wiederanstieg im
Knochenmark nach Ganzkörperbestrahlung den histologischen Veränderungen
entsprechen. Die absoluten Zellzahlen fallen im Knochenmark in den ersten
Stunden nach Ganzkörperbestrahlung im mittleren Letalbereich sehr stark ab.
Danach kommt es zu einem kurzen, aber deutlichen Wiederanstieg des Gesamtzell-
gehaltes, der einer „abortiven" Regeneration entspricht. Die bei überlebenden
Tieren zu beobachtende endgültige Markregeneration führt innerhalb von 3 bis
4 Wochen zu einer Normalisierung des Zellgehaltes.

Jedoch erlauben Bestimmungen der Gesamtzellzahlen keine eingehende Beurteilung des Regenerationsablaufes der einzelnen Zellsysteme. Daher werden Markausstriche angefertigt und eine „Differentialauszählung" vorgenommen. Eine
solche allein ist jedoch auch nur von begrenztem Wert, da sie keinen Einblick in
das einzelne Zellsystem erlaubt, sondern nur relative Verschiebungen zwischen den
Zellsystemen erkennen läßt. Ein Beispiel ist in Abb. 32 erläutert[96]. Sie zeigt die
Markveränderungen nach einer Ganzkörperbestrahlung mit 250 r, dargestellt an
den Werten der Differentialauszählung. Danach bleiben Myeloblasten und Myelocyten „relativ" zu den anderen Zellen 6 Tage lang im oder über dem Normbereich.
Dann fallen sie ab und erreichen nach ca. 12—14 Tagen Minimalwerte. Eine myelopoetische Regeneration setzt erst nach 28—30 Tagen ein. Im Gegensatz dazu
fallen die erythropoetischen Relativwerte innerhalb von 3 Tagen ab. Nach einem
„relativen" abortiven Anstieg kommt es nach 10 Tagen bereits zu einem Überwiegen der Erythroblasten. Dieser Regenerationsablauf ist aber nicht quantitativ
zu verstehen. Die Beurteilung der Differentialausstrichwerte allein führt zu Fehl-
interpretationen, wenn keine Befunde über den Gesamtzellgehalt vorliegen. Beispielsweise könnte in Abb. 32 am 14. Tag eine völlig normale Myelopoese vorhanden sein, da die Befunde lediglich das relative Überwiegen der Erythropoese
hervortreten lassen. Verbindet man aber Differentialwerte mit dem Gesamtzellgehalt des Knochenmarkes, so ergeben sich hinreichend genaue Verlaufsbilder.
In Abb. 33 sind die Befunde der erythropoetischen Regeneration bei Ratten nach
Ganzkörperbestrahlung mit 200 r dargestellt[97]. Es wurden hier Zellen pro Femur

---

[96] Bond, Fliedner und Archambeau 1965.   [97] Harriss 1958.

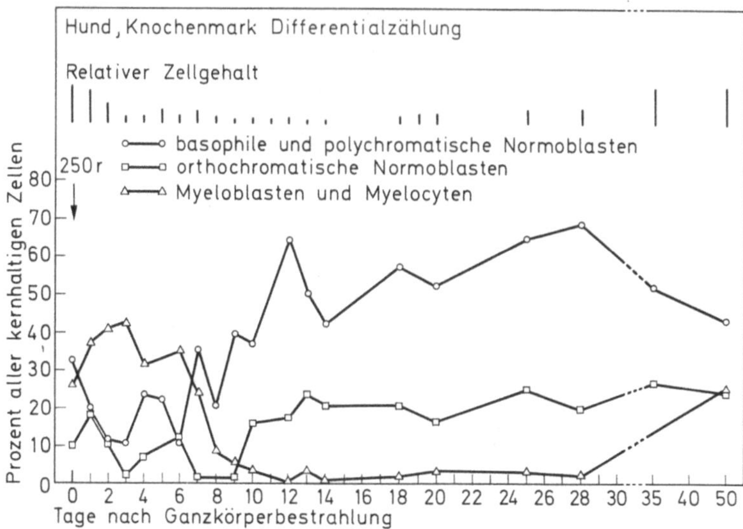

Abb. 32. Differentialauszählungen im Knochenmark nach Ganzkörperbestrahlung (mittlere Letaldosis). (Nach Bond, Fliedner, and Archambeau: New York and London: Academic Press 1965)

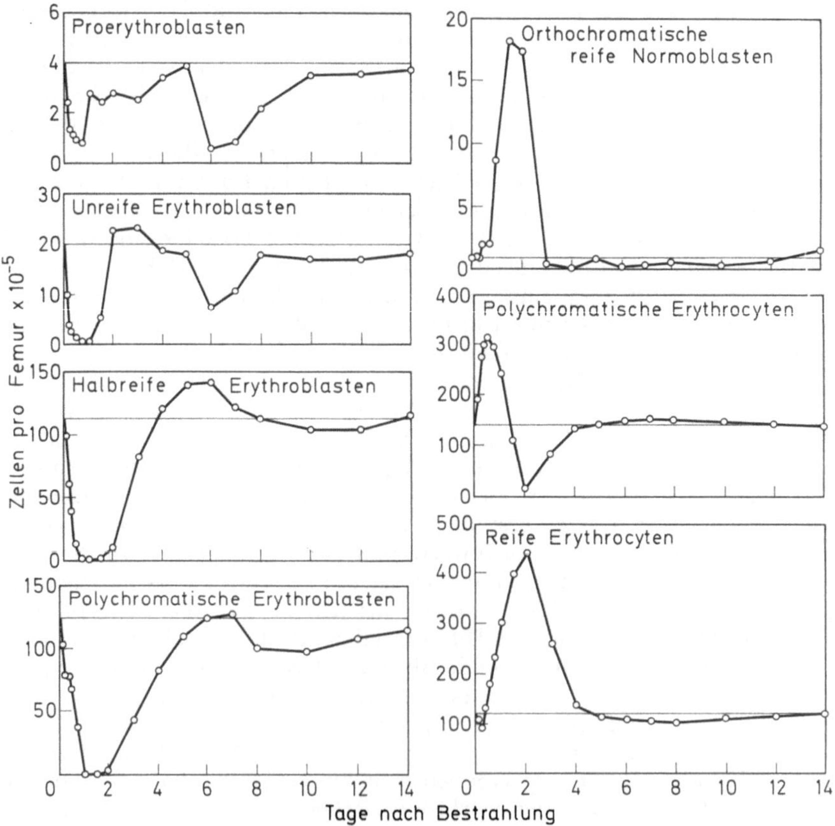

Abb. 33. Erythropoetische Regeneration im Knochenmark der Ratte nach Ganzkörperbestrahlung mit 200 r. [Nach Harriss: Strahlentherapie, Sonderbände 38 (1958)]

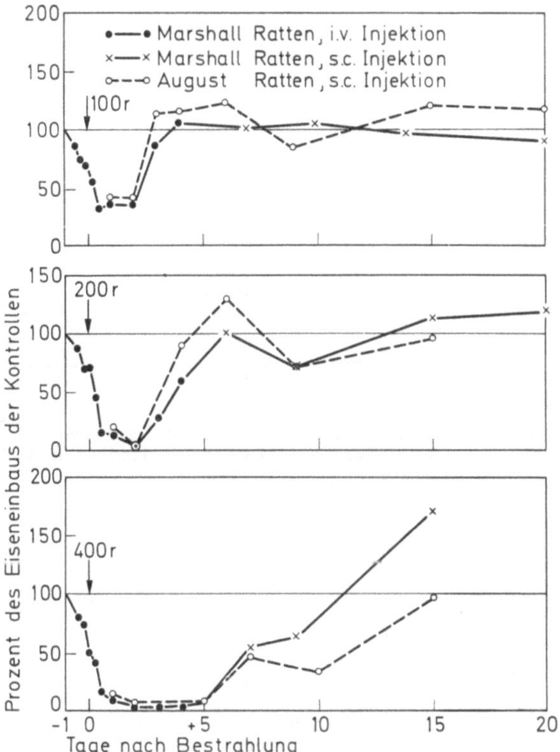

Abb. 34. Auftreten von [59]Eisen im Blut nach Ganzkörperbestrahlung mit verschiedenen Dosen bei 2 Rattenstämmen. Der Eiseneinbau ist ein Indicator der erythropoetischen Aktivität im Knochenmark. [Nach HARRISS: Strahlentherapie, Sonderbände 38 (1958)]

ausgezählt. Dabei zeigt sich eine sehr rasche Regeneration, die bei den Proerythroblasten nach einem rapiden Abfall schon am 1. Tag erkennbar ist. Während des 2.—6. Tages bleiben die Zellzahlen unterhalb des Normalbereiches und erholen sich endgültig jenseits des 10. Tages. Deutlicher für das Regenerationsgeschehen sind die Werte für die unreifen und halbreifen Erythroblasten. Von Minimalwerten am 1. Tag nach Strahleneinwirkung kommt es zwischen dem 2. und 8. Tag zu einer Normalisierung der Zellzahlen, wobei allerdings auch bei den unreifen Erythroblasten ein „abortiver" Anstieg erkennbar ist, der sich bei den reiferen Normoblasten verwischt.

HARRISS (1958) verwendete den Einbau von radioaktivem Eisen zu verschiedenen Zeiten nach Ganzkörperbestrahlung in Erythrocytenvorstufen als Maß für die Regenerationsfähigkeit des Knochenmarkes bei Ratten. In Abb. 34 sind die Eiseneinbauwerte jeweils 24 Std nach Injektion von ^{59}Fe in Bluterythrocyten zu verschiedenen Zeiten nach Ganzkörperbestrahlung mit 100, 200 und 400 r aufgetragen[98]. Nach allen Strahlendosen kommt es in den ersten 3 Tagen zu einer erheblichen Reduktion des Eiseneinbaus als Zeichen der Schädigung der Erythropoese. Es ist wichtig dabei, 3 Aspekte zu beachten. Der eine betrifft den Grad der Schädigung. Dieser ist nach 100 r wesentlich geringer als nach 200 oder gar 400 r. Der andere bezieht sich auf den Regenerationsbeginn und der dritte auf die Regenerationsrate. Je höher die Dosis, um so später und langsamer ist die Markregeneration. Während nach 100 und 200 r in der ersten Regenerationsphase

---

[98] HARRISS 1958.

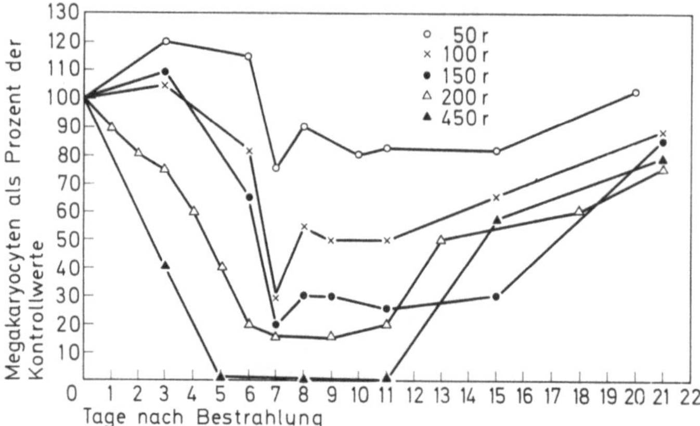

Abb. 35. Regeneration der Megakaryocytopoese im Knochenmark der Ratte nach verschiedenen Strahlendosen. [Nach Simpson: Int. J. Radiat. Biol. 2 (1959)]

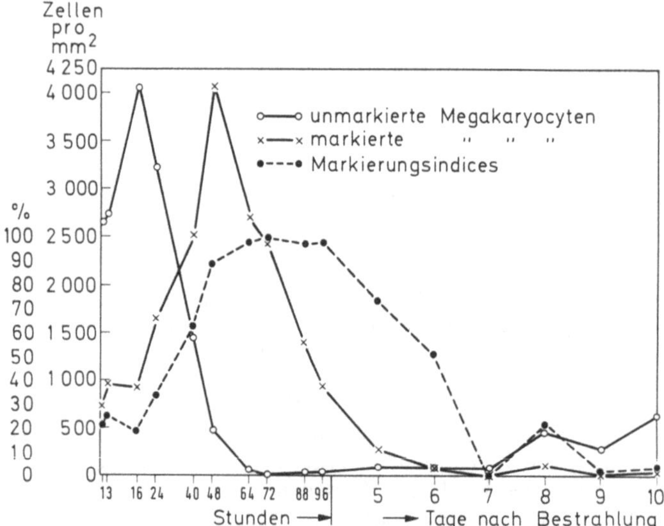

Abb. 36. Absolute Zahl der markierten und unmarkierten Megakaryocyten 1 Std bis 10 Tage nach Bestrahlung mit 500 r einschließlich Markierungsindices bei Ratten. (Nach Müller: Inaug.-Diss. Freiburg 1967)

zwischen dem 3. und 6. Tag bereits eine Normalisierung des Eiseneinbaues stattfindet, auf die dann eine kurzfristige Depression folgt, beginnt die Erholung bei 400 r erst jenseits des 5. Tages und erreicht, nach einer vorübergehenden Unterbrechung des Anstieges, zwischen dem 12. und 15. Tag Normalwerte. Die Ursache für diese Art der Regeneration soll weiter unten im Zusammenhang mit dem Stammzellenspeicher erörtert werden. Ein anderes Beispiel für die quantitative Erfassung der Regeneration eines Knochenmarkzellsystems ist in Abb. 35 mit dem Megakaryocytensystem dargestellt[99]. Es zeigt sich, daß es bei der Ratte nach kleineren Strahlendosen (50—100 r) erst nach 6 Tagen zu einem mäßigen Abfall der Megakaryocytenzahlen kommt, der aber dann durch Regeneration zwischen dem 7. und 20. Tag überwunden wird. Bei höheren Dosen erfolgt der Abfall sehr viel rascher, und nach 450 r sind nach 5 Tagen kaum noch Megakaryocyten nach-

[99] Simpson 1959.

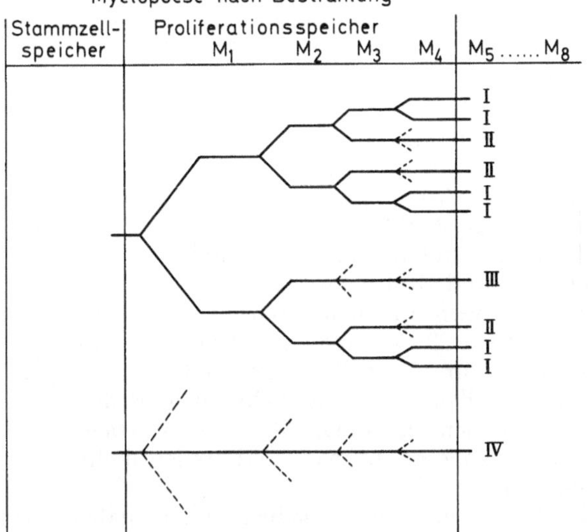

Abb. 37. Schema der Regenerationsmöglichkeiten von teilungsfähigen Zellen nach einer Schädigung des Knochenmarkes. (Nach BURRICHTER: Inaug.-Diss. Freiburg 1965)

weisbar. Erst jenseits des 11. Tages kommt es zu einem progressiven Wiederanstieg, der nach 3 Wochen ca. 80% des Normalwertes erreicht. FLIEDNER und MÜLLER (1968) haben Ratten unmittelbar nach Ganzkörperbestrahlung mit 500 r Thymidin-^{3}H zur stabilen Markierung der Megakaryocyten-DNS injiziert (Abb. 36)[100]. Die Zahl der markierten Megakaryocyten stieg von 500 pro mm^2 auf 4000 nach 48 Std an, während die Zahl der unmarkierten Zellen nach 64—72 Std auf Null abfiel. Dieser Befund zeigt, daß sich das morphologisch erkennbare Megakaryocytensystem bei bestrahlten Ratten innerhalb von $2^1/_2$—3 Tagen einmal erneuert, und daß für diese Zeit Zellen aus einem unerkannten Vorläuferspeicher in den morphologisch erkennbaren Speicher des Megakaryocytensystems eingeschleust werden. Erst nach 6—7 Tagen ist auch dieser Speicher entleert. Eine Regeneration der Megakaryocyten erfolgt dann jenseits des 7. Tages.

Anschließend sei noch auf die cytologischen Veränderungen der Knochenmarkzellen nach Ganzkörperbestrahlung hingewiesen, da diese für die Abgrenzung der Destruktions-, der abortiven Regenerations- und der endgültigen Erholungsphase von Bedeutung sind.

Es wurde bei der Besprechung des Schemas in Abb. 18 darauf hingewiesen, daß eine rapide Verminderung der Blutzellen bei ausschließlicher Zerstörung des Stammzellenspeichers erst dann eintritt, wenn Teilungs- und Reifungsspeicher sowie der Funktionsspeicher entleert wurden. In Wirklichkeit ist aber der Teilungs- und Reifungsspeicher bei einer Ganzkörperbestrahlung auch geschädigt. Die teilungsfähigen Zellen dieses Speichers können — wie in Abb. 37 schematisch dargestellt — auf dreierlei Weise reagieren[101]. Entweder vollenden die Zellen die Serie der ihnen eigenen Teilungsschritte, dann entstehen auch nach dem Strahleninsult Zellen von normalem Aussehen (I in M 5 von Abb. 37). Die zweite Alternative ist die, daß die Zellen im Knochenmark untergehen, ohne sich noch einmal geteilt zu haben und ohne die Peripherie zu erreichen. Die dritte Möglichkeit ist, daß die Zellen zu irgendeinem Zeitpunkt ihrer Teilungscyclen ausscheren und nur

<hr>

[100] MÜLLER 1967.   [101] BURRICHTER 1965.

noch als ein- oder mehrkernige Zelle ausreifen, je nachdem, ob die Zelle vor oder nach Vollendung einer DNS-Synthesephase bzw. vor oder nach einer Kernteilung (ohne nachfolgende Cytoplasmateilung) ihre *Zell*teilung einstellt. Je nach dem Reifungsgrad, den die Zelle beim Einstellen ihrer Zellteilungstätigkeit erreicht hat, werden im Reifungs- und Funktionsspeicher ein- oder mehrkernige Zellen unterschiedlicher Größe auftreten (II, III, IV in Abb. 37). Eine Zelle, die als „M 1"-Zelle aus dem Stammzellenspeicher hervorging, wird nach einer bestimmten Zeit im Reifungs- und dann im Funktionsspeicher ankommen.

Tatsächlich ist die Destruktionsphase nach einer akuten Knochenmarkschädigung durch das Auftreten und Verschwinden immer größerer atypischer Zellen in Knochenmark und Blut charakterisiert[102]. Die größte Zelle der Myelopoese mit den entsprechenden Anomalien (reife granulocytäre Riesenzelle) tritt im Knochenmark der Ratte ca. 3—4 Tage nach Bestrahlung auf, zu einer Zeit also, die der Durchgangszeit durch den Teilungs- und Reifungsspeicher entspricht. Diese übergroßen Riesenzellen wurden als „Schlußlichter" der Destruktionsphase[103] oder in anderen Zellsystemen (intestinale Mucosa) als „Omega-Zellen"[104] bezeichnet. Sie gehören zur Degenerationsphase und stellen nicht etwa atypische Regenerationsversuche dar.

Entsprechende Zellen mit „mitosebedingten Anomalien" werden auch im erythropoetischen und megakaryocytären System während der Degenerationsphase bei Mensch und Tier in Abhängigkeit von der Strahlendosis beobachtet[105]. Sie können auch als Maß der Strahlenbelastung verwendet werden[106].

Cytologische Zeichen der Regenerationsphasen sind sehr viel schwerer zu beschreiben. Stodtmeister, Sandkühler und Fliedner (1956) wiesen darauf hin, daß die Phase der „wellenförmigen" Erholung der Myelopoese in Knochenmark und Blut bei Ratten durch das Auftreten sogenannter „Paragranulocyten" charakterisiert ist. Diese Zellen haben, soweit sie im Blut auftreten, eine Größe, die etwas über der Normalgröße von Granulocyten liegt. Der Kern zeigt eine eigenartige Segmentierung oder besser Lappung, und die Kernstruktur ist viel lockerer als normal, sie erscheint auch zuweilen gequollen. Diese Anomalien reichen von einer glasig-homogenen bis zur unregelmäßig grobschollig-strähnigen Beschaffenheit und lassen sich durch die Reihe der Vorstufen bis zu den granulocytär determinierten unreifsten Zellen zurückverfolgen. Während in Knochenmarkausstrichen alle Grade der Kernanomalien vorkommen, finden sich im Blut relativ wenige und dann nur mäßig pathologische Formen. Die Deutung liegt nahe, daß die atypischen Zellen nur beschränkt ausschwemmungsfähig sind oder im Blut eine sehr stark verkürzte Lebenserwartung haben. Die Tatsache, daß die atypische Kernbeschaffenheit bis in die „Stammzellen" zurückverfolgt werden kann, führt zum Schluß, daß es sich um eine „frustrane", ineffektive Granulocytopoese auf der Grundlage einer qualitativ defekten Stammzellenpopulation handelt[107].

Auch bei den durch einen Strahlenunfall betroffenen Personen wurden in der Phase der „abortiven" Regeneration Hinweise auf atypisch große Granulocyten im Blut gefunden[108], so daß der Verdacht naheliegt, daß diese Phase von dem Auftreten von Zellen mit schwer faßbaren morphologischen Eigentümlichkeiten begleitet wird. Derartige Zellen verschwinden mit der Zunahme der Regeneration und sind nach Normalisierung der Blutzellzahlen nicht mehr zu finden.

---

[102] Stodtmeister, Burrichter und Fliedner 1965.
[103] Burrichter, Fliedner, Stodtmeister und Fache 1965.
[104] Patt und Quastler 1963.
[105] Fliedner, Bond und Cronkite 1961, Fliedner, Andrews, Cronkite und Bond 1964.
[106] Stein.
[107] Stodtmeister, Burrichter und Fliedner 1965.
[108] Bond, Fliedner und Archambeau 1965.

Anders ist es mit dem Persistieren von mitosebedingten Anomalien im Knochenmark nach längst zurückliegender Ganzkörperbestrahlung. FLIEDNER, ANDREWS, CRONKITE und BOND (1964) untersuchten das Knochenmark der beim Strahlenunfall Oak Ridge betroffenen Personen 3,5 Jahre nach dem Unfall, zu einer Zeit, als hämatologisch kein großer Anhalt für ein Fortwirken der Strahlennoxe gegeben war. Es zeigte sich, daß das Auftreten atypischer Zellen mit „mitosebedingten" Störungen signifikant erhöht war, vor allem in der Erythropoese. Der gleiche Befund ergibt sich auch im Knochenmark von Personen, die Jahre vorher eine Injektion von Thorotrast erhalten hatten[109]. Diese Befunde werden als Hinweis dafür genommen, daß es Stammzellen gibt, die auch noch Jahre nach einer Strahlenbelastung oder bei chronischer Strahleneinwirkung (wie sie durch Thorotrast bedingt ist) qualitativ so geschädigt sind, daß sie atypische Zellen erzeugen, deren Auftreten ein Hinweis auf die Ineffektivität der Regeneration ist.

c) Regeneration des Knochenmarkes nach Teilkörperbestrahlung

Für das Problem der Knochenmarkregeneration sind zwei Modelle der ionisierenden Teilkörperbestrahlung von besonderem Interesse. Wird ein Organismus mit einer Strahlendosis im Letalbereich bestrahlt bei Abdeckung eines relativ kleinen Knochenmarkabschnittes (bei der Ratte beispielsweise einer Tibia), so wurde eine beschleunigte Regeneration der bestrahlten Knochenmarkabschnitte beobachtet[110]. Diese Versuchsanordnung erlaubt Rückschlüsse auf die Regeneration des hämopoetischen Stammzellenspeichers und ist im Vergleich mit der Knochenmarkregeneration nach Transfusion allogener oder autologer Markzellen (s. u.) von besonderem Interesse. Im zweiten Modell der Teilkörperbestrahlung werden Knochenmarkabschnitte mit unterschiedlich hohen Strahlendosen belastet und ihre Regeneration untersucht. Diese Versuchsanordnung basiert auf den Ergebnissen der Untersuchung des ersten Modells, nämlich auf dem Schluß, daß Stammzellen aus einem nicht bestrahlten Knochenmarkabschnitt auswandern können, um einen bestrahlten Abschnitt zu regenerieren. Wurde der zu untersuchende Markabschnitt mit unterschiedlich hohen Strahlendosen belastet, so erlaubt diese Versuchsanordnung Rückschlüsse auf die Bedeutung des Stromas für die hämopoetische Regeneration[111].

Als einer der ersten hat HARTWEG (1954) die Frage nach der Wirkung von unbestrahltem, körpereigenen Knochenmark auf die Regeneration der bestrahlten Knochenmarkabschnitte untersucht. Er bestrahlte Ratten mit 500 r, wobei einer Gruppe von Versuchstieren eine komplette Ganzkörperbestrahlung, einer zweiten die gleiche Dosis — aber unter Abdeckung einer Tibia durch eine Bleihülse — gegeben wurde. Bei den ganzkörperbestrahlten Tieren ohne Abdeckung eines Markabschnittes fand sich im Knochenmark der typische Verlauf von Destruktion und Regeneration. Am 3. Tag war das Mark fast vollständig von blutbildenden Zellen entblößt. Am 5. Tag war bereits eine erste hämopoetische Regeneration erkennbar, am 10. Tag waren generalisierte Regenerationsansätze zu beobachten, wobei die Erythropoese stark im Vordergrund stand. Am 15. Tag war die Regeneration weiter fortgeschritten, und am 30. Tag war das Mark histologisch normal. Auch die Differentialauszählung ergab ein nahezu normales Verhältnis von Erythropoese und Myelopoese. Bei den Tieren, die mit 500 r bei Bleischutz einer Tibia bestrahlt wurden, war der Ablauf der Knochenmarkveränderungen der

---

[109] TALL-CHIEF, ADAMS, WOLF und SCHNEIDER 1968.
[110] HARTWEG 1954, BELCHER, HARRISS und LAMERTON 1958.
[111] KNOSPE, BLOM und CROSBY 1966.

folgende: am 1. Tag nach Bestrahlung fand sich in den bestrahlten Markabschnitten kein Unterschied zu den Befunden bei der ersten Gruppe; insbesondere war die Erythropoese stark zerstört und die Markstruktur erheblich geschädigt. Am 3. Tag war jedoch in den bestrahlten Markbezirken bereits eine erhebliche Regeneration zu erkennen, die dem Regenerationsstadium am 10. Tag bei den ungeschützten Tieren entspricht. Am 5. Tag ist die Regeneration in den bestrahlten Abschnitten bereits so weit fortgeschritten, daß das Differentialbild demjenigen entspricht, das sonst erst nach 15 Tagen bei einer nahezu völligen Normalisierung der histologischen Struktur gefunden wird.

Belcher, Harriss und Lamerton (1958) untersuchten die erythropoetische Regeneration bei Ratten, von denen zwei Gruppen mit 200 bzw. 450 r ganzkörperbestrahlt wurden. Diese wurden mit zwei Gruppen verglichen, die unter Bleiabdeckung einer hinteren Extremität ebenfalls mit 200 bzw. 450 r bestrahlt worden waren. Als Maß der erythropoetischen Aktivität verwendeten sie den Eiseneinbau in die Bluterythrocyten wie auch ins Knochenmark und in die Milz. Sie fanden, daß im unbestrahlten Knochenmarkabschnitt zunächst eine verstärkte Erythropoese auftrat, die dann wieder abnahm. Im bestrahlten Knochenmark dieser Tiere kam es besonders nach 450 r, weniger nach 200 r zu einer „abortiven" erythropoetischen Erholung, die aber gegenüber den ganzkörperbestrahlten Tieren deutlich beschleunigt war. Ähnliche Befunde, jedoch nicht so detailliert, wurden von Maisin, Dunjic, Maldague, Sempoux und Maisin (1956) vorgelegt. Stodtmeister und Thom (1959a) untersuchten Blutbildveränderungen in Abhängigkeit vom bestrahlten Körpervolumen bei 4 verschiedenen Versuchsgruppen von Ratten. Die Kontrollgruppe erhielt eine Ganzkörperbestrahlung von 800 rad 15 MeV-Elektronen. Bei der 2. Gruppe wurde die obere Körperhälfte mit Blei abgedeckt und nur die untere Hälfte mit 800 rad 15 MeV-Elektronen bestrahlt. Bei der 3. Gruppe wurde der ganze Körper mit Ausnahme des durch Blei abgeschirmten Kopfes bestrahlt. Bei der 4. Gruppe wurde die linke obere und untere Extremität bleigeschützt und der Rest des Körpers mit 800 r bestrahlt. Die Befunde ergaben folgendes: bei den ganzkörperbestrahlten Ratten entwickelte sich das typische Bild eines hämatologischen Strahlensyndroms mit erheblicher Granulocytopenie und Anämie. Bei Abdeckung des Kopfes war die Hämopoese fast so schwer geschädigt — soweit es an den Blutbildwerten ablesbar ist — wie bei den ganzkörperbestrahlten Tieren. Allerdings erfolgte die Erholung von Erythrocyten- und Granulocytenzahlen rascher. Fast keine Depression der Erythrocytenzahlen und nur eine geringgradige Granulocytopenie wurde nach ausschließlicher Bestrahlung der unteren Körperhälfte beobachtet. Wesentlich war auch bei diesen Versuchsreihen, daß schon die Abschirmung eines relativ kleinen Knochenmarkabschnittes (Abdeckung der linken oberen und unteren Extremität) eine erhebliche Beschleunigung der hämopoetischen Regeneration zur Folge hatte. Noyes, Finch, Wasserman und Glickman (1963) untersuchten den Einfluß der Bleiabdeckung eines Femurs bei Ratten auf die Knochenmarkregeneration nach Bestrahlung mit 550 r. Als Test verwendeten sie die Reaktion der Erythropoese auf einen Aderlaß. Bei unbestrahlten Tieren betrug die Rate der Hämoglobinerholung 1 g/100 ml pro Tag. Bei den ganzkörperbestrahlten, ungeschützten Tieren war die Hämoglobinerholungsrate auf 0,3 g/100 ml pro Tag erniedrigt. Die Bleiabschirmung eines Femurs führte zu einer außerordentlichen Beschleunigung der Erholungsrate und betrug 0,75 g/100 ml pro Tag. Eine ähnliche Beschleunigung der Knochenmarkfunktion, gemessen an der Erholung von Blutzellzahlen und dem Einbau von radioaktivem Eisen in Erythroblasten und dem nachfolgenden Auftreten von ^{59}Fe-markierten Erythrocyten, fanden Carsten und Noonan (1964) bei Teilkörperbestrahlung. Dabei wurde die Blutzellregeneration nach Ganzkörperbestrahlung mit 750 r mit derjenigen nach Bestrahlung der oberen Körperhälfte mit 1800 r oder der unteren Körperhälfte mit 1000 r verglichen. Während es nach Ganzkörperbestrahlung zu einem typischen Granulocytenminimum nach 3 Tagen und einer langsamen Erholung bis zum 17. Tag kam, war das Minimum der Granulocytenzahlen trotz der hohen Teilkörperbestrahlung weniger ausgeprägt, und schon nach 7—9 Tagen (Zeit des „abortiven" Anstiegs nach Ganzkörperbestrahlung) kehrten die Zellzahlen zur Norm zurück. Aus diesen Versuchen kann geschlossen werden, daß schon der Schutz eines relativ kleinen Knochenmarkabschnittes zu einer stark beschleunigten Knochenmarkregeneration im bestrahlten Teil des Körpers führt. Es kann heute kaum noch einen Zweifel daran geben, daß es sich hierbei um die Ansiedlung von „Stammzellen" im bestrahlten Knochenmark handelt, die aus dem geschützten Markabschnitt ausgewandert sind (s. „autorepopulation"[112] und „endogenous repopulation"[113].

Diese Versuchsanordnung gibt aber keine Antwort auf die Frage nach den Ansiedlungsbedingungen für hämatopoetische Stammzellen in einem in seiner Regeneration durch die Bestrahlung stark beeinträchtigten Mark. Es darf nicht außer acht gelassen werden, daß für eine effektive Knochenmarkregeneration offenbar 2 Faktoren notwendig sind: 1. eine hinreichende Zahl funktionsfähiger Stammzellen und 2. ein Stroma, das die uneingeschränkte Proliferation von blutzellbildenden Stammzellen ermöglicht. Die wichtigsten Untersuchungen über diese Frage verwenden den 2. Typ der Teilkörperbestrahlung. KNOSPE, BLOM und CROSBY (1966) bestrahlten die linke, hintere Extremität von Ratten mit 2000, 4000, 6000 und 10000 r Röntgenstrahlen unter Bleiabdeckung des übrigen Körpers. Auf diese Weise wurde erreicht, daß jeweils eine genügend große Zahl von funktionstüchtigen Stammzellen im Körper verfügbar war, die das hochbestrahlte Knochenmark besiedeln konnten. Die Tiere wurden nach 1, 2, 3, 4, 7 und 10 Tagen, nach 2 Wochen oder schließlich nach 1, 2, 3, 6 und 12 Monaten getötet. Unabhängig von der Höhe der Strahlendosis fand sich in den bestrahlten Markabschnitten (Femur und Tibia) der gleiche Destruktionsverlauf mit einem Maximum nach ca. 3 Tagen. Ebenso unabhängig von der Höhe der Strahlenbelastung war die primäre Knochenmarkregeneration zwischen dem 7. und 14. Tag nach Bestrahlung. Diese begann mit einer Restitution der Gefäßarchitektonik, gefolgt von einer Regeneration der erythro-, granulo- und megakaryocytären Blutzellvorstufen. 14 Tage nach Lokalbestrahlung war die Regeneration vollständig. Sie verlief also ähnlich rasch, wie es auch HARTWEG (1954) schon nach Ganzkörperbestrahlung und Bleischutz einer Extremität in den bestrahlten Markabschnitten gefunden hatte. Aufgrund dieser sehr raschen Regeneration auch nach höchsten Strahlendosen (bis zu 10000 r) schlossen die Autoren, daß es sich hierbei nicht um die Regeneration von intakt gebliebenen, ortsständigen Stammzellen gehandelt haben kann, sondern um die Ansiedlung von Stammzellen, die aus unbestrahlten Markbezirken in den bestrahlten Abschnitt immigriert waren.

Von weiterem Interesse war nun die Tatsache, daß die primäre Regeneration der bestrahlten Markabschnitte keinesfalls anhielt, sondern daß es zu einem zweiten Abfall der Knochenmarkzellen kam. Dieser drückte sich morphologisch in einer fortschreitenden Zerstörung des Knochenmarksinussystems aus und wurde bei allen Dosen zwischen 2000 und 10000 r 2—6 Monate nach Bestrahlung beobachtet. Zwischen dem 6. und 12. Monat nach Bestrahlung kam es zu einer hämatopoetischen Regeneration, aber nur in den mit 2000 r bestrahlten Markabschnitten,

---

[112] PORTEOUS und LAJTHA 1966.
[113] TILL und McCULLOCH 1964.

nicht in den mit höheren Dosen bestrahlten Bezirken. Diese „sekundäre" Markregeneration war erneut durch eine Wiederherstellung der Sinusarchitektonik charakterisiert. Obgleich sich in den mit 4000—10000 r bestrahlten Markabschnitten große Gefäße entwickelten, die eine gewisse Blutversorgung anzeigten, kam es nicht zu einer Restitution der für ein blutzellbildendes Mark charakteristischen Gefäßarchitektonik.

Aus diesen Studien ließ sich nicht schließen, ob die erneute Zerstörung des Sinussystems nach einer initialen Erholung als ein später Ausdruck der primären Strahlenschädigung gewertet werden muß, oder ob es sich um einen Sekundäreffekt handelt, der am Gefäßsystem angreift. Aufgrund der Kenntnisse über den zwar langsamen, aber deutlichen Zellumsatz der Endothelzellen des Knochenmarkgefäßsystems muß angenommen werden, daß die sekundäre Knochenmarkaplasie nach sehr hohen Strahlendosen auf die Strahlenschädigung der Endothelzellen zurückgeht. Diese würde in der Weise zum Ausdruck kommen, daß Endothelzellen einen Strahlenschaden „speichern", der erst dann für die Zelle letal wirkt, wenn sie mit der Teilung beginnt und diese wegen der Strahlenschädigung nicht vollenden kann. Man sollte dann 2—6 Monate nach Lokalbestrahlung mit 2000 bis 10000 r auch als Zeichen der versuchten Zellteilung gelegentlich mehrkernige Endothelzellen finden, die in einer hyperploiden Zellbildung stehen blieben. Eine direkte Parallele zu einem solchen Verhalten ist bei Leberbestrahlung beobachtet worden. Bekanntlich kommt es, auch bei letalen Strahlendosen, zu keinem nennenswerten Zelluntergang in der Leber. Erst dann, wenn nach Wochen und Monaten die Leberzellen zur Teilung angeregt wurden, beispielsweise durch partielle Hepatektomie, zeigten diese den Strahlenschaden in Form von Chromosomenanomalien und Zelluntergängen[114]. In ähnlicher Weise kann man aufgrund des sehr langsamen Zellumsatzes des Markstromas annehmen, daß sich die Stromazellen nach hohen Strahlendosen nicht erfolgreich teilen können und damit immer mehr Zellen untergehen. Ob und in welcher Weise die Knochenmarknerven an diesem Prozeß der progressiven Markverödung nach Strahlendosen von 2000 r und mehr teilnehmen, muß noch dahingestellt bleiben.

Für das Knochenmark des Menschen liegen aus der Strahlentherapie wichtige Befunde zur Regenerationsmöglichkeit nach Lokalbestrahlung vor. Sykes, Chu und Wilkerson (1960) beobachteten die Knochenmarkregeneration nach einer Lokalbestrahlung im Rahmen einer Tumortherapie. 18 Patienten erhielten lokale Strahlendosen in Höhe von 4000—4500 r innerhalb von 3—7 Wochen. Wiederholte Knochenmarkuntersuchungen im Bestrahlungsbereich ergaben, daß das Mark nur bei einem der 18 Patienten innerhalb von 12 Wochen vollständig und endgültig regenerierte. Von größtem Interesse war auch hier der Befund, daß bei 2 Personen nach einer transitorischen Regeneration eine erneute Markaplasie 4 Monate nach Bestrahlung auftrat, also eine ähnliche sekundäre Aplasie, wie sie auch von Knospe, Blom und Crosby (1966) im Tierversuch beobachtet wurde. Choné (1961, 1967) wies darauf hin, daß eine kritische Grenze für eine dauerhafte Knochenmarkregeneration beim Menschen nach Lokalbestrahlung bei etwa 4000 r liegt. Jenseits dieser Dosis kommt es nicht mehr zu einer endgültigen Knochenmarkregeneration, wobei die Ursache in der Stromaschädigung liegen dürfte.

Es geht soweit aus den Befunden nach Teilkörperbestrahlung hervor, daß funktionsfähige Stammzellen, aber auch ein funktionsfähiges und vor allem regenerationsfähiges Stroma unabdingbare Voraussetzungen einer erfolgreichen Markregeneration nach einer schweren Aplasie — hier hervorgerufen durch ionisierende Strahlen — sind.

---

[114] Holmes 1956, Leong, Pessotti und Krebs 1963.

d) Knochenmarkregeneration durch Transfusion von Knochenmarkzellen

In einem vorhergehenden Abschnitt wurde gezeigt, daß das Knochenmark um so weniger regenerationsfähig ist, je stärker die Noxe einwirkt, die zu einer Aplasie führt, im geschilderten Modell eine Ganzkörperbestrahlung. Weiter wurde nachgewiesen, daß die Abdeckung eines kleinen Knochenmarkabschnittes im Bestrahlungsversuch ausreicht, um eine beschleunigte Regeneration in Knochenmarkabschnitten herbeizuführen, die mit einer „letalen" Strahlendosis belastet worden waren. In diesem Abschnitt soll dargestellt werden, in welcher Weise die Knochenmarkregeneration, die aus einer Aplasie heraus eintritt, positiv beeinflußt werden kann. Hierfür dient die Ganzkörperbestrahlung mit nachfolgender Transfusion von funktionstüchtigen isologen, allogenen oder in besonderen Fällen heterologen Knochenmarkzellen wie Blutleukocyten, und zwar im „frischen" Zustand oder nach Einfrieren und Auftauen.

Erste Arbeiten über Knochenmarktransplantationen stammen schon aus den letzten Dekaden des vergangenen Jahrhunderts[115]. Die Beschleunigung der Knochenmarkregeneration durch eine Knochenmarktransplantation wurde aber erst in grundlegenden Arbeiten von LORENZ und seinen Mitarbeitern herausgearbeitet[116]. Allerdings erscheint es treffender, von Knochenmarktransfusion zu reden, da es sich um die Transfusion einer Suspension aus Knochenmarkzellen handelt, die zu ihrer hämatopoetischen Wirksamkeit (Ansiedeln von Stammzellen) eines funktionsfähigen Stromas, also eines Gerüstes mit entsprechender Versorgung durch Gefäße und Nerven, bedarf.

Der wesentliche Aspekt einer wirksamen Knochenmarktransfusion ist bereits in Abb. 22 dargestellt worden. Bestrahlt man einen Hund mit Strahlendosen, die ohne symptomatische Behandlung (Antibiotica, Blutplättchentransfusionen) ad exitum führen, so kann es dennoch bis zu Dosen von etwa 550 r zu vorübergehenden Blutzellzahlerholungen infolge einer Knochenmarkspontanregeneration kommen. Verdoppelt man diese Dosis, so ist eine spontane Markregeneration zwar theoretisch möglich, aber praktisch ausgeschlossen. Unter diesen Umständen führt die Transfusion einer hinreichenden Zahl von Knochenmarkzellen zu einer sehr raschen Regeneration der Blutzellzahlen, vor allem der Granulocyten, wie Abb. 22 zeigt.

Dieser Effekt der sehr raschen Knochenmarkregeneration nach Markzelltransfusion ist in Abb. 38 dargestellt. RABOTTI (1964) berichtete über die Wirkung der Transfusion von $12,5 \times 10^6$ allogenen Knochenmarkzellen bei BDF_1 (C 57/ BL $\times$ DBA/2)F_1 weiblichen Mäusen, die mit Dosen zwischen 600 und 950 r ganzkörperbestrahlt wurden. Wie Abb. 38 zeigt, kommt es ohne diese Behandlung zu einer Knochenmarkregeneration, die um so verzögerter ist, je höher die Strahlendosis war[117]. Jenseits 800 r wurde innerhalb der ersten 2 Wochen keine Erholung der Markzellzahlen beobachtet. Unabhängig von der Strahlendosis (600—950 r) führte aber die Transfusion einer konstanten Zahl von Markzellen zu einer sehr stark beschleunigten Regeneration mit Normalisierung des Markzellgehaltes innerhalb von 10—12 Tagen.

Die Frage nach den Bedingungen der Knochenmarkregeneration wurde von einer Reihe von Autoren intensiv untersucht. Zunächst blieb es strittig, ob es sich bei der Beschleunigung der Regeneration des Markes nach Markzelltransfusion um eine „humorale" oder „zellgebundene" Wirkung handelt. Die grundlegenden Untersuchungen von JACOBSON (1952) über die beschleunigte Knochenmarkregeneration nach Milzabdeckung während der Bestrahlung ließen diese Frage

---

[115] ZESAS 1883.
[116] LORENZ, CONGDON und UPHOFF 1952, LORENZ, UPHOFF, REID und SHELTON 1951.
[117] RABOTTI 1964.

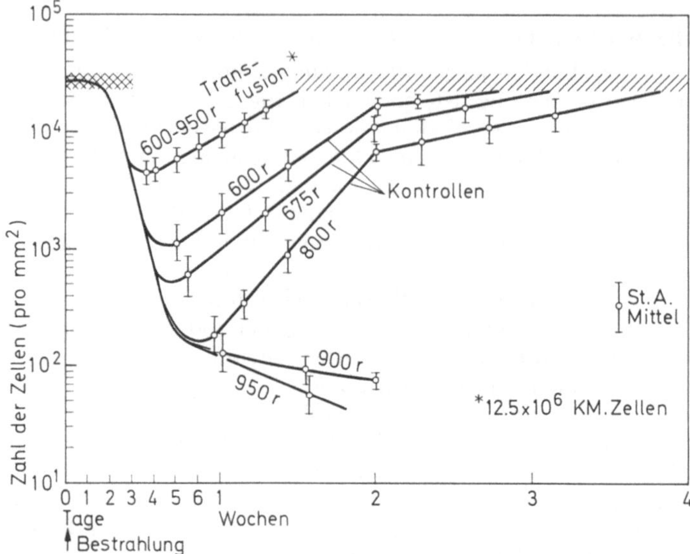

Abb. 38. Vergleich der Regeneration im Knochenmark von Mäusen mit und ohne Markzelltransfusion nach Ganzkörperbestrahlung mit verschiedenen Dosen. [Nach Rabotti: Ann.
N.Y. Acad. Sci (1964)]

offen. Auch heute gibt es noch Befunde, die sich in erster Linie nur „humoral"
deuten lassen, wie etwa die Ergebnisse von de Franciscis und Scanziani (1959)
sowie Melching und Messerschmidt (1960): Sie fanden eine beschleunigte
Markzellregeneration nach Ganzkörperbestrahlung bei splenektomierten Tieren.
Aber auch Smith, Alderman und Gillespie (1958) fanden eine Regenerationsbeschleunigung bei Endotoxinbehandlung von Mäusen vor Ganzkörperbestrahlung.
Alle diese Versuchsanordnungen lassen keine Regenerationsbeschleunigung zu,
wenn die Strahlendosis in den „supraletalen" Bereich hinaufgeht, in dem eine
Spontanregeneration auch bei bester symptomatischer Therapie praktisch ausgeschlossen ist. Andererseits gibt es heute eine Reihe positiver Beweise, daß sich
die transfundierten Markzellen tatsächlich im Empfängermark ansiedeln und
dessen Regeneration einleiten und durchführen. Entscheidend sind hier die Befunde von Ford, Hamerton, Barnes und Loutit (1956). Sie konnten unter
Verwendung von sog. „marker"-Chromosomen zeigen, daß tatsächlich alle Mitosen
im Knochenmark einer bestrahlten und dann mit einer Markzelltransfusion behandelten Maus vom Spendertypus sind. Ebenso kann bei der Transfusion von Ratten-
zellen in Mäuse gezeigt werden, daß das Mark durch die Zellen des Spendertieres
repopuliert wird[118].

Ein anderer Faktor bei der Frage nach den Bedingungen der Markregeneration
nach Zelltransfusion ist die *Zahl* der notwendigen Zellen. In grundlegenden Experimenten konnten Urso und Congdon (1957) an ganzkörperbestrahlten Mäusen
zeigen, daß die Regeneration des Knochenmarkes um so rascher verlief, je höher
die Zahl der transfundierten isologen Zellen war. Bei Zellzahlen von 0,007 bis
0,016 × 10⁶ Zellen war die Regeneration kaum nachweisbar. Bei Zellzahlen von
0,61—0,97 × 10⁶ war eine deutliche Regeneration erkennbar, die innerhalb von
9—10 Tagen nach Bestrahlung zu einer vollständigen Markregeneration führte.
Bei der Transfusion von 12—64 × 10⁶ Zellen war eine Normalisierung des Markzellgehaltes innerhalb von 5 Tagen erreicht und bei 237 × 10⁶ Zellen innerhalb von

---

¹¹⁸ Nowell, Cole, Habermeyer und Roan 1956.

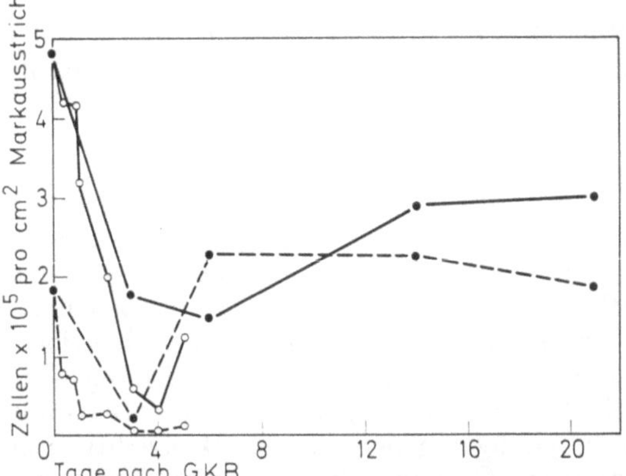

Abb. 39. Ablauf der erythropoetischen (o - - -o, •- - - •) und myeloischen (o———o, •———•) Mark-veränderungen nach Ganzkörperbestrahlung mit 800 rep 15 MeV-Elektronen. o- - -o o———o unbehandelte Ratten. •- - - • •———• nach Markzelltransfusion. [Nach FLIEDNER: Strahlen-therapie **106** (1958)]

4 Tagen. Es ist von größtem Interesse, daß die Markregeneration bei Transfusion einer hinreichenden Zahl von Markzellen zu dem Zeitpunkt erkennbar ist, bei dem im bestrahlten, aber unbehandelten Mark (bei mittleren Letaldosen) der Beginn der „abortiven" Regeneration erwartet wird, also bei der Maus nach 3—5 und beim Hund nach 4—6 Tagen. Als Beispiel sind die Versuche an Ratten angeführt. Abb. 39 zeigt die Erythro- und Myelopoese im Knochenmark nach Bestrahlung mit 800 rep schnellen Elektronen[119]. Die bestrahlten, aber unbehandelten Tiere zeigen nach 3—5 Tagen bei dieser Dosis eine „abortive" Regeneration. Trans-fundiert man solchen Ratten allogene Markzellen, so kommt es bei der Erythro- und Myelopoese zu einer raschen Regeneration, die zwischen dem 3. und 5. Tag nach Bestrahlung erkennbar wird.

Für die primäre Regeneration eines „letal" bestrahlten Knochenmarkes durch transfundierte Stammzellen ist also in erster Linie ihre Zahl maßgebend. Die Höhe der Strahlenbelastung des Empfängermarkes ist hierfür unerheblich, da es, wie schon früher betont, auch nach Tausenden von Röntgen bei Lokalbestrahlung noch zur Wiederansiedlung von Markzellen kommen kann, die aber bei der auto-logen Situation bei zu hoher Bestrahlung des Empfängerstromas wieder abgestoßen werden. Sie werden auch wieder abgestoßen, wenn die Gewebsverträglichkeit bei allogenen oder heterologen Transfusionen nicht gegeben ist[120].

Welche Zellen des Knochenmarkes die Funktion haben, ein aplastisches Empfängermark zu repopulieren, ist auch heute noch unbekannt. Es erscheint erwiesen, daß die cytologisch „definierten" Zellen (erythropoetische Vorstufen, myeloische Vorstufen usw.) die Fähigkeit der Markrepopulation nicht haben. Versuche haben gezeigt, daß sogar ein Knochenmark, das durch Stickstoff-Lost-Behandlung „aplastisch" gemacht worden war, fähig ist, ein durch Bestrahlung „aplastisch" gemachtes Knochenmark rasch zu regenerieren[121]. Diese wie auch eine Reihe anderer Untersuchungen[122] lassen daran denken, daß die Ursprungs-zellen der Markregeneration kleine basophile Rundzellen sind, die im normalen Markausstrich von kleinen Lymphocyten morphologisch bisher nicht unterschieden werden können. Erstere lassen sich aber funktionell von Zellen aus lymphatischem

---

[119] FLIEDNER 1958.   [120] Literaturhinweise bei MICKLEM und LOUTIT 1966.
[121] FLIEDNER, THOMAS, FACHE, THOMAS und CRONKITE 1965.
[122] FLIEDNER, THOMAS, MEYER, CRONKITE 1964, CUDKOWICZ, UPTON, SMITH, GOSSLEE und HUGHES 1964.

Gewebe (z. B. Lymphknoten) abgrenzen: Lymphknotenlymphocyten haben nicht die Fähigkeit, nach Transfusion ein Knochenmark zu regenerieren, wohl aber können Knochenmarkzellen die lymphatischen Gewebe nach Bestrahlung regenerieren[123]. Der Versuch einer Regenerationsbeschleunigung des Knochenmarkes wurde auch nach Anwendung verschiedener chemischer Substanzen unternommen. Ballerini, la Paglia und Ricci (1964) berichten über die günstige Wirkung von gefäßaktiven Substanzen auf die Markregeneration bei ganzkörperbestrahlten Tieren. Sie glauben, die regenerationsbeschleunigende Wirkung von Serotonin und Bioflavin mit einer Förderung der Knochenmarkdurchblutung in Verbindung bringen zu können. Ein Beweis dafür fehlt jedoch.

Seit vielen Jahren wird intensiv über die Wirkung sog. „Strahlenschutzsubstanzen" auf die Knochenmarkregeneration bei Bestrahlungsversuchen gearbeitet. Diese Untersuchungen gehen von der Beobachtung aus, daß bestimmte organische Substanzen wie Cystein, Glutathion und Cysteamin die Folgen einer Ganzkörperbestrahlung dadurch vermindern können, daß es rascher zu einer Knochenmarkerholung und dadurch zu einer geringeren Leukopenie und Anämie bei Nagetieren kommt[124]. Derartige Versuche haben in stets gleicher Weise gezeigt, daß der Ablauf der Markdegeneration nicht, wohl aber die Regeneration nach Strahleneinwirkung positiv beeinflußt werden kann. Dabei sind in Bestrahlungsversuchen im Letalbereich und darüber solche Substanzen unwirksam. Eine regenerationsfördernde Wirkung haben sie in der Regel auch nur dann, wenn sie *vor* einer Bestrahlung appliziert werden. Das gilt für Oestrogene[125] wie für Stimulationsbehandlungen wie mit Endotoxin[126]. Andere Substanzen erweisen sich als fördernd für die Knochenmarkregeneration auch *nach* Bestrahlung. Perris und Whitfield (1967) fanden, daß die Applikation von Nebenschilddrüsenextrakt und Calciumsalzen die Letalität bei einer Dosis reduziert, die bei unbehandelten Ratten tödlich wäre, offenbar durch eine direkte Stimulation der Mitoserate im Knochenmark. Auch für Substanzen, deren regulatorische Wirkung auf die Hämopoese bekannt ist, wurde eine Beschleunigung der Knochenmarkregeneration nach Strahleneinwirkung — allerdings nur im subletalen Bereich — gefunden. Stohlman (1961) fand, daß die Knochenmarkregeneration nach Bestrahlung mit 200 und 400 r bei Ratten beschleunigt ist, wenn den Tieren nachher Erythropoetin injiziert wurde. Als Maß der Regeneration benutzte er den Einbau von radioaktivem Eisen während der Erythropoese. Die Tatsache, daß die Applikation von Erythropoetin unmittelbar nach Bestrahlung im Vergleich mit der 24 Std später keine größere Wirkung hatte, wird heute damit erklärt, daß durch „undifferenzierte" Stammzellen erst ein „erythropoetinempfindlicher" Stammzellenspeicher aufgebaut werden muß, bevor er auf diese Substanz mit einer raschen Regeneration reagieren kann.

Aus diesen Befunden läßt sich schließen, daß bei Schäden des Markes, die seine Spontanregeneration nicht vollständig verhindern, eine Reihe chemischer Substanzen (Sulfhydrilkörper z. B.) wie auch von Reizstoffen (Endotoxin) oder Hormonen (Erythropoetin) die Regeneration im Sinne einer Beschleunigung beeinflussen kann. Ist jedoch der Stammzellenspeicher zu einer Spontanerholung nicht fähig, so kann eine Regeneration nur dann erreicht werden, wenn eine hinreichende Zahl funktionsfähiger Stammzellen transfundiert wird, wobei die Voraussetzung für die endgültige Regeneration ein funktionstüchtiges Knochenmarkstroma ist.

---

[123] Micklem und Loutit 1966.
[124] Bacq 1965.
[125] Patt, Straube, Tyree, Swift und Smith 1949.
[126] Smith, Alderman und Gillespie 1958.

c) Knochenmarkregeneration nach chemischen Noxen

Es ist bekannt, daß die Hämatopoese auch gegenüber bestimmten chemischen Substanzen äußerst empfindlich ist und bei Applikation bestimmter Mengen mit einer Knochenmarkinsuffizienz reagiert. Solche „cytostatischen" oder besser „cytotoxischen" Substanzen werden in erster Linie in der Krebsbehandlung, zunehmend auch zur Depression immunologischer Reaktionen eingesetzt. Chemisch handelt es sich um ganz unterschiedliche Stoffe, denen aber die Eigenschaft gemeinsam ist, die zahlenmäßige Zunahme von Zellpopulationen negativ zu beeinflussen. Daraus resultiert — bei hinreichender Dosis — eine Aplasie der in einem dauernden Prozeß der Zellerneuerung befindlichen Zellsysteme. Eine Übersicht über solche Substanzen und ihren Angriffsort wurde von Dustin (1960) gegeben.

In Abb. 40 sind die Blutzellveränderungen bei 7 Patienten zusammengestellt, denen aus therapeutischer Indikation 0,8—1,2 mg Stickstoff-Lost pro kg Körpergewicht injiziert wurden[127]. Es zeigt sich, daß es nach diesen chemotherapeutischen Dosen zu einer Thrombopenie innerhalb von 10—14 Tagen und zu einer Granulocytopenie nach 6—10 Tagen als Ausdruck der massiven Markschädigung kam. (Bei den Leukocytenveränderungen handelt es sich in erster Linie um Granulocytenverschiebungen, da die Lymphocyten sehr rasch auf niedrige Werte abfallen und für die Dauer der Beobachtung konstant bleiben.) Wesentlich ist nun der Befund, daß es trotz dieser schweren Blutzelldepression innerhalb kurzer Zeit zu einer spontanen Blutzellregeneration kommt, so daß die Thrombocytenzahlen innerhalb von 20—24 Tagen in den Normalbereich zurückkehren. Auch die Leukocytenzahlen erholen sich schnell, vor allem wenn bedacht wird, daß die Ausgangswerte (wie häufig bei Tumorkranken) über Normalwerten lagen. Vergleicht man diesen Ablauf mit dem, der beim Menschen nach Ganzkörperbestrahlung beobachtet wurde (Abb. 19), so werden folgende Unterschiede deutlich: Die maximale Verarmung des Blutes an Thrombocyten und Leukocyten erfolgt innerhalb von ca. 10 Tagen. Wenn dieser Befund nach einer Strahleneinwirkung aufgetreten wäre, dann hätte er auf eine so schwere Markschädigung hingewiesen, daß eine Regeneration nahezu unmöglich gewesen wäre. Tatsächlich findet aber die rapide endgültige Blutzellzahlerholung zu einer Zeit statt, die etwa der „abortiven" Regeneration nach Bestrahlung entsprochen hätte.

Dieser Befund der sehr raschen Blutzellzahlerholung nach einer cytotoxischen Markschädigung führt zu der Frage nach den pathogenetischen Grundlagen der Regeneration. Da die strahlenbiologischen Untersuchungen immer wieder zu dem Schluß geführt haben, daß eine Markregeneration in erster Linie eine Frage der Regeneration des Stammzellenspeichers ist, wurde dieser nach Gabe von Stickstoff-Lost und nach anderen cytotoxischen Substanzen experimentell untersucht. In tierexperimentellen Untersuchungen wurden Hunde mit hohen Dosen von Stickstoff-Lost behandelt[128]. Innerhalb weniger Tage trat eine schwere Knochenmarkaplasie mit einem Minimum der Leuko- bzw. Granulocytenzahlen zwischen 4 und 5 Tagen auf. Eine gleich rasche Blutzelldepression nach Bestrahlung wurde nur bei Strahlendosen beobachtet, die keine Spontanregeneration des Markes erlaubten. Dennoch kam es nach Stickstoff-Lost zu einer sehr schnellen Erholung der Blutzellzahlen, wie sie nach Ganzkörperbestrahlung nur beobachtet wurde, wenn den bestrahlten Hunden eine Knochenmarktransfusion gegeben worden war (Abb. 41)[129]. Derartige Befunde wurden dahingehend gedeutet, daß Stickstoff-

---

[127] Meyer, Fliedner und Cronkite 1964.
[128] Fliedner, Thomas, Fache, Thomas und Cronkite 1965, Thomas, Fliedner, Thomas und Cronkite 1965.
[129] Thomas, Fliedner, Thomas und Cronkite 1965.

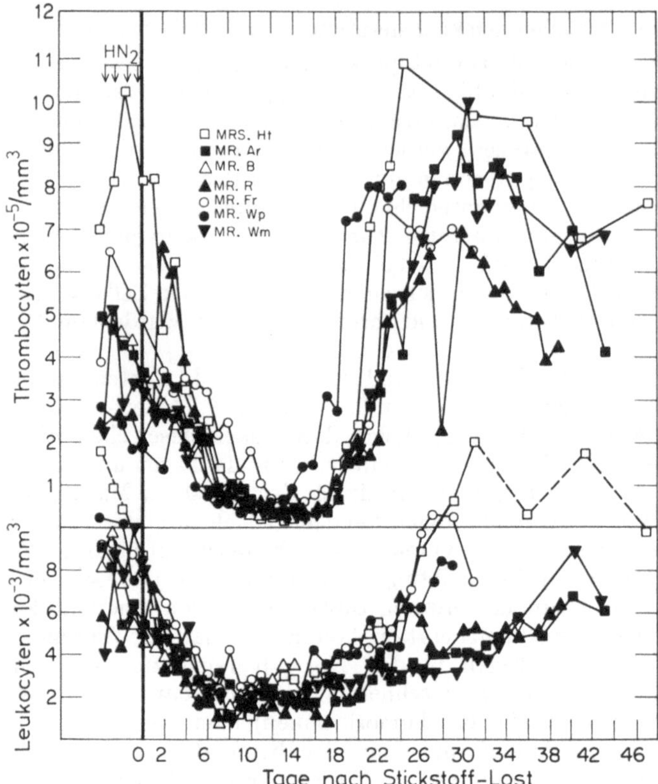

Abb. 40. Veränderungen der Thrombocyten und Leukocyten im Blut bei 7 Patienten nach 0,8—1,2 mg Stickstoff-Lost pro kg Körpergewicht. [Nach Meyer, Fliedner, and Cronkite: Ann. N.Y. Acad. Sci. (1964)]

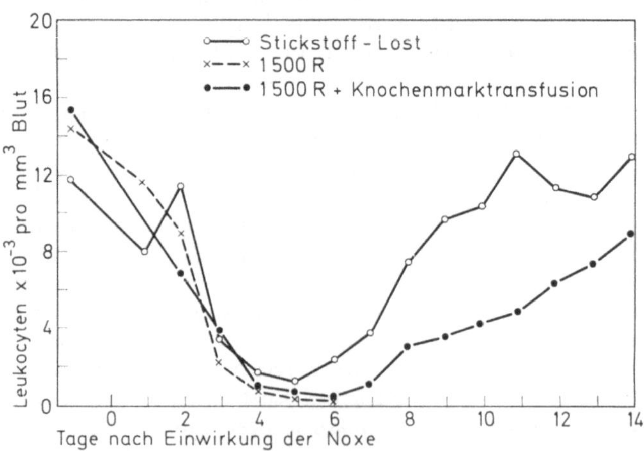

Abb. 41. Regenerationsfähigkeit des Knochenmarkes, gemessen an der Leukocytenzahl des Blutes bei Hunden nach supraletaler Ganzkörperbestrahlung (×--×), im Vergleich zur Applikation von Stickstoff-Lost (○——○). Eine Regeneration wie nach Stickstoff-Lost kann bei einer Strahleneinwirkung, die den gleichen leukopenischen Effekt erzeugt, nur dann beobachtet werden, wenn eine hinreichende Menge Knochenmarkzellen (●——●) transfundiert wurde. [Nach Thomas, Fliedner, Thomas, and Cronkite: J. Lab. clin. Med. 65 (1965)]

Lost die Stammzellenpopulation nicht in dem Maße schädigt, in dem die differenzierte Hämopoese zerstört wird. Diese Schlußfolgerung wurde bestätigt: gibt man Hunden Stickstoff-Lost in einer Dosis, die zur schweren Markaplasie der morphologisch erkennbaren Hämopoese führt und transfundiert man dieses „aplastische" Mark in einen „supraletal" bestrahlten Empfängerhund (1200 r ^{60}Kobalt-Ganzkörperbestrahlung), so kommt es innerhalb von wenigen Tagen zu einer raschen Proliferation und Regeneration im Empfängerknochenmark. HARRISS und APONTE (1968) fanden bei Ratten, daß 0,9 mg Stickstoff-Lost pro kg Körpergewicht die proliferationsaktiven Knochenmarkzellen auf weniger als $^1/_{10}$ ihres Normalwertes reduziert, während die Stammzellenpopulation nur etwa auf die Hälfte des Normalwertes herabgesetzt ist. Dieser Befund würde die sehr rasche Markregeneration bei Stickstoff-Lost-Dosen erklären, die zu einer schweren Markaplasie führen.

Diese Ergebnisse weisen wieder auf den Stammzellenspeicher des Knochenmarkes als den Mittelpunkt der Regenerationsfähigkeit auch nach cytotoxischen Noxen hin. Blutbildveränderungen als Ausdruck von Destruktion und Regeneration des Knochenmarkes wurden von SANTOS, OWENS und SENSENBRENNER (1964) für Cyclophosphamid, 6-Mercaptopurin, 5-Fluorouracil, 5-Fluoro-2'-desoxyuridin und Methotrexat zusammengestellt. Diese Substanzen wirkten ganz verschieden auf die peripheren Blutzelltypen; zwar trat immer eine Leuko- und Thrombopenie auf, aber verschieden rasch und nicht bei allen Zellarten in gleichgerichteter Weise. Dementsprechend war auch die Regeneration unterschiedlich.

Somit sind Untersuchungen von Bedeutung, die die quantitative Austestung der Empfindlichkeit des Stammzellenspeichers zum Gegenstand haben. BRUCE, MEEKER und VALERIOTE (1966) verwendeten die von TILL und McCULLOCH (1961) entwickelte Methode der Messung der Empfindlichkeit von „Stammzellen" auf Strahleneinwirkung (Bestrahlung des Spendermarkes [Mäuse] mit verschieden hohen Dosen und nachfolgende Transfusion in letal bestrahlte Empfängertiere; Zählung der in der Milz auftretenden hämopoetischen Regenerationsherde, Kolonien, deren Anzahl der Zahl der Stammzellen im Spendermark proportional ist), wobei nur die Spendertierbestrahlung durch die Gabe verschieden hoher Dosen cytotoxischer Substanzen (Stickstoff-Lost, Tritium-Thymidin, Vinblastin, Amethopterin, Azaserin, 5-Fluorouracil, Actinomycin D, Cyclophosphamid, 6-Mercaptopurin und Hydrocortison) ersetzt wurde. Dabei ließen sich hinsichtlich der Wirkung auf Stammzellen 2 Gruppen unterscheiden: bei Stickstoff-Lost — wie auch bei 5-Fluorouracil, Actinomycin D und Cyclophosphamid — ergab sich eine exponentielle Abhängigkeit zwischen Dosis und Empfindlichkeit der Stammzellen. Bei Thymidin-^{3}H, Vinblastin, Amethopterin und Azaserin kam es zunächst mit steigender Dosis zu einer Zunahme der Schädigung des Stammzellenspeichers, dann aber wurde keine weitere Schädigung durch Dosissteigerung beobachtet. Es blieben immer mindestens 20% der Stammzellen übrig.

Derartige Unterschiede in der Wirksamkeit auf den Stammzellenspeicher können die verschiedene Regenerationsgeschwindigkeit des Knochenmarkes nach Gabe von cytotoxischen Substanzen im Vergleich untereinander sowie zu ionisierenden Strahlen erklären. Die Tatsache, daß Stickstoff-Lost in diesen Versuchen[130] eine Dosis-Wirkungsbeziehung zeigt, wie sie auch bei Bestrahlung beobachtet wird, wird darauf zurückgeführt, daß bei den hier besprochenen Versuchen Stickstoff-Lost in einer Dosierung verwendet wurde, die zu einer Schädigung nicht nur der DNS, sondern auch anderer Zellbestandteile führt.

---

[130] BRUCE, MEEKER und VALERIOTE 1966.

f) Die Regeneration des Knochenmarkes als Funktionsleistung des Stammzellenspeichers

In allen vorausgehenden Untersuchungen der Knochenmarkregeneration nach Markaplasie schälte sich als das zentrale Problem die *Destruktion und Regeneration des oder der Stammzellenspeicher* heraus. Die kontinuierliche Einwirkung einer cytotoxischen Noxe (Dauerbestrahlung) führt zu einem dauernden Zellverlust im Knochenmark, der offenbar durch die Mehrleistung der „determinierten" Stammzellenspeicher ausgeglichen wird, so daß die peripheren Blutzellzahlen nach einer anfänglichen Depression bald in den Normalbereich zurückkehren, falls die Dosisrate nicht zu hoch war. Der undeterminierte Stammzellenspeicher wird jedoch in seiner Regenerationsfähigkeit erheblich reduziert. Nach einmaliger Ganzkörperbestrahlung als Modell einer akuten Markaplasie ist die Regeneration vom Grad der Schädigung des Stammzellenspeichers abhängig. Die Empfindlichkeit der Knochenmarkstammzellen bei Mäusen wurde erstmals durch die Milz-Kolonie-Technik nach Till und McCulloch (1961) gemessen. Daraus ergab sich, daß schon durch subletale Strahlendosen ein erheblicher Teil der Stammzellen geschädigt wird. Die Stammzellenempfindlichkeit kann in Form einer Exponentialfunktion der Größe der einwirkenden Noxe — seien es ionisierende Strahlen oder chemische Cytostatica — ausgedrückt werden (Abb. 42)[131]. Die Versuche über den Einfluß der Abschirmung eines kleinen Knochenmarkabschnittes bei Ganzkörperbestrahlung und über die Wirkung von Knochenmarkzelltransfusionen lassen klar erkennen, daß die Geschwindigkeit der Regeneration der blutzellbildenden Systeme in erster Linie von der Zahl der im Körper ungeschädigt gebliebenen oder von außen eingeführten intakten Stammzellen abhängig ist. Weiterhin zeigten die Versuche, daß es beim Vorhandensein einer noch hinreichend großen Zahl von Stammzellen oder nach ihrer Transfusion zu einer unmittelbaren Erholung der Markzellsysteme und dann der Funktionsspeicher im Blut kommt, während bei der spontanen Regeneration jenseits eines bestimmten Schädigungsgrades (gewöhnlich nach Ganzkörperbestrahlung im oder über dem Bereich einer LD50 pro 30 Tagen) zuerst eine „abortive" und dann erst eine „endgültige" Regeneration beobachtet wird.

Es ist die Aufgabe dieses abschließenden Abschnittes, die Regeneration des Stammzellenspeichers selbst zu untersuchen und daraus auf die möglichen Mechanismen der „endgültigen" und der „abortiven" Regeneration zu schließen. Die Regeneration des Stammzellenspeichers im Knochenmark wurde von zahlreichen Untersuchern erforscht, und die Ergebnisse sind in verschiedenen Übersichten eingehend erörtert worden[132].

Es gibt im wesentlichen zwei wichtige Versuchsanordnungen zur quantitativen Erforschung der Regeneration des Stammzellenspeichers. Bei der ersten wird die Regeneration durch Übertragung des Knochenmarkes zu verschiedenen Zeiten nach einer einmaligen Schädigung (z. B. durch Ganzkörperbestrahlung) in ein letal bestrahltes Empfängertier untersucht. Es wird dann geprüft, wann das bestrahlte, mit exogenen Stammzellen behandelte Empfängermark wieder einen normalen Stammzellengehalt aufweist. Bei der zweiten Versuchsanordnung wird die Retransfusionstechnik verwendet. Dabei werden Mäuse mit einer letalen Dosis (z. B. 850 r) bestrahlt und erhalten dann eine konstante Zahl (10^7) von syngeneischen (isologen) Knochenmarkzellen. Diese Mäuse werden zu verschiedenen Zeiten nach Ganzkörperbestrahlung und Knochenmarktransfusion getötet und ihr Knochenmark (konstante Zellzahl) wird in andere, letal bestrahlte Mäuse

---

[131] Till und McCulloch 1961, McCulloch und Till 1962, Bruce, Meeker und Valeriote 1966.

[132] Bond, Fliedner, Archambeau 1965, Porteous und Lajtha 1966.

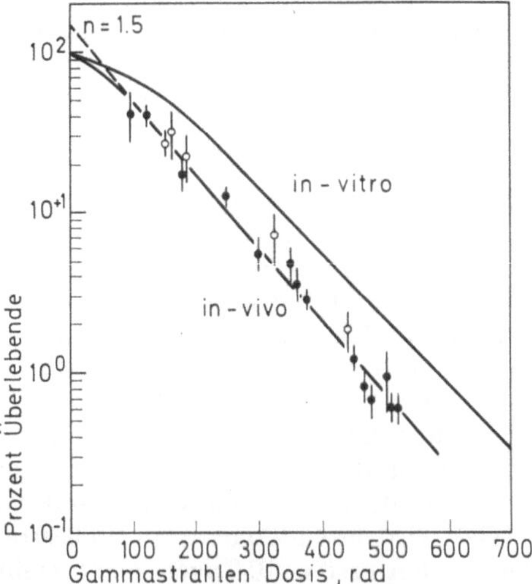

Abb. 42. Dosis-Wirkungskurve der Strahlenempfindlichkeit von „Colony-forming-units (CFU)", gemessen an der Fähigkeit von Knochenmarkzellsuspensionen, nach Bestrahlung mit verschieden hohen Strahlendosierungen in Empfängermäusen hämopoetische Zellkolonien zu bilden. [Nach McCulloch, and Till: Radiat. Res. 16 (1962)]

übertragen, in denen dann die Anzahl der nach einer bestimmten Zeit gebildeten hämatopoetischen Milzkolonien gezählt wird. Diese bilden — im Vergleich zu Kontrollen — ein Maß für die Regeneration des Stammzellenspeichers im primär bestrahlten und mit Markzellen behandelten Tier.

Porteous und Lajtha (1966) fanden mit der ersten Technik, daß bei der Maus der Stammzellenspeicher nach 150 r Ganzkörperbestrahlung etwa 14 Tage braucht, um sich zu erholen. Dabei handelt es sich um jenen „undeterminierten" Stammzellenspeicher, der nur durch Transfusion in ein letal bestrahltes Empfängertier eruiert werden kann. Bei der „endogenen" Versuchsanordnung, bei der die Regeneration des erythropoetinempfindlichen Stammzellenspeichers erforscht wurde, fand man eine Erholung innerhalb von 7—8 Tagen nach einer kompletten Ganzkörperbestrahlung mit 150 r. Die gleiche Erholungszeit wurde auch gefunden, wenn ein kleiner Knochenmarkbezirk bei einem sonst mit höherer Dosis ganzkörperbestrahlten Tier durch Abdeckung unbestrahlt blieb. Der Unterschied in der Regeneration des bzw. der Stammzellenspeicher des Knochenmarkes bei „endogener" im Vergleich mit einer „exogenen" Versuchsanordnung wurde mit der Existenz zweier Stammzellenspeicher erklärt, wobei der eine „erythropoetinempfindlich" ist und dem „determinierten" Speicher in Abb. 9 und 10 entspricht und der andere, der eine Repopulation bewirken kann, dem „undeterminierten" Speicher entsprechen dürfte. Es erscheint möglich, daß mit der „endogenen" Versuchsanordnung die Regeneration beider Stammzellenspeicher gemessen wird, während die „exogene" Methode (Transfusion der zu testenden Zellen in einen letal bestrahlten Empfänger) nur den undeterminierten Zellspeicher und seine Regeneration betrifft.

Mit der „Retransfusionstechnik" fanden Cudkowicz, Upton, Smith, Gosslee und Hughes (1964), daß in den ersten 10 Tagen nach Transfusion von Markzellen in ein letal bestrahltes Empfängertier die Milzkoloniebildungsfähigkeit dieses Markes nach Retransfusion drastisch reduziert ist. Erst nach ca. 30 Tagen hat sich der Stammzellenspeicher in einem sich repopulierenden Knochenmark so weit erholt, daß es bei einer sekundären Transfusion eine normale Zahl von hämopoetischen Milzkolonien hervorrufen kann. Auch van Bekkum und Weyzen (1961) berichteten über den erheblichen Abfall der Repopulationsfähigkeit des Knochenmarkes in den ersten 14 Tagen nach primärer Transfusion. In weiteren Experimenten konnte gezeigt werden[133], daß nach einer Verdoppelung der Zellzahl bei der primären Transfusion (von 1×10^7 auf 2×10^7 Zellen) die Repopulationsfähigkeit schon zwischen dem 10. und 20. Tag wieder auf Normalwerte ansteigt, ein Befund, der dem von Porteous und Lajtha (1966) sehr ähnlich ist. Aufgrund dieser Daten wird es deutlich, daß man mit diesen experimentellen Modellen die Regeneration des „undeterminierten" Stammzellenspeichers im Knochenmark messen kann. Die Interpretation der einzelnen Untersuchungen ist nicht einfach. Im Modell von Porteous und Lajtha (1966) erholt sich der undeterminierte Stammzellenspeicher nach 150 r Ganzkörperbestrahlung, bei der etwas mehr als die Hälfte der Stammzellen zugrunde geht, innerhalb von etwa 2 Wochen. Es wäre interessant zu erforschen, ob und wenn ja in welcher Weise dieser Wert bei höheren Strahlendosen zunimmt. Im Modell von Cudkowicz, Upton, Smith, Gosslee und Hughes (1964) wird gezeigt, daß die in ein bestrahltes Empfängertier übertragenen Markzellen in den ersten 10 Tagen nicht mehr zu einer erneuten Regeneration eines bestrahlten Empfängers zur Verfügung stehen, obwohl der Gesamtzellgehalt des Markes nach ca. 5 Tagen wieder normal ist (s. u.). Offenbar — und das könnte die Interpretation sein — begibt sich der größte Teil der Zellen zunächst aus dem undeterminierten in den determinierten Speicher (kann also nicht mehr als undeterminierter Speicher gemessen werden), und erst nach Auffüllen der für die Blutzellproduktion entscheidenden determinierten Zellspeicher kann sich der undeterminierte Speicher selbst wieder regenerieren. Dies geschieht nach primärer Transfusion von 2×10^7 Knochenmarkzellen bei Mäusen zwischen dem 5. und 20. Tag. Dabei ist zu berücksichtigen, daß bei den Versuchen von Urso und Congdon (1957) nach Transfusionen mit Zellzahlen dieser Größenordnung die Cellularität des Empfängerknochenmarkes innerhalb von 5 Tagen auf Normalwerte zurückkehrte. Man könnte diese Erholung als unmittelbare Restitutionsmaßnahme auffassen. Erst danach kommt es dann auch zu einer Wiederauffüllung des undeterminierten Stammzellenspeichers selbst. Daß für die Regeneration des Markes neben einer hinreichend großen Zahl intakter Stammzellen auch ein funktionstüchtiges Stroma von größter Bedeutung ist, wurde oben erläutert.

Nun erhebt sich die Frage nach den Ursachen der „*abortiven*" *Regeneration* des Knochenmarkes, die nach einer Ganzkörperbestrahlung mit hinreichend hohen Strahlendosen (LD50) in allen Zellsystemen gefunden wird. In Abb. 43 ist das Problem schematisch dargestellt[134]. Durch eine Ganzkörperbestrahlung wird ein Zellsystem (beispielsweise die Myelopoese) so schwer geschädigt, daß seine Gesamtzellzahl innerhalb von 3 Tagen auf ein erstes Minimum abfällt. Danach erholt sich die Zellzahl etwas (Maximum am 5. Tag) und erreicht am 9. Tag ein neues Minimum. Erst jenseits des 10. Tages setzt eine endgültige Erholung ein.

Dieser Destruktions- und Regenerationsablauf eines Zellspeichers, wie beispielsweise des myelocytären Teilungs- und Reifungsspeichers, kann nicht damit erklärt werden, daß der vorgeschaltete Stammzellenspeicher durch die Bestrahlung in 2 Anteile zerfällt: die toten Stammzellen und die überlebenden Stammzellen, von denen ca. 3 von 1000[135] nach einer LD50 (Abschnitt III.2.b) übrigbleiben und von denen die endgültige Regeneration ausgeht. Es wurde gezeigt, daß die Installation eines hinreichend großen, intakten Stammzellenspeichers zu einer sehr raschen, nahezu exponentiell verlaufenden Regeneration beispielsweise der Myelopoese führt ohne Zeichen einer „abortiven" Welle. Wäre eine uneingeschränkte

---

[133] Cudkowicz, Upton, Smith, Gosslee und Hughes 1964.
[134] Bond, Fliedner und Archambeau 1965.   [135] McCulloch und Till 1962.

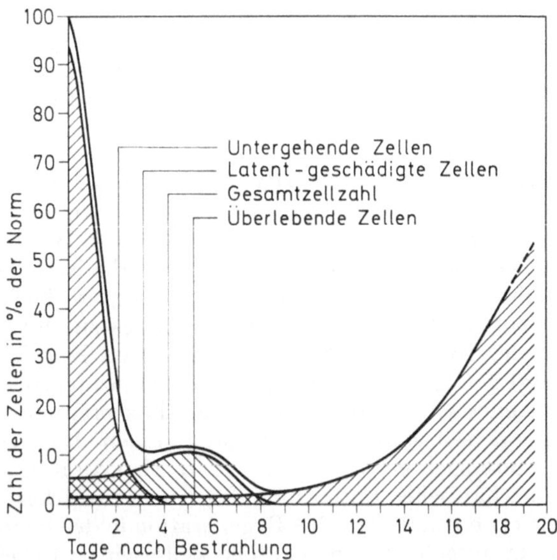

Abb. 43. Schematische Darstellung der abortiven und endgültigen Regeneration. (Nach BOND, FLIEDNER u. ARCHAMBEAU. New York and London: Academic Press 1965)

Regeneration der überlebenden Stammzellen möglich, so könnte der Stammzellenspeicher bei einer LD50 mit 8—9 Verdoppelungsteilungen komplett aufgefüllt sein („vertikale" Teilung) und dann „horizontal" die Myelopoese wieder auffüllen, wobei die Regenerationsrate der nach einer Stammzellentransfusion entsprechen müßte. Bei der Maus und beim Hund könnte unter der Annahme einer Zellverdoppelungszeit von 12 Std der Stammzellenspeicher innerhalb von 4—5 Tagen nach einer LD50 wieder aufgefüllt sein, und nach weiteren 4—6 Tagen könnte die gesamte Myelopoese wieder regeneriert sein. Dieser Zustand wird beim Hund beispielsweise nach autologer Knochenmarktransfusion gefunden, bei der eine kleine Zahl von Stammzellen übertragen wurde. Wenn eine große Zahl transfundiert wird, und damit offenbar keine „vertikale" Auffüllung notwendig ist, dauert die Regeneration der gesamten Myelopoese tatsächlich nur 6—8 Tage, bei der Maus nur 5 Tage.

Der Befund der „abortiven" Regeneration nach Ganzkörperbestrahlung erfordert eine andere Erklärung, die BOND, FLIEDNER und ARCHAMBEAU (1965) gegeben haben. Danach gibt es nach Bestrahlung nicht nur „tote" und „überlebende" Stammzellen, sondern auch eine Gruppe von „latentgeschädigten" Stammzellen, die nur noch eine begrenzte Zahl von Teilungen durchmachen können und dann absterben. So würde eine erste Welle einer „abortiven" Regeneration nach Bestrahlung auftreten, die von der endgültigen Erholung gefolgt wird.

3. Regeneration des Knochenmarkes nach mechanischen Traumen

Das Knochenmark ist wie das Gehirn eines jener Organe des Körpers, die am besten geschützt sind. Darüber hinaus ist das Knochenmark gegenüber Traumen besonders abgeschirmt, da es in einer festen Schale auf viele Knochen des Körpers verteilt ist. Während nun aber beispielsweise das Gehirn bei einer traumatischen Schädigung der Schädelkapsel keine Möglichkeit zu einer Zellregeneration hat, ist die Situation beim Knochenmark anders. Die mechanische Schädigung eines Knochens, z. B. bei einer Knochenfraktur, führt nach experimentellen Beobachtungen wie auch aufgrund klinischer Befunde zu einer Regeneration der blutbildenden Funktion des in ihm befindlichen Knochenmarkes. Allerdings liegen hierüber beim Menschen nur wenige quantitative Beobachtungen vor. Röhlich (1941) unternahm tierexperimentelle Untersuchungen, die einen maßgebenden Einfluß des Knochengewebes auf das blutbildende Mark erkennen lassen. Nach vollständiger Entfernung des Parenchyms aus Röhrenknochen wandert Granulationsgewebe in die Knochenhöhle ein und wandelt sich dann, offensichtlich unter dem Einfluß der Knochensubstanz, im Laufe von 4—5 Wochen in normales Knochenmark um. Dies geschieht auf dem Wege über die Neubildung der Spongiosa. Diese wird während der Blutbildungsphase wieder resorbiert. Entfernt man ausgedehnte Knochenteile der Compacta, so kommt es zu einem Schwund des Knochenmarkes in der Nachbarschaft des geschädigten Knochens. Aus diesen Untersuchungen wird gefolgert, daß für die Knochenmarkregeneration einerseits celluläre Faktoren, andererseits unbekannte lokale Faktoren notwendig sind, die mit dem Knochenmark selbst in Zusammenhang stehen. In einer anderen ausgedehnten Studie untersuchten Steinberg und Hufford (1947) die Markregeneration nach mechanischer Entfernung des Knochenmarkes. Bei diesen Untersuchungen wurde beobachtet, daß eine Regeneration in den ersten 9 Tagen vom endostalen Reticulum ausgeht und myeloische Zellinseln zwischen dem 12. und 14. Tag auftreten. Experimentelle Untersuchungen von Maloney und Patt (1969) zeigten, daß sich 2 Tage nach einer mechanischen Entfernung des Markes durch Auswaschen in der Knochenhöhle ein Blutgerinnsel befindet, in dem 80% der kernhaltigen Zellen neutrophile Leukocyten sind. Innerhalb von wenigen Tagen beginnt eine Wiederauffüllung des Markes mit kernhaltigen Blutzell-Vorstufen, und nach etwa 35 Tagen hat das Knochenmark wieder einen normalen Zellgehalt erreicht. Am 2. Tag nach Auswaschen sind 40% der kernhaltigen Zellen (ausschließlich der Granulocyten) „undifferenzierte Zellen" und 60% Lymphocyten. Zwischen dem 4. und 8. Tag nach der Markentfernung sind 60—70% der Zellen als „Undifferenzierte" klassifiziert worden, ein Prozentsatz, der bis zum 14. Tag abfällt. Jenseits des 16. Tages sieht man nur noch wenige undifferenzierte Zellen, dafür aber eine rasche Zunahme der erythropoetischen und myelopoetischen Vorläufer. Die regenerierenden Zellen gehen nicht durch Einwanderung und Ausbreitung von den Epiphysen aus, die Regeneration erfolgt vielmehr multifokal im ganzen Knochenschaft.

Die Bedeutung des Periostes bei der Entwicklung von Knochenmark bei erwachsenen Tieren wurde von Brånemark und Breine (1964) untersucht. Sie isolierten beim Kaninchen und beim Hund ein Knochensegment (Rippenabschnitt), ließen das Periost, das mit Blut normal versorgt wurde, intakt, entfernten jedoch den Knochen und das Knochenmark, so daß eine Art Periostschlauch übrig blieb, der an beiden Enden in das Periost des stehengebliebenen Knochens überging. In diesem periostalen Cylinder entwickelten sich innerhalb eines Monats trabekulärer Knochen und Knorpel. Zwischen den Knochentrabekeln erschienen innerhalb von 21 Tagen nach der Isolation des Periostes ein gefäßreiches Bindegewebe mit weiten dünnwandigen Sinusoiden und Monate später erythro- und myelopoetische Zellen sowie auch Megakaryocyten. Vergleichbare Ergebnisse erhielten Calvo und Haas (1969), die sich besonders mit der Entwicklung des neonatalen Knochenmarkes befaßten. In der fetalen und neonatalen Periode ist der „Perichondralschlauch" die physiologische Ausgangssituation für die Knochenmarkbildung. Nach Untergang des Knorpels immigrieren Zellen aus der Perichondralzone in die entstandene primitive Knochenhöhle und beginnen hier ein Knochenmark zu entwickeln. Diese Entwicklung erfolgt sehr viel rascher als im „Periostschlauchversuch". Bei der neonatalen Knochenmarkbildung kommt es sehr schnell nach Einwandern der ersten perichondralen Zellen zur Bildung eines Netzes von dünnwandigen Capillaren, die in die zugrunde gehende Knorpelhöhle einsprossen und das Sinussystem bilden. Aus den mesenchymalen wachsenden Zellen bilden sich offenbar auch Osteoblasten und Reticulumzellen. Zwischen den primitiven Knochentrabekeln, die durch die Tätigkeit der Osteoblasten entstanden sind, befinden sich zahlreiche reife Leukocyten. Von diesem Entwicklungsstadium des Knochenmarkes an dauert es bei der Ratte nur noch wenige Stunden, bis die ersten erkennbaren erythropoetischen Zellelemente auftreten.

Nach einer schweren Schädigung des Stromas kommt eine Erholung des Parenchyms auch nach Übertragung von Knochenmark in das bestrahlte Tier nicht zustande[136]. Eine Regeneration des Knochenmarkes findet jedoch statt, wenn das geschädigte Stroma entfernt wird[137]. KNOSPE, BLOM und CROSBY erzeugten eine permanente Aplasie durch Einwirkung sehr hoher Strahlendosen (4000 r). Sie konnten nur dann eine Regeneration in diesem aplastischen Markabschnitt erreichen, wenn sie vor der lokalen Knochenmarkinjektion das strahlenaplastische Mark mechanisch ausgewaschen hatten. Eine Implantation von autologem Knochenmark in ein nicht durch Auswaschung zerstörtes bestrahltes Mark führte nicht zu einer Ansiedlung und Regeneration von Parenchym und Stroma. Dieser Befund deutet darauf hin, daß für die hämatopoetische Proliferation eine Regeneration des Knochenmarkstromas von großer Bedeutung ist.

IV. Über die Hyperplasie des Knochenmarkes

1. Allgemeine Vorbemerkungen

Eine *Hyperplasie* des Knochenmarkes beruht auf einer Ausdehnung des blutbildenden Gewebes (rotes Mark). Während das aktive rote Knochenmark von der Kindheit zum Erwachsenenalter in den Extremitäten in zentripetaler Richtung abnimmt und durch Fettmark ersetzt wird[138], bedeutet die Hyperplasie beim Erwachsenen, wie sie z. B. durch Hämorrhagie ausgelöst wird, eine Rückverwandlung des Fettmarkes in rotes Mark in umgekehrter, zentrifugaler Richtung[139]. Das Volumen des Knochenmarkes bleibt insgesamt fast immer konstant infolge der festgefügten Knochenschale. Nur bei extremem Bedarf, wenn das Fettmark vollständig durch rotes Mark ersetzt ist, wird das Volumen des Markes insgesamt durch Rarefizierung der Spongiosa und Verschmälerung der Corticalis des Knochens erhöht[140]. DOAN (1938) sah die Hyperplasie als die dritte Reaktionsmöglichkeit des Knochenmarkes an, um den Mehrbedarf an Blutzellen aus dem Knochenmark zu decken. Die erste Reaktionsmöglichkeit besteht in der Ausschüttung des Vorrates an reifen Zellen (z. B. Granulocyten) auf einen Reiz hin (z. B. Fieber). Es ist bekannt, daß es nach einem derartigen Reiz im Knochenmark zu einer Verarmung an reifen Zellen kommt, wenn im Blut eine Zellvermehrung beobachtet wird. Moderne zellkinetische Untersuchungen mit Hilfe von Zellmarkierung und Leukocytopherese[141] weisen auch darauf hin, daß gerade bei Granulocyten außer dem Reservoir im Knochenmark auch ein sog. „marginal Pool" (= Randspeicher) vorhanden ist. Eine zweite Reaktionsmöglichkeit sieht DOAN im Auftreten nicht ganz reifer Zellen im Blut, also einer erhöhten Zahl von stabkernigen oder gar jugendlichen Granulocyten („Linksverschiebung", ROHR) und von Reticulocyten. Eine Mobilisation von „blutgängigen" Zellspeichern aus dem Knochenmark hat

---

[136] KNOSPE, BLOM und CROSBY 1966.   [137] KNOSPE, BLOM und CROSBY 1968.
[138] NEUMANN 1868.   [139] NEUMANN 1882.   [140] MARKOFF 1939.
[141] OSGOOD, TIVEY, DAVISON, SEAMAN und LI 1952, OTTESEN 1954, CRADDOCK, ADAMS, PERRY, SKOOG und LAWRENCE 1955, INGRAM 1956, HAMILTON 1956, CRADDOCK, PERRY, VENTZKE und LAWRENCE 1960.

eine hyperplastische Reaktion der blutbildenden Organe zur Folge mit dem Ziel, die entleerten Speicher aufzufüllen. Bei einmaligen, kurzzeitigen Reizen bleibt sie offensichtlich auf das vorhandene Knochenmark beschränkt. Nach einem Blutungsreiz kommen bei der Erythropoese verschiedene Mechanismen zur Deckung des peripheren Zellbedarfs in Frage[142]: Verkürzung der Generationszeiten der Erythroblasten, Ausreifung von Erythroblasten zu reifen Zellen ohne die normale Zahl zwischengeschalteter Teilungsschritte („skipping of division") oder eine erhöhte Produktionsrate von Erythroblasten im erythropoetisch determinierten Stammzellenspeicher. Diese Ergebnisse wurden in erster Linie bei kleinen Nagern erarbeitet, bei denen es nur wenige Knochenmarkbezirke gibt, die nicht hämopoetisch tätig sind. Es gibt kaum Untersuchungen über die Frage, wieviel „Reserven" im normalen Knochenmarkvolumen stecken und wie stark der Reiz sein muß, um die dritte Reaktionsmöglichkeit nach Doan auf den Plan zu rufen: die Hyperplasie in Form der Zunahme des blutzellbildenden Knochenmarkes auf Kosten des Fettmarkes. Infolge der geringen Ausdehnungsmöglichkeiten des aktiven Markes im Knochen kommt es bei kleinen Nagern häufig zu extramedullären Blutbildungsstätten.

Es scheint aber festzustehen, daß bei Menschen ein anhaltender Reiz, z. B. eine chronische Infektion, eine chronische Blutung, ein langfristiger Aufenthalt in großen Höhen, eine Avitaminose (von B_{12}) oder unbekannte ätiologische Faktoren (z. B. bei der Polycythämie) zu einer Ausdehnung des blutzellbildenden Knochenmarkes in Bezirke hinein führt, die beim Erwachsenen normalerweise von Fettmark erfüllt sind. Peabody (1926), Doan und Zerfas (1927) sowie Williams und Providence (1935) waren unter den Pionieren des Studiums der Knochenmarkhyperplasie als Folge pathologischer Bedingungen. Nur wenig exaktes Material ist über die Frage vorhanden, unter welchen Bedingungen und wann die Blutzellbildung vom Knochenmark auf extramedulläre Blutbildungsherde (Milz, Leber, Lymphknoten) übergeht. Tierexperimentell kann eine extramedulläre Hämopoese beim Kaninchen beispielsweise in der Niere durch Abbinden ihrer Arterie und Vene hervorgerufen werden[143]. Befunde, die darauf hinweisen, daß extramedulläre Hämopoese in ihrer Genese von lokalen Faktoren und nicht notwendigerweise vom Funktionszustand des Knochenmarkes abhängig ist. Dennoch ist beim Menschen häufig eine extramedulläre Blutbildung mit einer pathologischen Knochenmarkregeneration verknüpft, als deren bestes Beispiel die Markfibrose dienen kann[144]. Hier wird das Unvermögen des Knochenmarkes, Blutzellen zu bilden, durch extramedulläre Hämatopoese kompensiert. Wir selbst beobachteten einen Patienten mit Myelofibrose und Polycythämie, bei dem die Knochen, die normalerweise blutzellbildend sind (Sternum, Beckenkamm), eine Myelofibrose zeigten, während das Mark der langen Röhrenknochen hyperplastisch war und extramedulläre Blutbildung in Leber und Milz stattfand[145].

Im folgenden Abschnitt soll zunächst die „generalisierte" Knochenmarkhyperplasie besprochen werden, wie sie bei der perniziösen Anämie in Form der „ineffektiven" Hämopoese quantitativ bestimmt werden konnte. Als weiteres Beispiel soll die Polycythaemia vera untersucht werden, die ebenfalls eine allgemeine Markhyperplasie darstellt, wobei nicht entschieden ist, ob es sich um ein „kontrolliertes" (hyperplastisches) oder „unkontrolliertes" (neoplastisches) Wachstum handelt. Da aber Formen der Polycythämie (z. B. Cerebellar- oder Nierentumoren) vorkommen, die bei Heilung der Grundkrankheit reversibel sind, soll

[142] Alpen und Cranmore 1959, Stohlman 1959b, Lajtha und Oliver 1960.
[143] Sacerdotti und Frattin 1902, Herbst.
[144] Stodtmeister, Sandkühler und Laur 1953.
[145] Moore, Harrington und Fliedner.

diese Blutbildungsstörung hier angeführt werden. Danach sollen die isolierten Formen der Hyperplasie einzelner Knochenmarksysteme besprochen werden und schließlich die Hyperplasie des Knochenmarkstromas.

2. Allgemeine Markhyperplasie

a) Hyperplasie mit Ineffektivität der Blutzellbildung bei megaloblastischen Anämien

Eine Hyperplasie des Knochenmarkes vom megaloblastischen Zelltyp findet sich bei einer Reihe von Erkrankungen, die letztlich alle auf dem Mangel an Stoffen beruhen, die zur Bildung der Nucleoproteine notwendig sind. Als solche Stoffe sind heute das Vitamin B 12, die Folsäure und die Thymidine bekannt. Je nachdem, ob der Mangel dieser Stoffe endogener oder exogener Natur ist, unterscheidet man zwei große Gruppen von megaloblastären Erkrankungen der Knochenmarkzellsysteme[146]. Die eine Gruppe ist die der konstitutionellen hereditären megaloblastären Anämien. Die zweite Gruppe, die symptomatischen megaloblastären Anämien umfassend, tritt bei verschiedenartigen Störungen auf, wie die Resorptionsstörungen (Magenresektion, Sprue, Gastroenteritiden, Botriocephalus-Infektion), bei mangelnder Zufuhr von Antiperniciosafaktor („nutritial anemias": z. B. Ziegenmilchanämie), während der Gravidität („Aufbrauchsperniciosa"), bei chronischem Leberleiden („Speicherungsperniciosa"), bei Zufuhr bestimmter Medikamente und bei gewissen Erythroleukämien.

Die Knochenmarkveränderungen bei perniziöser Anämie können als Beispiel für eine allgemeine Knochenmarkhyperplasie mit einer Steigerung der Knochenmarkregeneration gelten, die jedoch hinsichtlich ihrer Fähigkeit, Erythrocyten zu bilden, ineffektiv ist. Bei dieser Erkrankung findet man im Knochenmarkausstrich eine ausgesprochene Hyperplasie mit einem Vorherrschen der Zellen der Erythropoese. Die Zellen dieses Systems wie auch die übrigen Knochenmarkzellerneuerungssysteme zeigen eine eigenartige, aber charakteristische Morphologie. Die das Markausstrichbild beherrschenden Megaloblasten sind durch ihre Größe und die sehr feine Chromatinstruktur charakterisiert, wobei häufig großkernige Zellen vorkommen, deren Cytoplasma alle Zeichen der Reife (Abnahme der Basophilie, Zunahme der Oxyphilie), also eine Dissoziation von Kern- und Plasmareifung zeigt. Aber auch die Zellen der Myelopoese und der Megakaryocytopoese sind in typischer Weise verändert, wobei Riesenzellen und Zellen mit Kernreifungsanomalien vorherrschen. Die pathologischen Befunde bei Fällen unbehandelter Perniciosa sind durch die Diagnostik und Therapie dieser Erkrankung selten geworden. Es ist jedoch bekannt, daß sich dabei das gelbe Fettmark der langen Röhrenknochen in blutzellbildendes Mark umwandelt und das rote, blutzellbildende Knochenmark schon makroskopisch bei der Autopsie eine tiefrote Farbe zeigt. Darüber hinaus findet man regelmäßig in Milz und Leber extramedulläre Blutbildungsherde[147]. Es kann also keinen Zweifel geben, daß bei dieser Krankheit eine Hyperplasie durch Umwandlung von Fettmark in blutzellbildendes Mark in jenen Knochenmarkbezirken besteht, die beim Erwachsenen normalerweise keine Blutzellen bilden.

Diese Hyperplasie des blutzellbildenden Markes kann quantitativ erfaßt werden. So zeigt z. B. eine Messung des Plasmaeisen-Umsatzes durch radioaktives Eisen eine erheblich erhöhte erythropoetische Knochenmarkaktivität an[148]: das injizierte radioaktive Eisen wandert viel rascher als normal in das Knochenmark ab, der Abstrom aus dem Knochenmark, wie er normalerweise durch die Erythro-

---

[146] Rohr 1960.   [147] Wintrobe 1962.
[148] Finch, Coleman, Motulsky, Donohue und Reif 1956, Pollycove 1959.

cytenausschwemmung stattfindet, ist aber stark verzögert und unvollständig, wobei noch dazu ein gegenüber der Norm verminderter Eiseneinbau in die Erythrocyten beobachtet wird. Diese Befunde weisen darauf hin, daß das stark hyperplastische Knochenmark — mindestens hinsichtlich der Erythropoese — nicht in normaler Weise zur Zellneubildung befähigt, also „ineffektiv" ist.

Die Ineffektivität des Knochenmarkes wurde in neuester Zeit mit der Thymidin-^{3}H-Markierungsmethode durch direkte Knochenmarkuntersuchungen bestätigt. MESSNER (1967) verglich die Proliferationskinetik der Knochenmarkerythropoese bei 3 Personen mit ungestörter Blutzellbildung mit der von 3 Patienten mit unbehandelter perniziöser Anämie. Methodisch wurden Thymidin-^{3}H (0,1 μc/g Körpergewicht) intravenös injiziert und danach Knochenmarkproben zu verschiedenen Zeiten entnommen. Die Markausstriche wurden dann autoradiographiert und hinsichtlich Zellmarkierungs-Index und Intensität ausgezählt. Dabei ergab sich, daß sich *normalerweise* praktisch alle im Proliferations- und Reifungsspeicher der Erythropoese gebildeten Zellen (Abb. 10) teilen, ausreifen und im Ausreifungsspeicher erscheinen, daß also eine physiologische Markregeneration ohne „Ineffektivität" besteht. Bei den Patienten mit *perniziöser Anämie* dagegen fand sich eine erhebliche Diskrepanz zwischen der Zellbildung im Proliferations- und Reifungsspeicher und dem Zelleinstrom in den Ausreifungsspeicher: es wurden etwa 10mal soviel Zellen im Mark pro Zeiteinheit gebildet, wie tatsächlich im Ausreifungsspeicher zur Vorbereitung ihrer „Blutgängigkeit" als Erythrocyten ankamen. Betrug die Effektivität der Bildung reifer Erythrocytenvorstufen vor der Behandlung nur 11,3%, so stieg sie nach Behandlung in der Remission auf 64,5%, einen Wert, der bei der verwendeten Methode als normal angesehen werden kann.

Befunde unter Verwendung mikrospektrophotometrischer Methoden kombiniert mit Thymidin-^{3}H-Autoradiographie zeigen[149], daß es bei dieser Erkrankung offenbar zu einer Ansammlung von Erythroblasten im Knochenmark kommt, die ihre DNS-Synthese nicht vollenden, sich daher nicht — wie in der Norm — teilen, sondern im Mark zugrunde gehen oder als atypische Riesenzellen (Megaloblasten, Megalocyten) ausreifen und ins Blut abgegeben werden. Auf diese Weise kann heute festgestellt werden, ob eine Knochenmarkhyperplasie hinsichtlich ihrer Fähigkeit, Erythrocyten zu bilden, „effektiv" oder „ineffektiv" ist.

Zu ähnlichen Schlußfolgerungen einer „ineffektiven" Erythropoese bei der perniziösen Anämie kamen SCHMID, MOESCHLIN und HAEGI (1964), die eine Kombination von erythrokinetischen Methoden (Radio-Eisen, Radio-Chrom und Thymidin-^{3}H, Uridin-^{3}H und Cytidin-^{3}H) verwendeten. RONDANELLI, GORINI, MAGLIULO und FIORI (1964) benutzten kinematographische Methoden, um die Unterschiede der Zellkinetik von normaler Erythropoese und der bei perniziöser Anämie zu verfolgen. Sie fanden eine deutliche Verkürzung der Mitosedauer bei Megaloblasten gegenüber den Normoblasten. Ihre Berechnungen der Generationszeiten von Erythroblasten im Vergleich zu Megaloblasten aufgrund von Mitosezeitwerten und den Mitoseindices ergaben dabei eine Verkürzung bei den teilungsfähigen Megaloblasten. So besteht bei dieser Erkrankung der Hinweis auf eine Erythroblastenpopulation, die sich rascher als normal umsetzt und eine zweite, die offenbar nicht oder nur gestört proliferiert und insbesonders für den „Interphasetod" dieser Zellen verantwortlich ist.

Nach Gaben von Vitamin B 12 normalisiert sich die allgemeine Hyperplasie des Knochenmarkes und insbesondere die megaloblastäre Cytologie des Markes innerhalb weniger Tage. In Abb. 44 ist das Verhalten der Reticulocytenzahlen des Blutes nach Injektion von 1000 γ Vitamin B 12 bei einem Patienten mit perni-

---

[149] MENZIES, CROSEN, FITZGERALD und GUNZ 1966, WICKRAMASINGHE, CHALMERS und COOPER 1967.

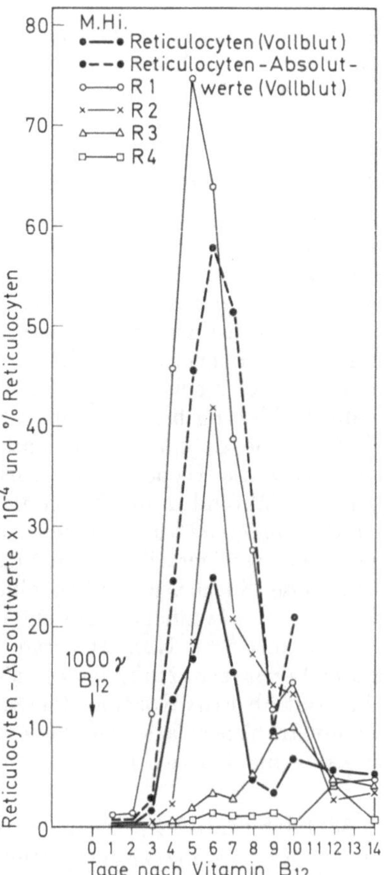

Abb. 44. Reticulocytenanstieg im Vollblut und den einzelnen Fraktionen einer zentrifugierten Erythrocytensäule nach Vitamin B₁₂-Injektion bei einem Patienten mit perniziöser Anämie. (Aus MESSNER: Inaug.-Diss. Ulm 1967)

ziöser Anämie gezeigt als Beispiel der Knochenmarkregeneration aus einer megaloblastären Hyperplasie[150]. Es zeigt sich, daß die ersten Reticulocyten bereits 2—3 Tage nach Gabe von Vitamin B¹² im Blut erscheinen. Sie haben das niedrigste spezifische Gewicht, und befinden sich daher bei einer zentrifugierten Erythrocytensäule in der obersten Fraktion. Die normal großen Reticulocyten erscheinen wesentlich später. Diese Kurven der Blutreticulocytenzahlen zeigen nach 5—6 Tagen ein Maximum, und die Welle verebbt nach ca. 12—14 Tagen als Zeichen einer Normalisierung des Markes. Auch WEICKER (1957) fand, daß sich das Kernvolumen der nach B¹²-Therapie neugebildeten Erythroblasten alle 24 Std halbiert, so daß es innerhalb von 3—5 Tagen nach Durchlaufen von 4 Teilungsschritten zu einem normoblastisch regenerierten Knochenmark kommt. MOESCHLIN (1946) untersuchte bei Patienten mit perniziöser Anämie die mobilisierbare Granulocytenreserve des Markes, die bei unbehandelter Erkrankung nach Stimulation mit Pyrifer sehr gering ist. Nach B¹²-Behandlung trat nach 10 bis 12 Tagen eine gleichgroße Granulocytose wie bei Gesunden auf. Auch diese Befunde zeigen eindrücklich, daß das Knochenmark aus einer ineffektiven Hyperplasie in eine effektive Blutzellbildung regeneriert, wobei nach zellkinetischen

[150] MESSNER 1967.

Überlegungen die Zeit von 10—12 Tagen wahrscheinlich der Durchgangszeit myeloischer Zellen vom Stammzellenspeicher bis zum blutgängigen Granulocyten entspricht und in Übereinstimmung mit der Annahme ist, daß es so lange dauert, bis alle myeloischen Zellspeicher mit Zellen normaler Morphologie regeneriert sind.

b) Hyperplasie des Markes bei Polycythaemia vera

Im Gegensatz zur megaloblastischen Hyperplasie, wie sie bei der perniziösen Anämie in allen Zellsystemen des Knochenmarkes gefunden wird, ist die Hyperplasie bei der *Polycythaemia vera* nicht mit cytologischen Anomalien vom „Megaloblastentyp" verbunden, sondern „normoblastär" bei Einbeziehung aller Zellsysteme. Die Differentialauszählung des Knochenmarkausstriches kann ein völlig normales Verteilungsmuster zwischen erythropoetischen und granulopoetischen Zellen zeigen, aber der Fettgehalt des Markes ist zurückgedrängt, und es werden auch Markabschnitte zur Blutzellbildung herangezogen, die normalerweise keine derartige Funktion mehr haben. Die zellkinetischen Untersuchungen mit radioaktivem Eisen zeigen quantitativ die Hyperplasie zumindest des erythropoetischen Zellerneuerungssystems. Während in der Norm eine Hämoglobinsynthese von 6,6 g pro Tag gemessen und berechnet wird, ist diese bei typischen Fällen der Polycythämie auf 15,5 g pro Tag gesteigert[151], also mehr als verdoppelt (bei der perniziösen Anämie ergeben diese Radioeisenstudien eine Hämoglobinsynthese von 38,3 g pro Tag). Aber im Gegensatz zur perniziösen Anämie ist die Erythropoese „effektiv": die orthochromatischen Normoblasten reifen aus und werden als Erythrocyten mit normaler Lebenserwartung ins periphere Blut abgegeben[152], so daß die Zellzahlen im Blut weit über die Norm ansteigen. Direkte zellkinetische Untersuchungen der Knochenmarkhyperplasie bei Polycythaemia vera sind mit der Thymidin-^{3}H-Methode bisher nicht berichtet worden.

3. Hyperplasie des erythropoetischen Systems

Neben den generalisierten Knochenmarkhyperplasien gibt es mehr oder weniger isolierte Hyperplasien des erythropoetischen Zellsystems. Die Knochenmarkregeneration nach *Aderlaß* ist ein Beispiel für eine erythropoetische Hyperplasie. In einer klassischen Studie von Lindenbaum (1930) zeigte sich im Tierversuch eine hämatopoetische Reaktivierung der beim Erwachsenen durch Fettzellen ersetzten Knochenmarkanteile. Alpen, Cranmore und Johnston (1962) bestimmten den absoluten Zellgehalt des Knochenmarkes nach Aderlässen bei Hunden. Dabei verwendeten sie die Kombination von Markzelldifferentialzählungen und Radioeisenmessungen. Sie fanden eine Steigerung der Erythropoese auf das 10fache, wenn den Tieren an 3 aufeinanderfolgenden Tagen jeweils etwa 30 ml Blut pro kg Körpergewicht entnommen wurden. Die erste im Knochenmark erkennbare Reaktion besteht in einem starken Anstieg der Proerythroblasten, dem eine generelle erythropoetische Hyperplasie folgt. Der Grad dieser Hyperplasie hängt in erster Linie von dem Sauerstoffbedarf der Peripherie ab, ein Befund, der außer bei hämolytischen Anämien auch bei der erythropoetischen Hyperplasie in großen Höhen oftmals bestätigt wurde[153]. Obgleich keine systematischen Markuntersuchungen vorliegen, so können doch die Befunde von Luft (1941) und von Kubanek und Boroviczény (1966) als Anhaltspunkt für eine temporäre erythropoetische Hyperplasie des Knochenmarkes verwendet werden. Diese Forscher untersuchten die Erythrocytenzahlen einer Gruppe von Bergsteigern während einer Nangaparbat- (1937) bzw. Himalaya-Expedition (1964). Die Erythrocytenzahlen, der Hämoglobingehalt sowie der Färbeindex veränderten

---

[151] Pollycove 1959.   [152] Pollycove 1964.   [153] Steele 1933.

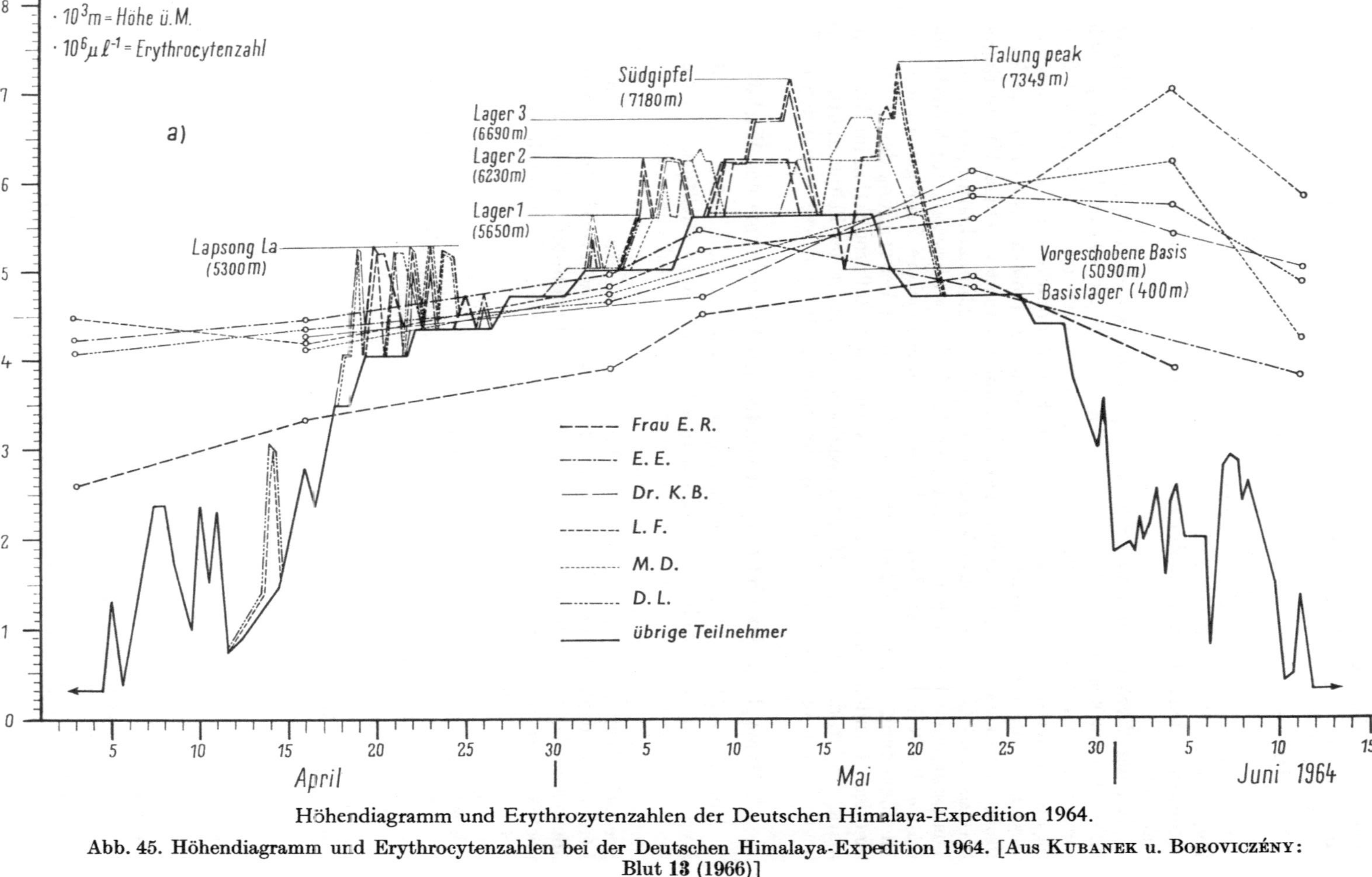

Höhendiagramm und Erythrozytenzahlen der Deutschen Himalaya-Expedition 1964.

Abb. 45. Höhendiagramm und Erythrocytenzahlen bei der Deutschen Himalaya-Expedition 1964. [Aus Kubanek u. Boroviczény: Blut 13 (1966)]

sich in Relation zur Höhe (Luft 1941). Die Werte stiegen mit immer größeren Höhen an und fielen dann innerhalb von 2—3 Wochen nach dem Abstieg wieder ab (Abb. 45)[154]. Diese Befunde bestätigen die Pionieruntersuchungen von Viault (1892), der eine Polycythämie bei Bewohnern großer Höhen feststellte. Merino und Reynafarje (1949) untersuchten das Knochenmark von gesunden Personen, die in einer Höhe von 4390 m lebten, und sahen eine intensive erythropoetische Hyperplasie. Hurtado (1952) fand bei Personen in Peru, daß sich die Erythrocytenzahl innerhalb von 8 Monaten nach Erreichen großer Höhen (4540 m) stabilisierte.

Bei der *Thalassämie* kommt es zu einer enormen erythropoetischen Hyperplasie des Markes, so daß 400—700 Erythroblasten pro 100 Leukocyten gezählt werden können[155]. Die pathologisch-anatomische Untersuchung läßt keinen Zweifel an der massiven Zunahme des aktiven Knochenmarkes, das sich in Bereiche ausdehnt, die normalerweise beim Erwachsenen Fettmark enthalten. Zellkinetische Untersuchungen gibt es bei dieser Erkrankung relativ wenige. Kesse-Elias, Harriss und Gyftaki (1967) fanden mit der Thymidinmarkierungsmethode bei Thalassämie eine erhebliche Verkürzung der DNS-Synthesezeit auf beinahe die Hälfte der Norm. Dieser Befund deutet auf eine raschere Zellregeneration hin. Zu einem ähnlichen Schluß kam Astaldi (1960) unter Verwendung des „stathmokinetischen Index". Die kinetische Untersuchung der Zellproduktion im Knochenmark[156] zeigt, daß bei dieser Hyperplasieform ein Defekt der Zellproduktion vorliegt, der mit einer schweren Störung der Hämoglobinsynthese verbunden ist[157].

4. Hyperplasie der nicht-erythropoetischen Parenchyme des Markes

Eine Hyperplasie der *granulocytären Systeme* des Knochenmarkes („myeloische Hyperplasie") findet sich bei verschiedenen Entzündungen infektiöser oder aseptischer Natur und ist — wie bei der Erythropoese — auf eine gesteigerte Proliferation des gesamten Systems zurückzuführen. Dabei kann eine granulopoetische Hyperplasie im peripheren Blut von einer Leukocytose wie von einer Leukopenie begleitet sein. Makroskopisch kann die myeloische Hyperplasie des Markes an der graurötlichen Farbe von der mehr dunkelroten Farbe der erythropoetischen Hyperplasie unterschieden werden. Mikroskopisch unterscheidet Rohr (1960) ein „vorwiegend stabkerniges von einem myelocytär-metamyelocytären und ein promyelocytäres Mark", nachdem eine Reihe anderer empirischer Beschreibungen vorgeschlagen worden waren[158].

Ein lymphatisches Mark kommt bei reaktiven *lymphatischen Hyperplasien* vor. Meistens ist die Hyperplasie diffus, selten knötchenförmig.

Eine Hyperplasie des *Megakaryocytensystems* im Knochenmark kann bei erhöhter wie bei erniedrigter Blutplättchenzahl auftreten. Leider gibt es kaum quantitative Möglichkeiten, eine derartige Hyperplasie in ihrer Entstehung zu verfolgen: in der Klinik sind nur wenige Verlaufsbeobachtungen gemacht worden, und unser Wissen basiert zumeist auf der Beschreibung ausgeprägter Krankheitsbilder. Tierexperimentelle Modelle für die Erzeugung von Megakaryocyten-Hyperplasien sind bisher kaum beschrieben worden. Dennoch scheinen zwei Ursachen für eine Hyperplasie dieses Systems in Frage zu kommen: reaktive Megakaryocytenveränderungen und Megakaryocytosen, die echten Hämoblastosen in ihrer Pathogenese nahestehen. Man findet letztere bei Polycythämien, bei gewissen

---

[154] Kubanek und Boroviczény 1966.   [155] Gasser 1951.
[156] Erlandson, Schulman, Stern und Smith 1958.
[157] Bannerman, Grinstein und Moore 1959.
[158] Yamamoto 1925, Schilling 1925, Barta 1933, Klima 1938, Fieschi 1940, Kienle 1943, Schulten 1953.

myeloischen Leukämien und bei Myelofibrosen im Anfangsstadium. Es gibt aber auch eine essentielle Thrombocythämie, die zum Formenkreis der Polycythämie gehört.

Reaktive Megakaryocytosen gibt es bei zahlreichen Infekten, bei Agranulocytosen, nach Blutungen, ferner nach Asphyxie und Splenektomie. LEITNER (1944) beschreibt sie beim Morbus Boeck als Folge einer Milzvenenthrombose und beim metastasierenden Bronchuscarcinom, Morbus Hodgkin und Hyperadrenalismus.

PERUGINI und SOLDATI (1956) fanden bei einer Megakaryocytenhyperplasie verschiedener Genese (Pneumonie, Morbus Boeck, Brucellose, Polycythämie) einen vermehrten Glykogengehalt in den Megakaryocyten. Über die eigentlichen pathogenetischen Faktoren, die zu diesen Megakaryocytosen führen, gibt es heute nur Vermutungen. Auch eine andere Erkrankung, die von NYGAARD und BROWN (1937) als essentielle Thrombophilie bezeichnet wurde, geht mit einer Hyperplasie des Megakaryocytensystems einher. Auch hier ist die Pathogenese im einzelnen unbekannt. Diese Erkrankung führt aufgrund der hohen Thrombocytenzahlen zu wiederholten thrombotischen Verschlüssen der mittleren und kleinen Gefäße in allen Bereichen des Körpers mit anschließenden Nekrosen und Infarzierungen. Die bekannteste Erkrankung, die mit einer Hyperplasie des Megakaryocytensystems einhergeht, ist die idiopathische thrombopenische Purpura. Während man normalerweise im Markausstrich bei schwacher Vergrößerung höchstens 2—4 Megakaryocyten pro Gesichtsfeld sieht, kann man bei dieser Erkrankung 10—12 und mehr Megakaryocyten zählen. Diese Zellen sind dann stark verändert. Oft sind sie abnorm groß. Hinweise auf eine normale Plättchenbildung sind hier nicht vorhanden, dagegen lassen sich pathologische Plättchenbildungen mit merkwürdigen Kernsprossungen finden. Über die Ursachen der Megakaryocytenhyperplasie ist wenig bekannt, bisher geht die wissenschaftliche Erörterung nicht über die Kasuistik hinaus. Es ist die Frage zu klären, ob bei diesen Erkrankungen, die mit einer immunologisch gedeuteten Thrombopenie einhergehen, die Megakaryocytose das Resultat einer Störung des „feed-back"-Mechanismus ist oder ob die Noxen an der Megakaryocytenstammzelle angreifen. Letzteres scheint naturgemäß bei mit einer Thrombocytose einhergehenden Megakaryocytenvermehrung wahrscheinlicher zu sein.

5. Zur Hyperplasie des Knochenmarkstromas

In einem früheren Abschnitt wurde dargelegt, daß zum Knochenmarkstroma — im Gegensatz zum blutzellbildenden Parenchym — der Gefäß- und Nervenapparat, das Endost, das Reticulum und das Fettgewebe gehören. Das Reticulum stellt das eigentliche Stroma des Knochenmarkes dar und breitet sich zwischen den Gefäßen, mit deren Wandungen es innige Beziehungen eingeht, und dem Knochen aus, dem es als Endosthäutchen eng anliegt[159]. Die quantitativen Informationen über die Orthologie und Pathologie der Regeneration der zum Stroma gehörenden Zellen sind vor allem beim Menschen bisher gering. Man ist angewiesen auf die Beobachtung der Reaktionen des Markstromas bei einer Reihe von hämatologischen Krankheitsbildern und ihre logische Interpretation aufgrund allgemeiner biologischer und pathologischer Erkenntnisse. Im Tierversuch brachte die Möglichkeit der Zellmarkierung mit radioaktiven Isotopen, besonders mit Thymidin-^{3}H, einen entscheidenden Fortschritt. Die tägliche Injektion von Thymidin-^{3}H bei Ratten während eines halben Jahres wie auch die im ersten Abschnitt erwähnte „komplette" Thymidin-^{3}H-Markierung neugeborener Ratten führen zu quantitativen Hinweisen über die Geschwindigkeit der orthologischen Stromazellen-

---

[159] ROHR 1960.

regeneration. Diese verläuft, wie lange vermutet wurde, sehr langsam. Die Umsatzzeit der Reticulum- und der Endothelzellen bei Tieren, die 4 Wochen nach der Geburt noch 100%ig mit Thymidin-^{3}H markiert waren, muß mit Monaten angegeben werden[160]. Hier bieten sich damit geeignete Methoden, die Pathologie der Stromaregeneration unter verschiedenen endogenen und exogenen Noxen zu messen. Nach ersten Untersuchungen an Ratten mit dieser Methode scheint beispielsweise eine einmalige Gabe von Stickstoff-Lost in einer Dosierung, die eine Parenchymaplasie bewirkt, oder eine ionisierende Bestrahlung keine Proliferationssteigerung der Reticulum- und der Endothelzellen hervorzurufen[161].

Hingegen gibt es eine umfangreiche Literatur in der Humanpathologie über Einzelbefunde von Regenerationsvorgängen der Stromazellen. Dabei spielt einerseits die Entzündung, andererseits die Stromahyperplasie eine bedeutende Rolle, abgesehen von den neoplastischen Entartungen. Rohr (1960) widmet den reticulohistiocytären Reaktionen und den Neoplasien des Stromas (Retikulosen) eine ausführliche Betrachtung. In jüngster Zeit konnte Burkhardt (1965) durch die von ihm entwickelte Myelotomietechnik und Einbettungstechnik[162] durch intravitale Knochenmarkuntersuchungen einen besonderen Beitrag leisten. Dabei kommt er aufgrund von 128 Biopsien von Patienten mit besonderen mesenchymalen Knochenmarkreaktionen zu folgenden Hauptmerkmalen der mesenchymalen Knochenmarkreaktion:

I. Veränderungen an Arterien und Arteriolen im Knochenmark

Lumeneinengung durch Wandveränderungen
Endothelschädigung
Subintimale Verquellung
Hyalinose und Sklerose der Gefäßwand
Perivasculäres Ödem
Perivasculäre Fibrose
Perivasculäre Plasmocytose
Perivasculäre Mastzell-Vermehrung

II. Veränderungen an den Capillaren

Verquellung
Fibrose
Pericapilläres Ödem
Pericapilläre Plasmocytose

III. Veränderung am Sinus-System

Hyperplasie der Sinus
Sinus-Dilatation und -Sklerose
Atrophie der Sinus
Endothel-Verquellung
Endothel-Dissoziation
Endothel-Sklerose
Perisinuöse Mastzell-Vermehrung

IV. Veränderungen im Intercellular-Raum

Hyperämie (sog. „parenchymatöse" oder interstitielle H.)
Hämorrhagie
Ödem
Fibrinoid
Fibrose
Fettgewebs-Vermehrung

V. Veränderungen an nicht strukturgebundenen Mesenchym-Zellen

Histiocyten-Vermehrung
Histiocyten-Vermehrung mit Nucleophagocytose
Histiocyten-Vermehrung mit Speicherung von Protein
Histiocyten-Vermehrung mit Speicherung von Hämosiderin
Plasmocytose
Plasmocytose mit Russell-Körperchen
Mastzell-Vermehrung
Polykaryocyten-Vermehrung
Polykaryocyten-Vermehrung mit Aufnahme von Granulocyten

Eine statistische Analyse der Korrelationshäufigkeit bestimmter Einzelmerkmale erlaubt eine neue allgemein-pathologische Betrachtungsweise über mögliche pathogenetische Beziehungen. Aber auch hier fehlen noch quantitative Informationen über die Regeneration der an den Markreaktionen beteiligten Zelltypen.

Als Beispiel einer Hyperplasie des Knochenmarkstromas kann die Knochenmarkfibrose angesehen werden. Je nach Autor wird bei diesem Symptom von einer hyperplastischen Reaktion des Markstromas, insbesondere der Reticulumzellen,

---

[160] Haas, Bohne und Fliedner 1969.
[161] Haas, Fliedner und Stehle 1968, Haas unveröff. Befunde.   [162] Burkhardt 1966.

gesprochen[163] oder es wird als Neoplasie unter dem Thema „Reticulohistiocytäre Hämoblastosen"[164] eingeordnet. Auch wenn heute die reaktive oder neoplastische Natur der Osteomyelofibrose nicht geklärt erscheint, so kann es doch keinen Zweifel an der zentralen Stellung der Stromareaktion in der Pathogenese dieser Erkrankung geben. STODTMEISTER, SANDKÜHLER und LAUR (1953) rücken bei ihrer pathogenetischen Betrachtung der Osteomyelofibrose den Zustand und die Funktion der Markgefäße in den Mittelpunkt. Sie unterscheiden ein erstes Stadium mit Störung der Permeabilität (Erschwerung des Zellaustausches) und evtl. konsekutiver Markhyperplasie von einem zweiten Stadium der serösen Exsudation mit Ausbildung eines proteinreichen Marködems. Diese Phasen können sich nach ihrer Meinung überschneiden. Unter Umständen kann der fibrosierende Prozeß so rasch in die zweite Phase eintreten, daß es gar nicht erst zu einer zelligen Hyperplasie kommt. Auch die Restitution aus diesen Stadien heraus wurde schon beobachtet. Ein drittes Stadium ist durch die bindegewebige Organisation des Exsudates gekennzeichnet. Die Beschaffenheit des dabei entstehenden Bindegewebes ist von Fall zu Fall verschieden und auch im Einzelfall nicht einheitlich. Gelegentlich kommt es in einem vierten Stadium zur Osteoidbildung und zu einer zusätzlichen Osteomyelosklerose.

Zu einer ähnlichen Auffassung kommt ANDREASEN (1958), wenn er bei der Fibrose vier Stadien unterscheidet: eine Parenchymhyperplasie mit Linksverschiebung der Granulo- und Erythropoese, vielen megakaryocytenähnlichen Zellen und erhöhter Reticulumzellzahl, der Osteomyeloretikulose nach ROHR (1960), das Stadium der stellenweisen Nekrosen, das Stadium der Fibroblastenwucherung und das Stadium mit starker Fibrose oder hoher Reticulumzellzahl einer mehr oder weniger stark entwickelten Spongiosklerose. WYATT und SOMMERS (1950) glauben, daß diese Reaktionen des Stromas als Folge von exogenen, toxischen Noxen, von Leberdysfunktionen durch aromatische Stoffe aus dem intermediären Stoffwechsel, von Endokrinopathien, von chronischen Hämorrhagien und Hämolysen oder von kardiovasculären Erkrankungen auftreten können. HUNSTEIN und HORT (1966) grenzen primär proliferative von reaktiven Prozessen (interstitielle Myelitis „Rohr", Ersatznarben nach cytotoxischer Therapie) ab. Sie sehen in wiederholten Parenchymuntergängen mit gleichzeitiger Gewebsinsudation eine Voraussetzung für die Entstehung einer exogen ausgelösten „Begleitfibrose". ANDREASEN (1958) stellt für die Pathogenese der zur Myelofibrose führenden Reticulumreaktionen die Reticulumzelle in den Mittelpunkt. Er ist mit PEACE (1953) der Auffassung, daß sie den Ursprung aller bei dieser Erkrankung betroffenen Zellarten darstellt und daß durch ihre Proliferation und Differenzierung im Knochenmark Fibroblasten, Hämocytoblasten und evtl. Osteoblasten hervorgehen. Unter weiterer Einwirkung der „unknown action" komme es zum Zusammenbruch der Zellen, zu Infarkten, Nekrosen und zur Fibrosierung. In erster Linie wird dabei an allergische Ursachen gedacht.

PENTIMALLI (1929) sah im Tierversuch nach intraperitonealer und intravenöser Injektion von Proteinen Blut- und Markveränderungen im Sinne einer Myelofibrose. TRANSBØL (1942) konnte durch Injektion von Hühnereiweiß (intramuskulär und intravenös) bei Kaninchen Markfibrosen erzeugen. BECKER, CRONKITE, FLIEDNER, MESSNER und STODTMEISTER (1968) fanden bei Ratten im Zusammenhang mit allogenen Knochenmarktransfusionen Myelofibrosen nach Ganzkörperbestrahlung. Abb. 46 zeigt, zu welchem Zeitpunkt nach Ganzkörperbestrahlung und Knochenmarktransfusion eine Myelofibrose beobachtet wurde[165]. Es wird deutlich, daß bei den spontan gestorbenen Tieren das Auftreten von

---

[163] STODTMEISTER, SANDKÜHLER und LAUR 1953.　　[164] ROHR 1960.
[165] BECKER, CRONKITE, FLIEDNER, MESSNER und STODTMEISTER 1968.

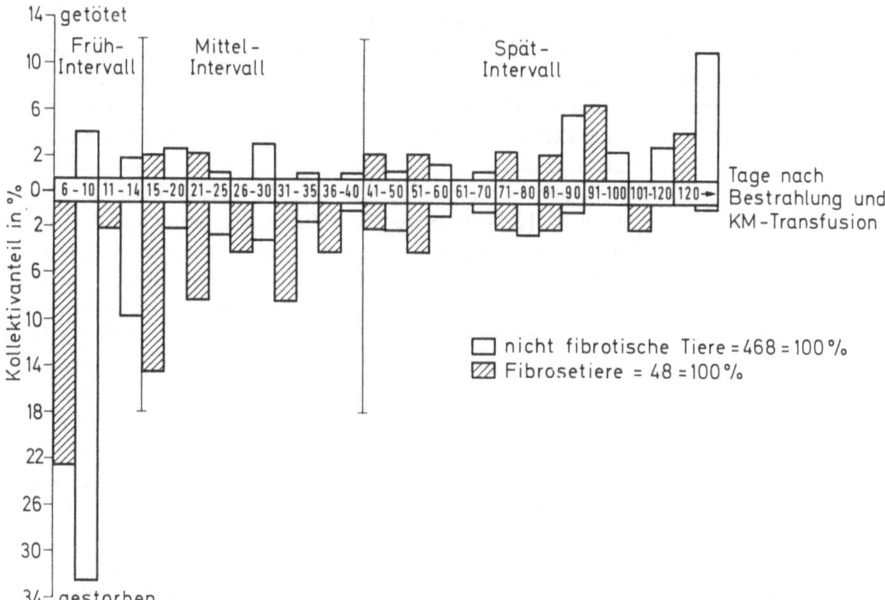

Abb. 46. Verteilung der Ratten mit und ohne Fibrose (jedes Kollektiv gleich 100% gesetzt) in Abhängigkeit von Todesart und Zeitpunkt nach Bestrahlung und Knochenmarktransfusion. (Aus BECKER, CRONKITE, FLIEDNER, MESSNER u. STODTMEISTER: Bericht der Europäischen Atomgemeinschaft EUR 4043 d 1968)

Fibrosen viel höher war als bei den getöteten Tieren, daß die meisten Markfibrosen zwischen dem 15. und 40. Tag nach Ganzkörperbestrahlung mit 700 r und Markzelltransfusion von etwa 5×10^7 Zellen auftraten und daß von 72 in diesem Zeitraum gestorbenen Ratten 19 = 26,4% eine Myelofibrose zeigten. In den Spätintervallen wurden neben Myelofibrosen auch echte Osteomyelosklerosen gefunden. Insgesamt konnten in dieser Untersuchung bei 516 bestrahlten und markzelltransfundierten Ratten 48 Tiere mit Osteomyelofibrose nach Entwicklungsstadien eingeteilt werden.

Danach scheint der Ausgangspunkt der fibrotischen Veränderungen in einer Störung der Knochenmark-Gefäßarchitektonik zu liegen, sei es durch Stauungen oder durch Zerstörungen im Sinusgefäßsystem, wie dies auch von anderen Autoren vermutet wird[166]. Folge dieser Läsionen sind Exsudate, oft von Hämorrhagien und Gewebsuntergängen begleitet, die an anderen Stellen im Mark zur kompensatorisichen Hyperplasie führen können. Bei Ausbreitung des Ödems, das fokal, dissem niert oder diffus auftreten kann, wird dcm hämatopoetischen Parenchym mehr und mehr die Lebensbasis entzogen. In solcher Umgebung (Hypoxie?) und in Anwesenheit nekrotischen Zellmaterials kommt es zur Wucherung von retikulären Zellen. Geht man davon aus, daß sich in dieser morphologisch gekennzeichneten Gruppe von Zellen „Stammzellen" befinden, so könnte die Reticulumzellwucherung auch Ausdruck eines Regenerationsversuches sein, der jedoch aufgrund der mangelhaften Lebensbedingungen nicht zur Ausbildung differenzierter Blutzellvorstufen, sondern zur Umwandlung in Fibroblasten und Fibrocyten führt[167]. In den ödematösen Gebieten tauchen neben den retikulären Zellen fibroblastoide Zellen und später auch Fibrocyten auf. Das zunächst homo-

[166] BARGMANN 1930, STODTMEISTER, SANDKÜHLER und FLIEDNER 1956.
[167] Siehe auch FIESCHI und SACCHETTI 1957.

gene Ödem wird langsam faserig organisiert. Die Zahl der Fibroblasten und Fibrocyten nimmt weiter zu, bis die letzten Herde der Hämopoese durch Bindegewebe völlig eingemauert, auseinandergedrängt oder gar verschwunden sind. Bei den Bildern mit reifem Bindegewebe fehlen Bindegewebszellen häufig fast ganz, Veränderungen, wie sie auch in klinischen Fällen beschrieben wurden[168]. Wird das Endstadium erreicht, so kommt es zu einer Formierung der Bindegewebsfasern zu trabeculären Zügen, aus denen durch Calciumeinlagerung ein sekundärer mesenchymaler Bindegewebsknochen wird.

Obgleich bei den beschriebenen Befunden von ganzkörperbestrahlten und markzelltransfundierten Ratten die wirksamen pathogenetischen Faktoren nicht bewiesen werden konnten, so muß doch an die Möglichkeit einer immunologischen Ätiologie gedacht werden, wobei möglicherweise eine optimale Konstellation von Strahlendosis (bei 700 r kann das Rattenmark im Prinzip selbst regenerieren), Markzellzahl (die verwendete Zellzahl liegt an der unteren Grenze des Protektionsoptimums) und mikrobieller Flora der Tiere (keine SPF-Tiere, sondern konventionelle Tierhaltung) eine wesentliche Rolle spielte. Nach der Möglichkeit der immunologischen Induktion von Reticulumzellhyperplasien muß auch in der Klinik gefragt werden. Auch BURKHARDT (1965) weist bei seinen Befunden der Markreaktion bei hyperergischen Mesenchymkrankheiten auf die Beziehungen zwischen den immunkörperproduzierenden Plasmazellen und den antigen wirksame Proteinkomplexe abbauenden Histiocyten hin.

V. Neoplasien des Knochenmarkes
1. Allgemeine Vorbemerkungen

Aufgabe dieses Abschnittes ist es, die Probleme der Knochenmarkregeneration in ihrer Beziehung zu knochenmarkeigenen Neoplasien zu umreißen. Um mehr kann es sich nicht handeln, ist doch heute das Wesen der neoplastischen Erkrankungen des Knochenmarkes, ihre Ätiologie und Pathogenese, weitgehend unerforscht.

ROHR (1960) umschrieb die Knochenmarkneoplasie als „Fehlregeneration eines Gewebes mit zunehmend *autonomer werdender Proliferation* und der damit erworbenen Metastasierungsfähigkeit", wobei letztere bei den neoplastischen Erkrankungen des Markes keineswegs genau definiert ist. Wie später noch zu erörtern sein wird, könnte man die Hämoblastosen auch als Systemerkrankungen des im Körper verteilten Mesenchyms ansehen und nicht notwendigerweise nur als Erkrankung des Knochenmarkes. DAMESHEK und GUNZ (1964) beziehen ihre Definition mehr auf die Leukocyten bildenden Systeme und schreiben, „eine Leukämie kann als eine generalisierte, abnormale, neoplastische, sich-selbst-unterhaltende Proliferation (sei sie langsam oder schnell) von einem der Leukocyten bildenden Systeme aufgefaßt werden, die oft gekoppelt ist mit abnorm hohen Leukocytenzahlen. Sie führt schließlich zur Anämie, Thrombopenie und zum Tod".

Die Grenzen unseres Wissens beziehen sich vor allem auf die Ursache der abnormen Proliferation. Warum kommt es zu dieser eigentümlichen Wachstumsform des blutzellbildenden Gewebes? Bei der Markregeneration im Rahmen von Infekten ist ein Agens wirksam (Bacterium, Virus oder Antigen). Sobald dieses fortfällt, kehrt die Zellumsatzrate zur Norm zurück. Das Gleichgewicht zwischen Zellbildung und -untergang ist zwar verschoben, aber nicht irreversibel entgleist. Bei den neoplastischen Prozessen kennen wir bisher nur die fortschreitend

---

[168] WYATT und SOMMERS 1950, STODTMEISTER, SANDKÜHLER und LAUR 1953, ANDREASEN 1958.

Tabelle 3a. *Allgemeine Klassifizierung der Hämoblastosen (Leukosen und Reticulocytosen).* (Aus Rohr: Das menschliche Knochenmark. Georg Thieme 1960)

Differenzierungs-form	Myeloisches Parenchym		Reticulohistiocytäres Zellsystem		Lymphatisches Parenchym	
	unreif	reif	unreif	reif	unreif	reif
1. Primärtumor (*Blastom*)	Myelosar-kom (Chlorom) Erythroblastom ← →	Myelo-cytom	Retothel-sarkom Plasmocytom ← → Mastocytom	Retothel-iom	Lympho-sarkom (Thymo-sarkom) Lymphoblastom (Brill-Symmers)	Lympho-cytom
2. System-affektion (Generali-sation) *Blastomatose* (i.a. aleuk-ämisch)	Myelo-sarko-matose Chloromatose Erythroblastomatose	„chron. aleukäm. Myelose"	Retothel-sarko-matose Plasmocytose (diffuses und multiples Myelom) ← → Mastzellenretikulose	Retiku-lose	Lympho-sarko-matose Lymphoblastomatose (Brill-Symmers-Sar-kom)	aleuk. Lymph-adenose
Leukämie i.e.S.	*Myeloische Formen* myelo-blastische promye-locytäre, myelo-mono-cytäre, eosino-phile, basophile *Erythropoet. Formen* Erythro-leukosen *Thrombopoet. Formen* Thrombocythämie	myelo-cytäre *Formen* Polycyt-hämie	*Retikuläre Leukosen* Retik. endoth. Leukosen (sog. Réticulémie) ← → Plasmazellenleukämie ← → Gewebemastzellen-leukose (?)		lympho-blastische Form (Para-leuko-blasten-leukose)	lympho-cytäre Leukosen

„bösartige" Entwicklung: diese Prozesse unterhalten sich nach ihrer Entstehung selbst, sie scheren aus den homöostatischen Mechanismen des Körpers aus.

Während die Erforschung der allgemeinen Pathologie neoplastischer Prozesse des Knochenmarkes nach Virchow (1846, 1847, 1856, 1858) von dem unkontrollierten proliferativen Wachstum der beteiligten Zellpopulationen ausging, beschäftigen sich die neueren Überlegungen mit der Frage, ob die neoplastischen Prozesse der blutzellbildenden Gewebe nicht vielleicht auf Reifungs- und Abbaudefekte zurückgehen[169]. Rohr (1960) betont, daß die Anlage zu einer Fehlregeneration — sei sie bedingt durch eine atypische Proliferation oder einen atypischen Abbaumechanismus — unter der Einwirkung cancerogener Stoffe, sog. mutagener Carcinogene erworben sein kann. Sie kann aber auch in der Embryonalzeit als Fehlanlage entstehen und dann später, meist durch Einwirkung sog. Proliferationsreize (Viren, körpereigene Hormone, Mangel an proliferationsregulierenden Stoffen), zur Manifestation gelangen.

---

[169] Craddock 1965.

Tabelle 3b. *Klassifikation der Retikulosen i.e.S.* (Aus ROHR: Das menschliche Knochenmark. Georg Thieme 1960)

Differenzierungsform	Reticulo-endotheliosen		Reticulo-histomatosen		Reticulo-granulomatosen	
Reifegrad	reif	unreif	reif	unreif	reif	unreif
lokalisiert	Reticulom	Reticulosarkom (Ewing-Sarkom)	Plasmocytom (knotiges solitäres u. multiples Plasmocytom) Mastocytom (Riesenzelltumor)		Granulomatosen	Granuloblastomatosen
systematisch (generalisiert)	Reticulosen	Reticulosarkomatose (auch Lympho-Reticulosarkomatose)	Plasmocytom (diffuses multiples Myelom) *Histioplasmocytäre Formen* Lymphoretikulosen, Morbus Waldenström, Mastocytäre Retikulosen (DEGOS)		Eosinophiles Granulom Morbus Schüller-Christian Morbus Abt.-Letterer-Siwe ← → Morbus Hodgkin (Paragranulom- Lymphogranulom- Hodgkin-Sarkom) Osteomyeloretikulose	
					Osteomyelosklerose	Osteomyelogranulomatose
leukämisch (fakultativ)	leuk. Reticuloendotheliose retik. Monocytenleukämie Réticulémie)		Plasmazellenleukämie Gewebsmastzellenleukämie		Megakaryocytenleukämie (Leukoerythroblastosen)	
Morphologische Charakteristika	retothelial-monocytär Retikulinfaserbildung (oft polykaryocytär)		retothelial-lymphoplasmocytär, polykaryocytär, mastocytär		retothelial-histoplasmocytär, polykaryocytär, Granulom- und Fibrosetendenz, selten Nekrosen	
klinisch-hämatologisch	monocytäre Reaktion Hepatosplenomegalie und ev. lymphatisches System		Paraproteine (ev. Amyloid) Antithrombine? Knochenmark, RHS und ev. auch lymphatisches System		„fetales Blutbild" Leukocytosen (ev. leukämisch) Knochenmark (OMR) lymph. System (Morbus Hodgkin) u. RHS	

Im folgenden soll zwischen den Neoplasien unterschieden werden, die das Markparenchym oder einzelne seiner Zellsysteme betreffen und denen, die vom Stroma des Markes ausgehen. Erstere werden als Hämoblastosen (Leukosen) von den Knochenmarkretikulosen abgegrenzt. Man könnte demnach die Leukosen auch als Parenchym-Neoplasien, die Retikulosen als Stroma-Neoplasien auffassen. Zu den Hämoblastosen rechnet man die myeloischen Leukosen, die Erythrämien und vom Megakaryocytensystem die sog. essentielle Thrombocytose. Ob die Polycythaemia vera mehr in diese Gruppe oder in die der Hyperplasien gehört, bleibt offen — zumindest ist bekannt, daß die Polycythämie als Leukose enden kann. Zu den Retikulosen im Sinne dieses Abschnittes wird das Plasmocytom und der Morbus Waldenström gerechnet. Monocytenleukämien können als mono-myeloische

Leukosen aufgefaßt werden, sind aber möglicherweise auch den Retikulosen zuzuordnen. Die Myelofibrosen nehmen eine Zwischenstellung ein: man kann sie als Hyperplasie des Knochenmarkstromas auffassen, es werden aber auch leukämieartige Verlaufsformen beobachtet. Die extraossale Metaplasie mit der myeloischen Blutreaktion entwickelt sich wohl aus dem lokalen adventitiellen Bindegewebe, zeigt aber häufig ebenfalls eine anaplastische Fehldifferenzierung im Sinne einer leukotischen Proliferation[170].

In Tabelle 3 ist eine allgemeine Klassifizierung der Hämoblastosen und Retikulosen dargestellt, die eine Hilfe zur Orientierung sein kann[171]. Ob und inwieweit eine solche Klassifizierung aufrecht zu halten sein wird, muß dahingestellt bleiben. ROHR (1960) widmet in seinem Buch den allgemein-pathologischen Problemen bei neoplastischen Prozessen des Knochenmarkes viele Seiten und konnte zu seiner Zeit über eine morphologisch orientierte Phänomenologie doch nicht hinauskommen. Die experimentelle und klinische Hämatologie hat aber gerade in den letzten 10 Jahren auch auf diesem Gebiet dadurch einen besonderen Aufschwung genommen, daß es tierexperimentell gelang, mehr und mehr Leukämieprobleme zu analysieren, und daß die Verwendung neuer zellphysiologischer Methoden, insbesondere der Zellmarkierungsmethoden mit radioaktiven Isotopen, ganz neue Gesichtspunkte über die Probleme der Knochenmarkproliferation bei Neoplasien erbrachte. Deshalb soll sich dieser Abschnitt über die Vorstellungen von ROHR (1960) sowie DAMESHEK und GUNZ (1964) hinaus vor allem mit den modernen Erkenntnissen der Zellkinetik, also mit den quantitativen Problemen der Zellregeneration bei Markneoplasien befassen.

2. Regenerationsprobleme bei tierexperimentellen Hämoblastosen und bei leukämischen Blastenkrisen des Menschen

Für das Verständnis der beim Menschen auftretenden Probleme der Knochenmarkregeneration bei Leukosen sind die tierexperimentellen Befunde nicht direkt übertragbar. FURTH und CAHN (1937) erbrachten den Beweis, daß bei Mäusen eine Mäuseleukämie durch eine einzige Zelle übertragen werden kann, ein Befund, der von SKIPPER (1965) bestätigt und hinsichtlich der Frage der chemotherapeutischen Möglichkeiten ausgenutzt werden konnte[172]. Die Mäuseleukämie L 1210 hat nach Überimpfung eine 2tägige Verzögerungsphase, gefolgt von einem exponentiellen Wachstum mit einer Verdopplungszeit von etwa 0,5 Tagen. Innerhalb von 15—18 Tagen sind dann etwa 10^9 leukämische Zellen entstanden, die den Wirtsorganismus überschwemmen und töten.

Neuere Untersuchungen über die Wachstumskinetik von Ehrlich-Ascites-Tumorzellen nach Transplantation mögen gewisse Hinweise auf die Verhältnisse bei Tier und Mensch geben. LALA und PATT (1966) konnten zeigen, daß die Population der Ascituszellen in den ersten 4 Tagen nach Überimpfung exponentiell wächst. Danach verlangsamt sich die Wachstumsrate und später ist sogar ein Zellabfall möglich. Es ist nun von Bedeutung, daß die Verdopplungszeit des Ascitestumors jeweils länger ist als die Generationszeit. Daraus muß man schließen, daß entweder Zellen sterben und/oder daß ein Teil der gebildeten Zellen nicht mehr proliferationsfähig ist. Weiterhin ist von Interesse, daß die Generationszeit, die DNS-Synthesezeit sowie die Summe von G_2 und Mitose nach der Überimpfung ansteigt. So konnte gezeigt werden, daß innerhalb von 7 Tagen die Zellgenerationszeit von 8 auf 22 Std zunahm. Die Fraktion der teilungsfähigen Zellen fiel nach Überimpfung von 82% bei Beginn auf 53% nach 7 Tagen ab. Leider liegen bisher keine entsprechenden Daten bei Mäuseleukämie nach Überimpfung vor.

---

[170] ROHR 1960.   [171] ROHR 1960.
[172] SCHABEL, SKIPPER, TRADER und WILCOX 1965, SKIPPER, SCHABEL und WILCOX 1964.

Dennoch sind die Ascitestumorergebnisse wichtig, um einige zellphysiologische Parameter einzuführen. In den früheren Abschnitten dieses Beitrages wurde unter dem Aspekt der Physiologie der Zellregeneration vom zellkinetischen Gleichgewicht zwischen Zellbildung und Zellabbau ausgegangen. Nach cytotoxischer Schädigung des Markes kam es nach Erreichen von Minimalzellzahlen im Mark zu einer Repopulation, die zeitweilig einen exponentiellen Charakter aufwies, dann aber wieder in ein Fließgleichgewicht einmündete. Bei der experimentellen Leukämie haben wir es nun mit einem Zustand zu tun, bei dem offenbar das exponentielle Wachstum unkontrolliert verläuft und vom Körper nicht reguliert werden kann. Bei der menschlichen Leukämie sehen wir alle Übergänge: es gibt Leukämieformen, bei denen sich die leukämische Zellpopulation in einem Gleichgewicht zu befinden scheint, die Zellzahlen im Blut scheinen für Wochen und Monate konstant zu sein oder steigen nur sehr langsam an (gewisse Fälle der chronischen Myelose oder der chronisch lymphatischen Leukämie). Es gibt aber auch rasch progrediente Formen, bei denen sich die Zellzahlen innerhalb von Tagen verdoppeln, wie gewisse Formen der akuten Leukämie.

In Abb. 47 sind die peripheren Leukocytenwerte eines Patienten aufgeführt, der monatelang ein aleukämisches Blutbild hatte und in dessen Knochenmark die Myelopoese mit einer Kernlappungsstörung überwog, so daß kaum Erythroblasten vorhanden waren. Monate später kam es plötzlich zu einer „Blastenkrise" mit Anstieg der Leukocytenzahlen im Blut von 10000 auf 100000 pro mm³ innerhalb weniger Wochen. Bei Kindern konnten Verdoppelungszeiten für die leukämischen Zellzahlen im Knochenmark von 3—6 Tagen bei derartigen „Blastenkrisen" beobachtet werden[173].

Bei diesen Beispielen ist nicht nur die Generationszeit der sich teilenden Zellpopulation von Interesse, sondern auch ihre Verdopplungszeit und die Faktoren, die sie beeinflussen. Letztere ist mitbestimmt durch die Generationszeiten der in der Zellpopulation vorhandenen teilungsfähigen Zellen. Sie ist aber weiterhin stark davon abhängig, ob und wenn ja wie rasch die gebildeten Zellen absterben oder aber in teilungsunfähige Zellen übergehen, die morphologisch nicht von den teilungsfähigen zu unterscheiden sind. Die Frage des Verständnisses der Regeneration der Zellen im Knochenmark bei Neoplasien ist entscheidend von der Erforschung dieser Parameter abhängig. Natürlich ist das Wachstum weiterhin von den sonstigen Wachstumsbedingungen — den endogenen und exogenen Regulationsfaktoren und dem Verhältnis zur normalen Zellbildung im Knochenmark — abhängig, über die noch nicht viele Fakten bekannt sind.

Wenn man annimmt, daß nach einer intensiven Chemotherapie nur eine leukämische Zelle im Körper zurückbleibt, die eine Generationszeit von 4 Tagen hat, würde es 164 Tage dauern, bis die leukämische Population, ein exponentielles Wachstum vorausgesetzt, bis auf 10^{12} Zellen angewachsen ist. Aus solchen Überlegungen geht klar hervor, daß jede einzelne leukämische Stammzelle getötet werden muß, um eine Heilung zu erzielen, falls nicht das Wesen der leukämischen Entartung aufgespürt wird und damit die Möglichkeit bestünde, diesen Prozeß wieder in das normale Fließgleichgewicht der Hämopoese zurückzuführen. Was für die menschliche Leukämie zunächst zu erforschen gilt, ist die Frage, ob — wie bei der Mäuseleukämie — jede leukämische Zelle eine „Stammzelle" ist, die die Krankheit fortführen kann, oder nicht. Dies wird für alle chronischen Verlaufsformen qualitativ, wenn auch noch nicht quantitativ, verneint werden können. Bei den akuten Leukämien, bei denen gewöhnlich nur ein Zelltyp das Bild beherrscht, ist diese Frage zunächst nicht eindeutig zu beantworten.

---

[173] FREI und FREIREICH 1965, ZUBROD, SCHEPARTZ, LUDER, ENDICOTT, CARRESE und BAKER 1966.

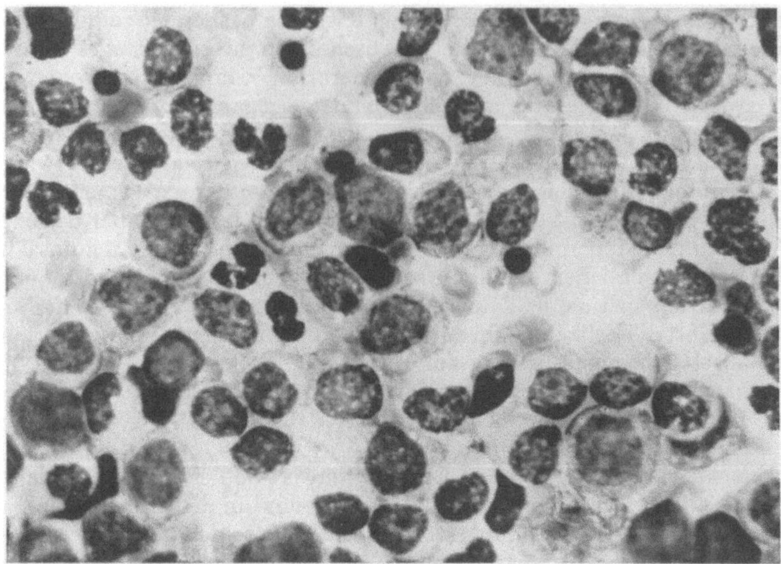

Abb. 47a. Knochenmarkausstrich eines Patienten, der $1^1/_2$ Jahre später eine akute „Blasten-krise" im Blut entwickelte. Vorher (Zeitpunkt der Abbildung) bestand eine myeloische Hyperplasie und erythropoetische Aplasie

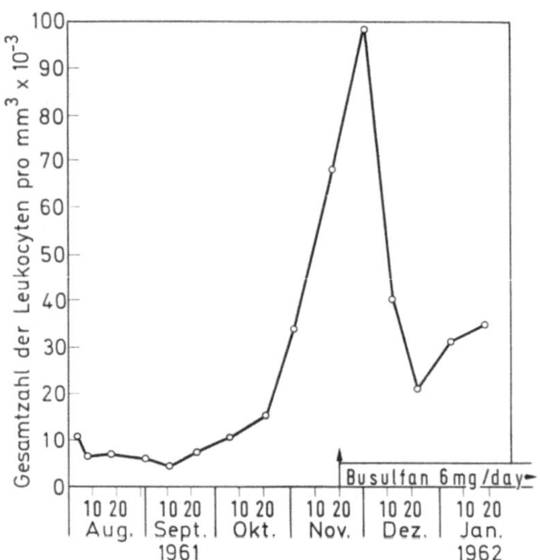

Abb. 47b. Leukocytenwerte im Blut desselben Patienten mit „Blastenkrise"

3. Das Regenerationsproblem der menschlichen Leukosen aus der Sicht der natürlichen Entwicklung und der strahlenbiologischen Erfahrungen

Seit Jahrzehnten wird die Leukose beim Menschen als eine Erkrankung auf-gefaßt, bei der es zur raschen Proliferation einer anomalen Zellpopulation kommt. Dabei erscheint es unwesentlich, ob sich diese abnormen Zellen aus der pluri-potenten hämopoetischen Stammzelle oder aus „determinierten" Stammzellen entwickeln. Ebenso scheint es für das Verständnis des leukotischen Prozesses zunächst irrelevant zu sein, ob es dadurch, daß diese Zellen wie ein Parasit wirken oder aber die normale Hämopoese verdrängen und damit die lebenswichtige Blutzellproduktion zum Erliegen bringen, zum Tod des Wirtsorganismus kommt.

Das gegenwärtige Konzept der Chemotherapie beinhaltet, daß alle leukämischen Zellen zur uneingeschränkten Proliferation fähig sind und daß eine Heilung die Eliminierung aller entarteten Stammzellen voraussetzt. Es wird auch angenommen, daß der Prozeß der leukotischen Entartung irreversibel ist, eine Annahme, die mit den beobachteten Spontanremissionen gerade bei akuten Leukämien schlecht vereinbar ist[174], auch wenn sie vor allem nach Bluttransfusionen und akuten Infektionen beobachtet wurden.

Einerseits kann es keinen Zweifel geben, daß die Zellregeneration bei Leukosen keine Fließgleichgewichtsituation darstellt. Andererseits deuten die Befunde bei menschlichen Leukosen darauf hin, daß diese unausgeglichene Regeneration auch kein exponentielles Wachstum beinhaltet, bei dem jede Zelle zur Teilung befähigt ist. Bei der menschlichen Leukose gibt es sicherlich teilungsfähige und teilungsunfähige abnorme Zellen, wobei die Analogie zur normalen Hämopoese in gewisser Weise berechtigt ist. Diese wird durch eine bisher morphologisch nicht identifizierte Stammzellpopulation aufrecht erhalten, während der allergrößte Teil der teilungsfähigen Zellen nicht selbsterhaltend ist, sondern sich auf dem Weg der Reifung und Funktion befindet.

In Japan wurde eine große Zahl von Menschen durch die beiden Atombombenexplosionen einer Ganzkörperbestrahlung ausgesetzt. Die normale Hämopoese bei den sich spontan erholenden Personen war innerhalb von 60 Tagen wiederhergestellt. Es ist bekannt, daß eine Häufung von Leukosen frühestens erst nach 18 Monaten beobachtet wurde mit einem Maximum nach 5 Jahren[175]. Nimmt man an, daß durch die Bestrahlung *eine* Stammzelle „leukotisch" entartete, die eine Generationszeit zwischen 6—48 Std hatte, so würde sich innerhalb von 9—74 Tagen eine Zellpopulation von 10^{11} Zellen entwickelt haben, falls ein exponentielles Wachstum ohne Zelltod bestand. Dabei kann man davon ausgehen, daß eine Leukämie leicht diagnostiziert werden kann, wenn im Körper 10^{12} leukämische Zellen vorhanden sind. Cronkite (1968) glaubt nicht, daß man einfach davon ausgehen kann, daß die 18 Monate nach der Atombombenexplosion beobachteten Leukosen das Resultat des exponentiellen Wachstums einer leukotisch entarteten Stammzelle sind. *Eine* Zelle würde sich innerhalb von 18 Monaten auf 10^{11} Zellen vermehrt haben, wenn die Generationszeit 14,7 Tage betragen hätte. 10 entartete Zellen brauchten bei einer Generationszeit von 16,2 Tagen, 1000 Zellen bei einer Generationszeit von 20,2 Tagen jeweils 18 Monate, um sich in eine klinisch diagnostizierbare Leukose zu entwickeln. Es wird noch darauf hinzuweisen sein, daß solche Generationszeiten bei teilungsfähigen leukotischen Zellen bisher nicht beobachtet wurden. Aus diesem Grunde muß angenommen werden, daß auch bei der leukotischen Zellvermehrung eine Zellpopulation eine uneingeschränkte „Stammzellenfunktion" hat, eine zweite jedoch — die von Fall zu Fall im Grad ihrer Differenzierung variabel ist — nur eine begrenzte oder gar völlig blockierte Teilungsfähigkeit besitzt. Man hat es also wie bei der normalen Hämopoese mit einem „Stammzellspeicher" sowie „Teilungs- und Ausreifungsspeichern" zu tun, wobei das Verhältnis zwischen beiden normalerweise im Gleichgewicht ist, bei der Leukose jedoch im Ungleichgewicht mit einer bisher nicht manipulierbaren Autonomie der Proliferation des entsprechenden Stammzellenspeichers. Falls man zum Schluß kommt, daß nach der Atombombenexplosion nicht sofort mindestens eine Stammzelle leukotisch entartete, müßte man vermuten, daß diese Stammzelle(n)

---

[174] Diamond und Luhby 1951, Wetherly-Mein und Cotton 1956.
[175] Heyssel, Brill, Woodbury, Nishimura, Ghose, Hoshino und Vamasaki 1960.

lange „ruhte", bevor sie zur leukotischen Zellteilung stimuliert wurde. Eine Alternative wäre, daß die lange Latenzperiode bis zur Diagnostizierbarkeit der Erkrankung ihre Ursache in einer hohen Absterberate der proliferierenden leukotischen Stammzellenpopulation hat. Eine dritte Möglichkeit wäre, daß die Bestrahlung nur einer von mehreren notwendigen Schritten ist, um eine Zelle leukotisch entarten zu lassen.

4. Methoden und Ergebnisse der zellphysiologischen Erforschung der leukotischen Regeneration

a) Methoden der Erforschung der Markregeneration bei Neoplasien

Es gibt mehrere Methoden, die einige Parameter der Regeneration des Knochenmarkes bei Leukosen erfassen. Leider ist es nur in den seltensten Fällen möglich, die Entwicklung einer Leukose aus ihren präleukämischen Stadien zu beobachten.

1. In vielen Untersuchungen wurde die in vitro-Markierung von normalen im Vergleich mit leukämischen Zellpopulationen im Knochenmark und Blut mit Thymidin-³H angewendet. Als quantitative Aussage wird der Markierungsindex verwendet, der sich aus dem Anteil der markierten Zellen an der Gesamtpopulation ergibt.

$$(\%)\ \text{Markierungsindex} = \frac{\text{Zahl der Zellen in DNS-Synthese (markiert)}}{\text{Zahl der Zellen der Gesamtpopulation}}.$$

Die Schwierigkeit liegt hierbei in der morphologischen Charakterisierung der zu den markierten Zellen gehörigen Zellen der Gesamtpopulation.

Diese Methode wurde von einer Reihe von Autoren dazu verwendet festzustellen, ob die leukotisch entarteten Zellen tatsächlich „rasch" proliferieren oder nicht[176]. Das Ergebnis der ersten Befunde war, daß leukotische Zellen im allgemeinen nicht rascher proliferieren als normale Zellen, weil der Anteil der in DNS-Synthese befindlichen Zellen bei einer Leukose sogar eher kleiner ist als bei der normalen Hämopoese. So fanden als erste Bond, Fliedner, Cronkite, Rubini, Brecher und Schork (1959), daß der Thymidin-³H-Markierungsindex beim multiplen Myelom, bei der chronisch lymphatischen und bei der akuten Leukämie (außer bei Blastenkrise) gegenüber normalen teilungsfähigen hämopoetischen Zellen stark erniedrigt ist. Rubini, Bond, Keller, Fliedner und Cronkite (1961) fanden, daß der Markierungsindex mit Thymidin-³H im peripheren Blut von Patienten mit chronisch myeloischer Leukämie nur 0,5—5% betrug gegenüber etwa 40—60% der teilungsfähigen myeloischen Zellen im Knochenmark. Der Markierungsindex bei chronisch lymphatischer Leukämie lag zwischen 0 und 0,66%, bei akuter Leukämie zwischen 0 und 4,2% und bei einer akuten Stammzellenleukämie zwischen 3,1 und 14%. Gavosto (1967) verglich den Thymidin-³H-Markierungsindex des Knochenmarkes von Normalpersonen mit dem bei akuten Leukämien. Im normalen Mark ist dieser 42%, das bedeutet, daß sich normalerweise 42 von 100 Knochenmarkzellen in DNS-Synthese und daher in Vorbereitung zur Zellteilung befinden. Bei den verschiedenen Leukosen schwankte der Index zwischen 0,2 und 9,1%. Falls sich alle leukotischen Zellen teilen, würde ein derartig niedriger Markierungsindex auf sehr lange Generationszeiten im Verhältnis zu denjenigen bei normalen teilungsfähigen hämopoetischen Zellen hinweisen. Mauri (1962) glaubt tatsächlich, eine längere Generationszeit bei leukotischen Zellen beobachtet zu haben. Gavosto (1967) fand, daß der Markierungsindex der großen

---

[176] Bond, Fliedner, Cronkite, Rubini, Brecher und Schork 1959, Cronkite, Fliedner, Bond, Rubini, Brecher und Quastler 1959, Cronkite, Bond, Fliedner und Rubini 1959, Gavosto, Marani und Pileri 1960, Fliedner, Cronkite und Bond 1961, Craddock und Nakai 1962, Mauri 1962, Moxley, Perry, Weiss und Zelen 1965.

leukämischen Blasten höher als bei kleinen Blasten war. KILLMANN (1965) bestätigte den niedrigen Markierungsindex im Knochenmark und Blut bei akuten Leukämien. Obgleich der Index im Mark höher ist als im Blut, so erreicht er niemals Werte wie bei normalen teilungsfähigen Blutzellvorstufen. Daraus wurde von diesem Forscher und mit ihm auch von einer Reihe weiterer Autoren die Frage gestellt, ob nicht eine Alternative zur Hypothese der „langen Generationszeit" in der Form möglich sei, daß es eine Population leukämischer Zellen gibt, die sich relativ rasch und progressiv teilt und eine zweite morphologisch zunächst nicht genau identifizierbare, die sich nicht oder nur wenig teilt, die akkumuliert und dann irgendwann mehr oder weniger effizient abgebaut wird.

CRADDOCK und NAKAI (1962) bestätigen den niedrigen Thymidin-^{3}H-Markierungsindex bei Leukämien. Sie kamen aber zu folgendem Schluß: „Leukämische Blasten haben eine viel längere Generationszeit als normale Blasten oder die unreifen Zellen bei der chronisch myeloischen Leukämie. Bei manchen Fällen ist die Majorität der leukämischen Blasten in Interphase. Dadurch, daß die Proliferationsrate verlangsamt ist und es nicht zur Ausreifung und Differenzierung kommt, erscheint die Lebenserwartung der leukämischen Blasten gegenüber der sich normal regenerierenden Population von myeloischen Zellen verlängert."

Somit ist die Frage nach der Umsatzgeschwindigkeit, d. h. der Regeneration neoplastisch entarteter Knochenmarkzellen allein aufgrund von in vitro-Thymidin-^{3}H-Markierungsversuchen nicht zu lösen. Es müssen zellkinetische in vivo-Studien vorgenommen werden. Bevor auf diese eingegangen wird, sollen noch andere Methoden erwähnt werden.

2. Eine Reihe von Untersuchungen wurde mit Hilfe der Leukopherese[177] sowie der extrakorporalen Blutbestrahlung vorgenommen[178]. Bei beiden Methoden wird versucht, durch die nach außen oder nach innen erfolgende „Drainage" von Blutleukocyten einen Sog auf die Bildungsstätten leukämischer Zellen auszuüben, um deren Regenerationsrate und die Probleme des Austausches von Blut- und Knochenmarkzellen bei Leukosen zu untersuchen. Auf die Ergebnisse dieser Studien soll hier nicht näher eingegangen werden, da sie prinzipiell keine zusätzlichen Argumente zum Problem der Markregeneration bei Leukosen liefern.

3. Eine weitere Methode verwendet die Möglichkeit der in vivo-Markierung von normalen und je nach Reifegrad nur beschränkt markierbaren leukämischen Blutzellen mit DF-^{32}P und anschließender Autotransfusion, um die Lebenserwartung dieser Zellen und ihre Verteilung in den verschiedenen Zellspeichern zu erforschen[179]. Darüber hinaus bietet die in vitro-Markierung der RNS von normalen und leukämischen Blutzellen (Lymphocyten, Monocyten und unreifen, RNS synthetisierenden leukämischen Zellen) mit Cytidin-^{3}H und nachfolgender Autotransfusion die Möglichkeit, die Zellen in ihrem Austausch mit den Bildungsstellen zu verfolgen[180].

4. Schließlich geben kinematographische Beobachtungen an Knochenmarkkulturen[181], Mitoseindexstudien[182] sowie mikrospektrophotometrische Befunde des DNS-Gehaltes[183] Hinweise auf die Regenerationsvorgänge neoplastischer Knochenmarkzellen.

---

[177] BIERMAN, KELLY, BYRON, CORDES und SCHLORED 1956, BIERMAN, MARSHALL, KELLY und BYRON 1963.

[178] CRONKITE, CHANANA und SCHNAPPAUF 1965, SCHIFFER, ATKINS, CHANANA, CRONKITE, GREENBERG und STRYCKMANS 1966.

[179] ATHENS, MAUER, RAAB, HAAB und CARTWRIGHT 1960, ATHENS, RAAB, HAAB, BOGGS, ASHENBRUCKER, CARTWRIGHT und WINTROBE 1965.

[180] FLIEDNER, CRONKITE und CUTTNER 1964, FLIEDNER 1967.   [181] BOLL und KÜHN 1965.

[182] ASTALDI und RAVETTA 1942, KILLMANN, CRONKITE, FLIEDNER und BOND 1964.

[183] VLADIMIRSKAYA, SIMONOV, BALAKHOVSKII und IVANOVA 1965.

b) Ergebnisse der in vivo-Markierung bei Leukosen mit Thymidin-³H

Wesentliche Ergebnisse hinsichtlich der Frage der Regeneration leukotischer Zellen in Knochenmark und Blut ergaben sich durch die in vivo-Markierung mit Thymidin-³H und der nachfolgenden Serienuntersuchung von Knochenmark und Blut. Die ersten, die über Ergebnisse mit dieser Methode bei leukämischen Patienten berichteten, waren Killmann, Cronkite, Robertson, Fliedner und Bond (1963). Seither haben eine Reihe von Autoren die gleiche Methode verwendet und Ergebnisse berichtet[184]. Aus den Ergebnissen dieser Autoren hat Cronkite (1968) die folgenden vorläufigen Schlußfolgerungen gezogen:

1. Die leukämischen Blastenzellen im peripheren Blut sind im Verhältnis zu normalen teilungsfähigen Blutzellvorstufen „steril" und nicht teilungsfähig.

2. Der Abstrom von Blastenzellen aus dem Blut scheint ein nach statistischen Gesetzen vor sich gehender Prozeß zu sein („at random") mit einer Halbwertzeit von etwa 23 Std.

3. Die Schwierigkeit, aus dem Einstrom markierter Blasten in das Blut Rückschlüsse auf den Blutumsatz dieser Zellpopulation zu ziehen, liegt an der ungeklärten Frage, wieviel unmarkierte Blasten gleichzeitig auch ins Blut einströmen und ob die Einstromrate geringer ist, als wenn für eine bestimmte Zeit alle einströmenden Zellen markiert wären. In Abb. 48 sind die Daten einer entsprechenden Untersuchung dargestellt[185]. Die angegebene Rate von 0,26% pro Stunde stellt deshalb einen unteren Grenzwert dar, weil gleichzeitig mit markierten auch unmarkierte Zellen nach Thymidin-³H-Injektion ins Blut einströmen können. Falls nur markierte Zellen einströmen, würde dieser Wert die Einstromrate der gesamten blutgängigen Population repräsentieren.

4. Da es kaum Thymidin-³H-markierbare Blasten im Blut gibt, wie auch der 1 Std-Wert des Blutes nach Thymidin-³H-Injektion zeigt (Abb. 48), erscheint der Schluß berechtigt, daß entweder vorzugsweise teilungsunfähige Zellen aus dem Mark ins Blut abgegeben werden oder daß die Blasten nicht mehr in der post-DNS-synthetischen Phase oder späten präsynthetischen, der DNS-Phase oder der Mitose ins Blut entlassen werden können, es also sehr darauf ankommt, in welcher Phase des Cellcyclus sich ein Blast befindet, um ins Blut abgegeben werden zu können.

5. Die Ergebnisse führten auch dazu, eine Möglichkeit der Bestimmung der Generationszeiten von leukämischen Blasten aufzuzeigen, nach der sie zwischen 50 und 80 Std anzusetzen sind, Generationszeiten, die nach neueren Ergebnissen aus verschiedenen Gründen zu hoch liegen dürften. Auf alle Fälle zeigte sich aus diesen ersten Studien, daß es sich bei leukämischen Zellen um mehrere Populationen mit unterschiedlichen Proliferationspotenzen handeln muß.

Gavosto, Pileri, Vachi und Pegoraro (1964) schlossen aus ihren in vivo-Thymidin-³H-Untersuchungen, daß es sich bei der Leukose um einen Defekt handele, der die Zellen daran hindert, sich zu differenzieren und auszureifen. Mauer und Fisher (1962, 1963, 1966) untersuchten unbehandelte Kinder mit akuter Leukämie nach intravenöser Applikation von Thymidin-³H. An 6 Knochenmarkaspirationsstellen war der initiale Markierungsindex der gleiche. Nahezu alle leukotischen Mitosen, aber nur 5—6% aller leukämischen Zellen des Markes waren mit Thymidin-³H markiert. Weiterhin zeigen die Befunde dieser Autoren, daß die großen Blasten ihre Markierung in dem Maße verlieren, wie die kleinen Blasten markiert werden. Auch bei diesen Studien fand sich ein Anstieg der markierten Blasten im Blut mit einer Rate von 0,4% pro Stunde, ähnlich dem in Abb. 48 dargestellten Wert.

---

[184] Gavosto, Pileri, Vachi und Pegoraro 1964, Mauer und Fisher 1962, 1963, 1966, Clarkson, Ohkita und Ota 1968.

[185] Killmann, Cronkite, Robertson, Fliedner und Bond 1963.

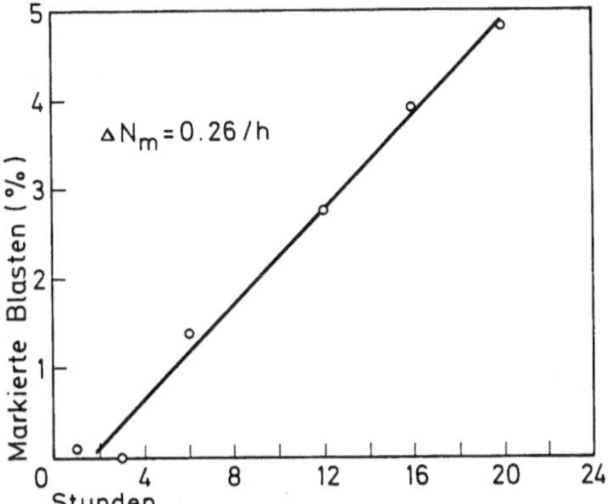

Abb. 48. Auftreten von markierten Myeloblasten (>5 Körnchen) im Blut nach Thymidin-³H-Injektion bei einem Patienten mit akuter myeloischer Leukämie. ΔN_m = Anstiegsrate des Markierungsindex in Prozent pro Stunde. [Nach KILLMANN, CRONKITE, ROBERTSON, FLIED-NER, and BOND: Lab. Invest. 12 (1963)]

CLARKSON, OHKITA und OTA (1968) konnten zwei weitere Patienten untersuchen und fanden ebenfalls den sehr niedrigen Markierungsindex der leukämischen Blasten. Aber sie berechneten aufgrund des Auftretens von markierten Mitosen bei leukämischen Zellen das Maximum der DNS-Synthesezeit dieser Zellen mit weniger als 20 Std (also normal) und schätzten eine Generationszeit von ca. 24 Std. Der Einstrom von markierten Blasten ins Blut betrug 0,23% bzw. 0,25% pro Stunde bei den beiden Patienten, ähnlich wie der in Abb. 48 gezeigte. Auch bei diesen Patienten erfolgte der Abstrom von markierten Blasten aus dem Blut mit einer Habwertzeit von 25 und 26 Std. Nach 8—10 Tagen kontinuierlicher Thymidin-³H-Infusion wurden nur 82—93% der Blasten bei einem Patienten markiert, ein Zeichen, daß 7—18% der Blasten Lebenserwartungen von mindestens 9 Tagen haben, bevor sie sterben oder in DNS-Synthese eintreten.

Somit geben bis heute die Ergebnisse von 14 Patienten mit akuter Leukämie — wie von CRONKITE (1968) ausführlich dargestellt wurde — folgende Übereinstimmung:

1. Der in vivo- und in vitro-Thymidin-³H-Markierungsindex leukämischer Blasten ist niedrig. Bei einer DNS-Synthesezeit (t_s) von 13 Std (wie sie im normalen menschlichen Knochenmark gefunden wird) ergeben sich nach der Formel

$$t_G = \frac{t_s}{I_M}$$

für die leukämischen Blasten Generationszeiten (t_G), die bei einem Markierungsindex (I_M) von 1% 1300 Std, von 10% 130 Std und von 50% 26 Std betragen würden. Da aber ein großer Teil der als Blasten gezählten Zellen gar nicht teilungsfähig ist, ist es nicht statthaft, aus in vitro-Befunden Generationszeiten zu berechnen.

2. Die leukämischen Blasten des Blutes teilen sich nur selten.

3. Nach Untersuchungen von leukämischem Knochenmark ergeben sich Hinweise auf 2 Populationen, eine teilungsfähige und eine nicht teilungsfähige[186].

4. Die Generationszeiten für die teilungsfähigen Blasten liegen in der Größenordnung von 24 Std.

Somit wird die ursprüngliche Frage, ob alle leukämischen „Blasten" Stammzellen sind, die den leukämischen Prozeß unterhalten und schüren, zur Zeit zu

---

[186] GREENBERG, CHANANA, CRONKITE, SCHIFFER und STRYCKMANS 1966.

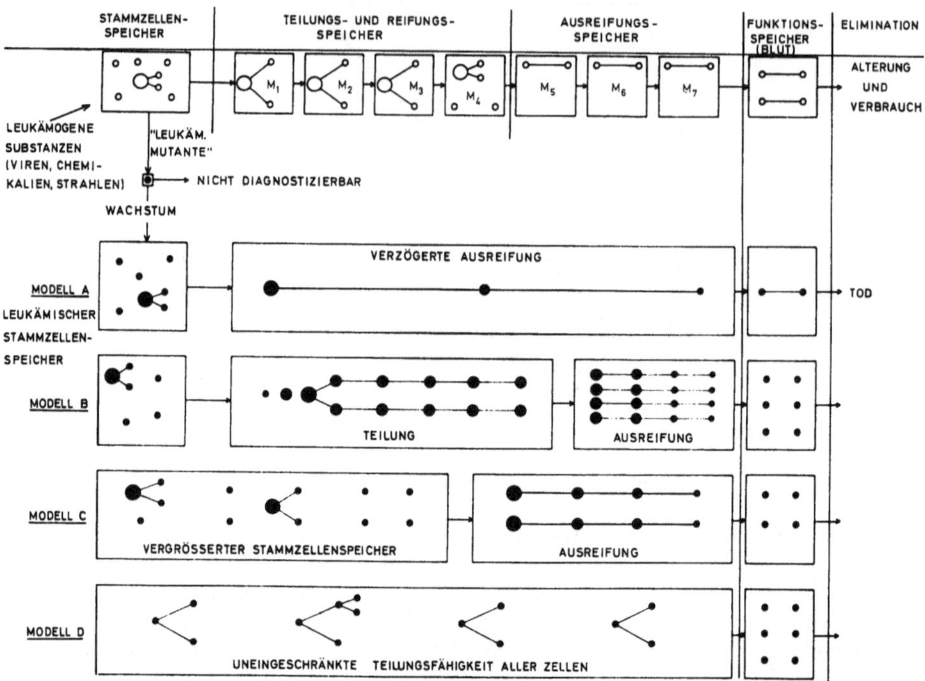

Abb. 49. Schematische Darstellung eines normalen Zellerneuerungssystems im Vergleich mit verschiedenen Modellen von leukämischer Zellproliferation. (Nach Cronkite, aus: Perspectives in Leukemia. New York and London: Grune & Stratton 1968)

verneinen sein. Möglicherweise sind 66—88% der Blastenpopulation nicht teilungsfähig.

Cronkite (1968) stellte eine Reihe von Modellen auf, die den leukämischen Prozeß hinsichtlich seiner Regeneration erklären könnten (Abb. 49). Danach wirkt ein Leukämie erzeugendes Agens auf den normalen Stammzellenspeicher ein, wobei sich mindestens eine Zelle in eine leukämische Stammzelle umwandelt, die sich nun teilt und eine Vermehrung von abnormen Zellen bewirkt.

Im Modell A wird angenommen, daß es eine sich teilende und eine nur langsam reifende leukämische Zellpopulation gibt, so daß es bei „normaler" Teilungsgeschwindigkeit der Stammzellen zu einer Akkumulation teilungsfähiger Zellen kommt. Dieses Modell erscheint höchstens für die chronisch lymphatische Leukämie diskutierbar zu sein.

Im Modell B wird ein Stammzellenspeicher angenommen, der im Verhältnis zu den sich teilenden leukämischen Blasten klein ist. In diesem Modell gibt es einen teilungsfähigen, differenzierten leukämischen Blastenspeicher, der sich allerdings nicht selbst erneuern kann. Dieser ist aufgrund seiner cytologischen Kriterien (z. B. Größe der Blasten)[187] von einem teilungsunfähigen Blastenspeicher abzutrennen. Beide Speicher geben ihre Zellen „at random" ins Blut ab.

Im Modell C wird davon ausgegangen, daß der gesamte teilungsfähige Zellspeicher sich selbst erneuernde Stammzellenpotenzen hat. Der Abstrom von Zellen aus dem Mark geschieht proportional zu der Anzahl der Zellen im Teilungs- und Reifungsspeicher. Die meisten der bisher untersuchten Leukämiefälle ließen sich entweder nach dem Modell B oder C oder einer Kombination erklären.

[187] Siehe Killmann 1965, Gavosto, Pileri, Vachi und Pegoraro 1964.

Das Modell D geht von einer nahezu exponentiell wachsenden Stammzellenpopulation aus, die für die Mäuseleukämie zutreffen mag, aber für die menschlichen Leukämiefälle, die bisher beobachtet wurden, nicht vorliegt. Ausnahmen mögen bei bestimmten kindlichen Leukämien oder bei Blastenkrisen vorkommen.

Zum Abschluß sollen noch einige Hinweise auf die Knochenmarkregeneration bei chronisch myeloischer Leukämie gegeben werden. Aufgrund ihrer Untersuchungen kamen BIERMAN und seine Gruppe[188] schon sehr früh zu der Auffassung, daß die Generationszeiten der Markzellen bei chronisch myeloischen Leukämien länger sind als normal. Sie schlossen weiterhin, daß die Ausreifung dieser Zellen verzögert sei und daß es nur langsam zu einer Abwanderung von Zellen aus dem Mark ins Blut komme, die dann allerdings von allen Stufen der Reifung aus erfolgen könne, wobei die unreifen Zellen im Blut eine längere Lebenserwartung hätten.

Später wurden zur Erforschung der Regenerationskinetik dieser Leukämieform DF-^{32}P und Thymidin-^{3}H verwendet. Zur Bestimmung der Lebenserwartung der Zellen bei chronisch myeloischer Leukämie wurden diese mit DF-^{32}P in vitro markiert und dann autotransfundiert[189]. Dabei stellte sich zunächst eine starke Vergrößerung des Blutgranulocytenspeichers auf das 10—150fache heraus. Die Abwanderungsgeschwindigkeit der Granulocyten aus dem Blut war auf das 4—12fache gegenüber der Norm verlängert. GALBRAITH (1966) kam aufgrund seiner Befunde zu folgenden Schlüssen:

1. Der leukämische reife Neutrophile lebt tatsächlich im Blut länger als die normale Zelle.

2. Anormale Leukocyten werden in extravasculären Speichern angereichert, können aber rezirkulieren.

3. Es gibt noch extracorpusculäre Faktoren, die die Kurven der spezifischen Aktivität der Blutleukocyten beeinflussen.

4. Im Stadium des Rückfalls bei der Leukämie kann es sein, daß der Austausch zwischen intra- und extravasculären Speichern nicht stattfindet.

5. Die intra- und extravasalen Speicher enthalten beide eine sich selbst aufrecht erhaltende Zellpopulation.

PERRY, MOXLEY, WEISS und ZELEN (1966) verwendeten sowohl in vivo als auch in vitro Zellmarkierungsmethoden bei chronisch myeloischer Leukämie. Sie[190] konnten dabei zeigen, daß in vitro Thymidin-^{3}H-markierte und autotransfundierte Myelocyten ins Knochenmark zurückkehren können, sich dort zu teilen und auszureifen vermögen. Aufgrund ihrer vielfältigen Studien entwickelten sie[191] ein einleuchtendes Modell der myeloischen Leukämie, nach dem Milz, Knochenmark und Blut Speicher darstellen, die jeweils proliferierende Populationen enthalten. Diese stehen im Austausch miteinander.

Alle diese Studien zeigen, daß die Diskussion über die Knochenmarkregeneration bei neoplastischen Prozessen in jüngster Zeit in eine neue Phase der quantitativen Erforschung eingetreten ist und in absehbarer Zeit eine kinetische Charakterisierung erwartet werden kann. Danach ist dann die Frage zu bearbeiten: Wie kann man die Entartung der Stammzelle(n) in eine nicht mehr den normalen Regulationsmechanismen unterliegende leukotische Zelle wieder rückgängig machen, sei es durch externe oder interne Manipulationen?

---

[188] BIERMAN, BYRON, KELLY, DOD und BLACK 1951, BIERMAN, KELLY, BYRON, CORDES und SCHLORED 1956, BIERMAN, MARSHALL, KELLY und BYRON 1963.

[189] MAUER und JARROLD 1963, ATHENS, RAAB, HAAB, BOGGS, ASHENBUCKER, CARTWRIGHT und WINTROBE 1965, GALBRAITH 1966.

[190] MOXLEY, PERRY, WEISS und ZELEN 1965.

[191] PERRY, MOXLEY, WEISS und ZELEN 1966.

Literatur

ALBRECHT, M.: Studien zur Thrombozytenbildung an Megakaryozyten in menschlichen Knochenmarkskulturen. Acta haemat. (Basel) 17, 160 (1957). ~ Studien zur Thrombozytenbildung, durchgeführt an Megakaryozyten in vitro. Materia Medica Nordmark 10, 131 (1958). — ALPEN, E. L.: Comparison of haematological responses and radiation recovery in several mammalian species. In: Effects of ionizing radiations on the haematopoietic tissue, p. 103. Vienna: IAEA 1967. — ALPEN, E. L., and D. CRANMORE: Observations on the regulation of erythropoiesis and on cellular dynamics by Fe59 autoradiography. In: The kinetics of cellular proliferation (F. STOHLMAN, ed.), p. 290. New York: Grune & Stratton, Inc. 1959. — ALPEN, E., D. CRANMORE, and M. E. JOHNSTON: Early observation on the effects of blood loss. In: Erythropoiesis (L. O. JACOBSON and M. DOYLE, ed.), p. 184. New York: Grune & Stratton, Inc. 1962. — ANDREASEN, A. P.: Myelofibrosis. Copenhagen: Munksgaard 1958. — ASKANAZY, M.: Das Knochenmark. In: Handbuch der speziellen pathologischen Anatomie und Histologie (F. HENKE und O. LUBARSCH, ed.), Bd. I/2, S. 781. Berlin: Springer 1927. — ASTALDI, G.: Differentiation, proliferation and maturation of hemopoitic cells studied in tissue culture. In: Haemopoiesis (G. WOLSTENHOLME and M. O'CONNOR, ed.), p. 99. London: Churchill 1960. — ASTALDI, G., and M. RAVETTA (zit. KILLMANN 1965): Haematologica 24, 657 (1942). — ATHENS, J. W., A. M. MAUER, H. ASHENBRUCKER, G. E. CARTWRIGHT, and M. M. WINTROBE: Leukokinetic studies. I. A method for labeling leukocytes with diisopropylfluorophosphate (DFP32). Blood 14, 303 (1959). — ATHENS, J. W., A. M. MAUER, S. O. RAAB, O. P. HAAB, and G. E. CARTWRIGHT: Studies of granulocyte kinetics. J. clin. Invest. 39, 969 (1960). — ATHENS, J. W., S. O. RAAB, O. P. HAAB, D. R. BOGGS, H. ASHENBRUCKER, G. E. CARTWRIGHT, and M. M. WINTROBE: Blood granulocyte kinetics in chronic myelocytic leukemia. J. clin. Invest. 44, 765 (1965). — ATHENS, J. W., S. O. RAAB, O. P. HAAB, A. M. MAUER, H. ASHENBRUCKER, G. E. CARTWRIGHT, and M. M. WINTROBE: Leukokinetic studies. III. The distribution of granulocytes in the blood of normal subjects. (The leukocytes in marginal pool are twice as many as in circulating blood.) J. clin. Invest. 40, 159 (1961a). ~ Leukokinetic studies. IV. The total blood, circulating and marginal granulocytes pools and the granulocytes turnover in normal subjects. J. clin. Invest. 40, 989 (1961b).

BACQ, Z. M.: Chemical protection against ionizing radiation. Springfield: Ch. Thomas 1965. — BALLERINI, G., S. LA PAGLIA e N. RICCI: Modalitá della rigenerazione del midollo osseo dopo irradiazione sperimentale sotto l'influenza di capillaro-protettori. Ann. Univ. Ferrara 3, 93 (1964). — BANNERMAN, R. M., M. GRINSTEIN, and C. V. MOORE: Haemoglobin synthesis in Thalassemia; in vitro studies. Brit. J. Haemat. 5, 102 (1959). — BARGMANN, W.: Über den Feinbau der Knochenmarkkapillaren. Z. Zellforsch. 11, 1 (1930). — BARTA, I.: Über die Tätigkeit des leukopoetischen Systems bei Infektionskrankheiten (Untersuchungen mittels Sternalpunktion). Folia haemat. (Lpz.) 50, 287 (1933). — BAUER, W.: Zur Ultrastruktur der Knochenmarknerven. In: Experimentelle und klinische Forschungen über Physiologie, Pathophysiologie und Strahlenpathologie der blutzellbildenden Systeme. I. Proliferationskinetische und strahlenbiologische Untersuchungen über die Blutzellbildung — Jahresbericht von T. M. FLIEDNER. Bericht der Europäischen Atomgemeinschaft EUR 3938d. Brüssel 1968. — BECKER, H., E. P. CRONKITE, T. M. FLIEDNER, H. MESSNER u. R. STODTMEISTER: Osteomyelofibrose in Ratten nach letaler Ganzkörperbestrahlung und Transfusion allogener Knochenmarkzellen. Bericht der Europäischen Atomgemeinschaft EUR 4043d. Brüssel 1968. — BEER, A. S.: Über die nervös-humorale Regulation des Blutes. Folia haemat. (Lpz.) 66, 22 (1942). — BEKKUM, D. W. VAN, and W. W. H. WEYZEN: Serial transfer of isologous and homologous hematopoetic cells in irradiated hosts. Path. Biol. Sem. Hôp. 9, 888 (1961). — BELCHER, E. H., E. B. HARRISS, and L. F. LAMERTON: Turnover studies with Fe59 in the x-irradiated rat. Brit. J. Haemat. 4, 390 (1958). — BERLIN, N. I., T. A. WALDMANN, and S. M. WEISSMAN: Life span of red blood cell. Physiol. Rev. 39, 577 (1959). — BESSIS, M.: Cytology of the blood and blood forming organs. New York: Grune & Stratton, Inc. 1956. — BETHARD, W. F., R. W. WISSLER, J. S. THOMPSON, M. A. SCHROEDER, and M. J. ROBSON: The effect of acute protein deprivation upon erythropoiesis in rats. Blood 13, 216 (1958). — BIERMAN, H. R., R. L. BYRON, K. H. KELLY, K. S. DOD, and P. M. BLACK: Studies on cross circulation in man. I. Method and clinical changes. Blood 6, 487 (1951). — BIERMAN, H. R., K. H. KELLY, R. L. BYRON JR., F. L. CORDES, and D. SCHLORED: An approximation of the rate of production and delivery of leukocytes in leukemic and nonleukemic subjects. Proc. 6th Congr. int. Soc. haemat. 132 (1956). — BIERMAN, H. R., G. J. MARSHALL, K. H. KELLY, and R.L. BYRON JR.: Leukopheresis in man. III. Hematologic observations in patients with leukemia and myeloid metaplasia. Blood 21, 164 (1963). — BLOOM, W., Ed.: Histopathology of irradiation from external and internal sources. Nat. Nucl. Energy Serv. Div. IV, 221, 808 (1948). — BOLL, I.: Morphologische Studien zum Verhalten von Knochenmarkzellen in vitro. I. Granuloblastenmitosen. Folia haemat., N.F. 3, 58 (1958). ~ Die Regeneration in der Granulopoese. Verh. Dtsch. Ges. Path. 50. Tagg, S. 234. Stuttgart: Fischer 1966. — BOLL, I., and A. KÜHN:

Granulocytopoiesis in human bone marrow cultures studied by means of kinematography. Blood **26**, 449 (1965). — BOND, V. P., T. M. FLIEDNER, and J. O. ARCHAMBEAU: Mammalian radiation lethality. New York and London: Academic Press 1965. — BOND, V. P., T. M. FLIEDNER, E. P. CRONKITE, J. R. RUBINI, G. BRECHER, and P. K. SCHORK: Proliferative potentials of bone marrow and blood cells studied by in vitro uptake of tritiated thymidine. Acta haemat. (Basel) **21**, 1 (1959). — BOND, V. P., T. M. FLIEDNER, and E. USENIK: Early bone marrow hemorrhage in the irradiated dog. Arch. Path. **73**, 13 (1962). — BOND, V. P., N. ODARTCHENKO, H. COTTIER, L. E. FEINENDEGEN u. E. P. CRONKITE: The kinetics of the more mature erythrocytic precursors studied with tritiated thymidine. In: Erythropoiesis (L. O. JACOBSON and M. DOYLE, ed.), p. 173. New York: Grune & Stratton, Inc. 1962. — BORSOOK, H.: On mucoprotein erythropoietic factor. In: The kinetics of cellular proliferation (F. STOHLMAN, ed.), p. 357. New York: Grune & Stratton, Inc. 1959. — BRÅNEMARK, P. I., and U. BREINE: Formation of bone marrow in isolated segment of rib periosteum in rabbit and dog. Blut **10**, 236 (1964). — BRECHER, G., K. M. ENDICOTT, H. GUMP, and H. P. BRAWNER: Effects of x-ray on lymphoid and hemopoietic tissue of Albino mice. Blood **3**, 1259 (1948). — BROOKS, A. L., and R. O. MCCLELLAN: Cytogenetic effects of strontium-90 on the bone marrow of the Chinese hamster. Nature (Lond.) **219**, 761 (1968). — BRUCER, M., ed.: The acute radiation syndrome. A medical report on the Y-12 accident, June 16, 1958. USAEC Report — Orins, April 1959. — BRUCE, W. R., B. E. MEEKER, and F. A. VALERIOTE: Comparison of the sensitivity of normal hematopoietic and transplanted lymphoma colony-forming cells to chemo-therapeutic agents administered in vivo. J. nat. Cancer Inst. **37**, 233 (1966). — BUNTING, C. H.: Functions of the leukocytes. In: Handbook of hematology (H. DOWNEY, ed.), vol. I, p. 439. Facsimil of P. B. HOEBER, New York, 1938. New York: Hafner 1965. — BURCKHARDT, R.: Die mesenchymale Knochenmarksreaktion bei hyperergischen Mesenchymkrankheiten. Klin. Wschr. **43**, 1299 (1965). ~ Präparative Voraussetzungen zur klinischen Histologie des menschlichen Knochenmarkes. Blut **13**, 337 (1966); **14**, 30 (1966). — BURKHARDT, R., P. GABEL u. W. STICH: Erstes Serienschnittmodell des menschlichen Knochenmarkes. 12. Kongr. Dtsch. Ges. Hämat. Berlin 1966. — BURRICHTER, M., T. M. FLIEDNER, R. STODTMEISTER, and I. FACHE: Shortening of segmentation time of neutrophilic granulocytes. Schweiz. med. Wschr. **95**, 1520 (1965).

CALVO, W.: The innervation of the bone marrow in laboratory animals. Amer. J. Anat. **123**, 315 (1968). — CALVO, W., and G. FORTEZA-VILA: On the development of bone marrow innervation in new-born rats. A study with silver impregnation and electron microscopy. Zur Veröffentlichung in Amer. J. Anat. ~ Elektronenmikroskopische Darstellung der Nervenendigungen im Parenchym des Knochenmarkes. Unveröffentlichte Befunde. — CALVO, W., u. R. J. HAAS: Die Histogenese des Knochenmarkes der Ratte. Nervale Versorgung, Knochenmarkstroma und ihre Beziehung zur Blutzellbildung. Z. Zellforsch. **95**, 377 (1969). — CARNOT, P., et C. DÉFLANDRE: Sur l'activité hémopoiétique du sérum. C. R. Acad. Sci. (Paris) **143**, 384 (1906). — CARSTEN, A. L., and T. R. NOONAN: Hematological effects of partial-body and whole-body x-irradiation in the rat. Radiat. Res. **22**, 136 (1964). — CARTWRIGHT, G. E., J. W. ATHENS, D. R. BOGGS, and M. M. WINTROBE: The kinetics of granulopoiesis in normal man. Series Haematologica, 1, p. 1. Munksgaard, Copenhagen: S. E. Björkman 1965. — CAVINS, J. A., S. KASAKURA, E. D. THOMAS, and J. W. FERREBEE: Recovery of lethally irradiated dogs following infusion of autologous marrow stored at low temperature in dimethylsulphoxide. Blood **20**, 730 (1962). — CHONÉ, B.: Beitrag zur Radiosensibilität des menschlichen Knochenmarkes. Strahlentherapie **114**, 355 (1961). ~ Pathophysiologische Auswirkungen am Knochenmark bei außergewöhnlicher lokaler Strahlenbelastung. In: Ärztliche Maßnahmen bei außergewöhnlicher Strahlenbelastung (T. M. FLIEDNER und W. HAUGER, Hrsg.). Stuttgart: G. Thieme 1967. — CLARKSON, B., T. OHKITA, and A. OTA: Studies of cellular proliferation in human leukemia. I. Estimation of growth rates of leukemic and normal hemopoietic cells in two adults with acute leukemia given single injections of tritiated thymidine. (Zit. CRONKITE 1968.) — COTTIER, H.: Strahlenbedingte Lebensverkürzung. Berlin-Göttingen-Heidelberg: Springer 1961. — CRADDOCK, C. G.: Some aspects of leukokinetics in myeloproliferative diseases. Series Haematologica, 1, p. 13. Munksgaard, Copenhagen: S. E. Björkman 1965. — CRADDOCK, C. G., W. S. ADAMS, S. PERRY, W. A. SKOOG, and J. S. LAWRENCE: Studies of leukopoiesis: The technique of leukopheresis and the response of myeloid tissue in normal and irradiated dogs. J. Lab. clin. Med. **45**, 881 (1955). — CRADDOCK, C. G., and G. S. NAKAI: Leukemic cell proliferation as determined by in vitro desoxyribonucleic acid synthesis. J. clin. Invest. **41**, 360 (1962). — CRADDOCK, C. G., JR., S. PERRY, L. E. VENTZKE, and J. S. LAWRENCE: Evaluation of marrow granulocytic reserves in normal and disease states. (Information about the marrow pool and about the effect of Pyrexal: typhoid vaccin prod. leukocitosis.) Blood **15**, 840 (1960). — CRONKITE, E. P.: Kinetics of leukemic cell proliferation. In: Perspectives in leukemia (W. DAMESHEK and R. M. DUTCHER, ed.), p. 158. New York: Grune & Stratton, Inc. 1968. — CRONKITE, E. P., V. P. BOND, T. M. FLIEDNER, and J. R. RUBINI: The use of tritiated thymidine in the study of DNA synthesis and cell turnover in hemopoietic tissues. Lab. Invest. 8, 263 (1959). — Cronkite, E. P., A. D. Chanana, and H. P. Schnappauf: Extracorporeal irradiation of the blood and lymph in man. New Engl. J. Med. 272, 456 (1965). — Cronkite, E. P., and T. M. Fliedner: Granulocytopoiesis. New Engl. J. Med. 270, 1347, 1403 (1964). — Cronkite, E. P., T. M. Fliedner, V. P. Bond, J. R. Rubini, G. Brecher, and H. Quastler: Dynamics of hemopoietic proliferation in man and mice studies by tritiated thymidine incorporation into DNS. Progress in Nuclear Energy Series VI, 2, 90. London: Pergamon Press 1959. — Cronkite, E. P., F. W. Ulrich, D. C. Eltzholtz, C. R. Sipe, and P. K. Schork: The response of the peripheral blood of swine to whole-body x-ray radiation in the lethal range. U.S. Naval Med. Res. Inst. Rep., Proj. NM 007039, Rep. 21 (April 1949). — Cudkowicz, G., A. C. Upton, L. W. Smith, D. G. Gosslee, and W. L. Hughes: An approach to the characterization of stem cells in mouse bone marrow. Ann. N.Y. Acad. Sci. 114, 571 (1964).

Dameshek, W.: Endocrine regulations of hematopoiesis. Proc. 4th Intern. Congress of Internat. Soc. of Hematology. Mar del Plata 1952, p. 36. New York: Grune & Stratton, Inc. 1954. — Dameshek, W., and F. Gunz: Leukemia, 2nd ed. New York: Grune & Stratton, Inc. 1964. — De Franciscis, P., and E. Scanziani: Total body x-irradiation and splenectomy in guinea-pigs. Radiology 73, 424 (1959). — Diamond, L. K., and L. A. Luhby: Pattern of spontaneous remissions in leukemia of childhood observed in 26 of 300 cases. Amer. J. Med. 10, 238 (1951). — Di Guglielmo, R.: Age et hemopoièse. G. Geront. 11, 247 (1963). — Doan, C. A.: Bone marrow. Normal and pathologic physiology with special reference to diseases involving the cells of the blood. In: Handbook of hematology (H. Downey, ed.), vol. III, p. 1839. Facsimil of P. B. Hoeber, New York, 1938. New York: Hafner 1965. — Doan, C. A., and L. G. Zerfas: The rythmic range of the white blood cells in human, pathological, leukopenic and leukocytic states, with a study of thirty-two human bone marrows. J. exp. Med. 46, 511 (1927). — Dustin, P., Jr.: Die zytostatischen Substanzen und ihre Wirkung auf die Hämopoese. In: Handbuch der gesamten Hämatologie (Hrsg. L. Heilmeyer und A. Hittmair), Bd. III, S. 3. München u. Berlin: Urban & Schwarzenberg 1960.

Ebbe, S., and F. Stohlman Jr.: Megacaryocytopoiesis in the rat. Blood 26, 20 (1965). — Erlandson, M. E., I. Schulman, G. Stern, and C. H. Smith: Rates of destruction and production of erythrocytes in Thalassemia. Pediatrics 22, 910 (1958). — Erslev, A.: Humoral regulation of red cell production. Blood 8, 349 (1953).

Feinendegen, L., N. Odartchenko, H. Cottier, and V. P. Bond: Kinetics of Megakaryocyte Proliferation. Proc. Soc. exp. Biol. (N.Y.) 111, 177 (1962). — Feldman, S., E. A. Rachmilewitz, and G. Izak: The effect of central nervous system stimulation on erythropoiesis in rats with chronically implanted electrodes. J. Lab. clin. Med. 67, 713 (1966). — Fieschi, A.: Semiologie des Knochenmarkes. Ein Studium klinischer Morphologie. Ergebn. inn. Med. Kinderheilk. 59, 382 (1940). — Fieschi, A., u. C. Sacchetti: Knochenmark. Zytologie. Parenchymanteil. Genese der blutbildenden Zellen. In: Handbuch der gesamten Hämatologie (Hrsg. L. Heilmeyer und A. Hittmair), Bd. I, S. 385. München-Berlin-Wien: Urban & Schwarzenberg 1957. — Filmanowicz, E., and C. W. Gurney: Studies on erythropoiesis. XVI. Response to a single dose of erythropoietin in polycythemic mouse. J. Lab. clin. Med. 57, 65 (1961). — Finch, C. A.: Some quantitative aspects of erythropoiesis. Ann. N.Y. Acad. Sci. 77, 410 (1959). — Finch, C. A., D. H. Coleman, A. G. Motulsky, D. M. Donohue, and R. Reiff: Erythrokinetics in pernicious anemia. Blood 11, 807 (1956). — Fliedner, T. M.: Hämatologische Befunde beim akuten Strahlensyndrom. Strahlentherapie, Sonderbd. 56, 25 (1964). ∼ Experimental studies on PHA-stimulated lymphocytes and autotransfusion of H³-cytidin labeled lymphocytes in chronic lymphocytic leukemia. In: The lymphocyte in immunology and haemopiesis (J. M. Yoffey, ed), p. 198. London: E. Arnold 1967. — Fliedner, T. M., G. A. Andrews, E. P. Cronkite, and V. P. Bond: Early and late cytological effects of whole-body irradiation on human marrow. Blood 23, 247 (1964). — Fliedner, T. M., V. P. Bond, and E. P. Cronkite: Structural, cytologic and autoradiographic (H³-thymidine) changes in the bone marrow following total body irradiation. Amer. J. Path. 38, 599 (1961). — Fliedner, T. M., E. P. Cronkite u. V. P. Bond: Das Studium der Proliferationsdynamik der Myelopoese unter Verwendung der Einzelzellautoradiographie. Folia haematol., N.F. 6, 210 (1961). — Fliedner, T. M., E. P. Cronkite u. J. Cuttner: Die Überlebensdauer von H³-Cytidin-markierten Lymphozyten nach Autotransfusion. Referat vor der Schweiz. Hämatol. Ges., Genf 1964. — Fliedner, T. M., E. P. Cronkite, S. A. Killmann, and V. P. Bond: Granulocytopoiesis. II. Emergence and pattern of labeling of neutrophilic granulocytes in humans. Blood 24, 683 (1964). — Fliedner, T. M., A. Doyen, M. Hillen, and M. Prester: Cytokinetic and cytotoxic aspects of daily injections of tritiated thymidine into rats. Referat vor der European Soc. Radiobiology, Utrecht 1965. — Fliedner, T. M., I. Fache u. C. Adolphi: Über die Umsatzkinetik der Leukozyten bei keimfreien Mäusen. Schweiz. med. Wschr. 96, 1236 (1966). — Fliedner, T. M., R. J. Haas u. H. Stehle: Die H³-Thymidinmarkierung aller Zellkerne neugeborener Ratten. Acta histochem., Suppl. 8 (1968) (im Druck). — Fliedner, T. M., R. J. Haas, H. Stehle, and A. Adams: Complete labeling of all cell nuclei in new born rats with H³-thymidine. A tool for the evaluation of rapidly and slowly proliferating cell systems. Lab. Invest. 18, 249 (1968). — FLIEDNER, T. M., and H. HEIT: Hematopoietic death in conventional and germfree mice. Proc. U.S. Japan. Conf. on comparative cellular and species sensitivity, Kyoto (1969). — FLIEDNER, T. M., F. LAEGER u. E. P. CRONKITE: Zytokinetische Untersuchungen an menschlichen Blutmonozyten. Blut, Suppl.-Band: „Der Monozyt". München: J. F. Lehmanns (1967). — FLIEDNER, T. M., H. MESSNER u. B. KUBANEK: Neuere Erkenntnisse zur Physiologie und Pathophysiologie der Erythropoese. Hämatol. Bluttransf. 8, 1 (1969). — FLIEDNER, T. M., u. I. MÜLLER: Experimentelle und klinische Forschungen über Physiologie, Pathophysiologie und Strahlenpathologie der blutzellbildenden Systeme. Bericht der Europäischen Atomgemeinschaft EUR 3938d. Brüssel (1968). — FLIEDNER, T. M., ST. SANDKÜHLER u. R. STODTMEISTER: Untersuchungen zur normalen feingeweblichen Struktur des Knochenmarkes bei Ratten. Schweiz. med. Wschr. 86, 1448 (1956). — FLIEDNER, T. M., R. STODTMEISTER u. ST. SANDKÜHLER: Die Knochenmarkstruktur bei Ratten nach Bestrahlung mit schnellen Elektronen. Z. Zellforsch. 43, 195 (1955). — FLIEDNER, T. M., R. STODTMEISTER u. S. SANDKÜHLER: Untersuchungen über die Gefäßarchitektonik des Knochenmarkes der Ratte. Z. Zellforsch. 45, 328 (1956). — FLIEDNER, T. M., E. D. THOMAS, I. FACHE, D. THOMAS, and E. P. CRONKITE: Pattern of regeneration of nitrogen mustard treated marrow after transfusion into lethally irradiated homologous recipients. Colloques Internationaux du Centre National de la Recherche Scientifique, No 147, La Greffe des Cellules Hématopoiétiques Allogéniques, Paris 1964. Editions du C.N.R.S. 45 (1965). — FLIEDNER, T. M., E. D. THOMAS, L. M. MEYER, and E. P. CRONKITE: The fate of transfused H³-thymidine labeled bone marrow cells in irradiated recipients. Ann. N.Y. Acad. Sci. 114, 510 (1964). — FORD, C. E., J. L. HAMERTON, D. W. H. BARNES, and L. F. LOUTIT: Cytological identification of radiation chimeras. Nature (Lond.) 177, 452 (1956). — FREI, E., III. and E. J. FREIREICH: Progress and perspectives in the chemotherapy of acute leukemia. In: Advances in chemotherapy (A. GOLDIN, F. HAWKING and R. J. SCHNITZER, ed.), vol. II. New York and London: Academic Press 1965. — FURTH, J., and M. C. CAHN: Transmission of leukemia by a single cell. Amer. J. Cancer 31, 276 (1937).

GALBRAITH, P. R.: Studies on the longevity, sequestration, and release of the leukocytes in chronic myelogenous leukemia. Canad. med. Ass. J. 95, 511 (1966). — GALLAGHER, N. I., J. M. McCARTHY, and R. D. LANGE: Erythropoietin production in uremic rabbits. J. Lab. clin. Med. 57, 281 (1961). — GARCIA, A. M.: Feulgen DNA-values in megakaryocytes. J.Cell Biol. 20, 342 (1964). — GASSER, C.: Die hämolytischen Syndrome im Kindesalter. Stuttgart: G. Thieme 1951. — GAVOSTO, F.: Autoradiography at cell and chromosome level in the study of multiplication and cytodifferentiation of haematopoietic tissue. In: Effects of ionizing radiations on the haematopoietic tissue, p. 38. Vienna: IAEA 1967. — GAVOSTO, F., G. MARANI, and A. PILERI: Nucleic acids and protein metabolism in acute leukemia cells. Blood 16, 1555 (1960). — GAVOSTO, F., A. PILERI, C. VACHI, and L. PEGORARO: Proliferation and maturation in acute leukemia cells. Nature (Lond.) 203, 92 (1964). — GOLDWASSER, E., W. F. WHITE, and K. B. TAILOR: Purification of sheep plasma erythropoietin. In: Erythropoiesis (L. O. JACOBSON and M. DOYLE, ed.), p. 43. New York: Grune & Stratton, Inc. 1962. — GORDON, A. S.: Hemopoietine. Physiol. Rev. 39, 1 (1959). — GREENBERG, M. L., A. D. CHANANA, E. P. CRONKITE, L. M. SCHIFFER, and P. A. STRYCKMANS: Tritiated thymidine as a cytocidal agent in human leukemia. Blood 28, 851 (1966). — GURNEY, C. W., and W. FRIED: Erythropoietin. In: The XIth Congr. of the Internat. Soc. of Haematol. Sidney: Victor C. N. Blight 1966.

HAAS, R., F. BOHNE, and T. M. FLIEDNER: On the development of slowly turning over cell types in neonatal rat bone marrow. Zur Veröffentlichung in: Blood (1969). — HAAS, R., T. M. FLIEDNER, and H. STEHLE: Cytokinetic analysis of slowly renewing bone-marrow cells after administration of nitrogen mustard. In: Effects of radiation on cellular proliferation and differentiation, p. 205. Vienna: IAEA 1968. — HAAS, R., H. STEHLE, and T. M. FLIEDNER: Autoradiographic studies on rapidly and slowly proliferating cell-systems of neonatal bone marrow. Helv. med. Acta 34, 54 (1967). — HALVORSEN, S.: Plasma erythropoietin levels following hypothalamic stimulation in rabbit. Scand. J. clin. Lab. Invest. 13, 564 (1961). ~ The central nervous system in regulation of erythropoiesis. Acta haemat. (Basel) 35, 65 (1966). — HAMILTON, L. D.: Nucleic acid turnover studies in human leukemic cells and function of lymphocytes. Nature (Lond.) 178, 579 (1956). — HAMMOND, G. D., A. ISHIKAWA, and G. KAIGHLEY: Relationship between erythropoietin and severity of anemia in hypoplastic and hemolytic states. In: Erythropoiesis (L. O. JACOBSON and M. DOYLE, ed.), p. 351. New York: Grune & Stratton, Inc. 1962. — HARRIS, P. F.: Quantitative examination of bone marrow in guinea-pigs after gamma irradiation. Brit. med. J. 1956 II, 1032. ~ Correlation between bone marrow activity and blood neutrophil levels from quantitative studies in irradiated guinea-pigs. Brit. J. exp. Path. 40, 589 (1959). — HARRISS, E. B.: The effect of whole body irradiation on bone marrow as studied by radioactive iron incorporation. Radioaktive Isotope in Klinik und Forschung (Hrsg. K. FELLINGER und H. VETTER), Bd. III, S. 6.

München u. Berlin: Urban & Schwarzenberg 1958. — Harriss, E. B., and L. Aponte: The effect of nitrogen mustard on the haematopoietic stem cells of the bone marrow in the rat. Cell Tissue Kinet. 1, 289 (1968). — Hartweg, H.: Die Wirkung geschützten homologen Knochenmarkes auf die Regeneration des hämopoetischen Systems nach dem Strahleninsult. Strahlentherapie 95, 594 (1954). — Haus, E.: Endokrines System und Blut. In: Handbuch der gesamten Hämatologie (Hrsg. L. Heilmeyer u. A. Hittmair), Bd. 2/2, S. 181. München u. Berlin: Urban & Schwarzenberg 1959. — Heineke, H.: Experimentelle Untersuchungen über die Einwirkung der Röntgenstrahlen auf das Knochenmark, nebst einigen Bemerkungen über die Röntgentherapie der Leukämie und Pseudoleukämie und des Sarkoms. Dtsch. Z. Chir. 78, 196 (1905). — Herbst, E.: Inaug.-Diss. (in Vorbereitung). — Heyssel, R. M., A. B. Brill, L. A. Woodbury, E. T. Nishimura, T. Ghose, T. Hoshino, and M. Vamasaki: Leukemia in Hiroshima atomic bomb survivors. Blood 15, 313 (1960). — Hoff, F.: Klinische Beiträge zur Frage der zentralnervösen Regulation des Blutes. Klin. Wschr. 1751 (1932). ~ Beiträge zur Frage der Blutregulation. Verh. Dtsch. Ges. inn. Med. 45, 124 (1933). ~ Über das Zusammenspiel der vegetativen Regulation. Klin. Wschr. 519 (1934). ~ Über die zentralnervöse Blutregulation. Fortschr. Neurol. Psychiat. 8, 299 (1936). ~ Klinische Physiologie und Pathologie, 6. Aufl. Stuttgart: G. Thieme 1962. — Hoff, F., u. St. Linhardt: Über die zentralnervöse Regulation des Blutes. Zugleich III. Mitteilung zur vegetativen Regulation des Blutes. Z. ges. exp. Med. 63, 277 (1928). — Holmes, B. E.: Influence of radiation on metabolism of regenerating rat liver. In: Ciba Foundation Symposium on ionizing radiations and cell metabolism, p. 225. London: J. and A. Churchill 1956. — Hulse, E. V.: The recovery of myelopoietic cells after irradiation: A quantitative study in the rat. Brit. J. Haemat. 7, 430 (1961). ~ Recovery of erythropoiesis after irradiation: A quantitative study in the rat. Brit. J. Haemat. 9, 365 (1963). — Hunstein, W. u. W. Hort: Zum Krankheitsbild der vernarbenden Knochenmarkentzündung (Interstitielle Myelitis „Rohr" mit Myelofibrose). Schweiz. med. Wschr. 96, 1223 (1966). — Hurtado, A.: La politicitemia de altura. Proc. 4th Intern. Congr. Internat. Soc. Hematol. Mar del Plata 1952, p. 241. New York: Grune & Stratton, Inc. 1954.

Ingram, M.: Some contributions of leukocyte balance studies to leukocytopheresis. University of Rochester. Atomic Energy Project (Report No. UR-467), p. 1. Rochester, N.Y. 1959.

Jacobson, L. O.: Evidence for humoral factor (or factors) concerned in recovery from radiation injury: review. Cancer Res. 12, 315 (1952). ~ Modification or radiation injury in experimental animals. Amer. J. Roentgenol. 72, 543 (1954). — Jacobson, L. O., and M. Doyle, ed.: Erythropoiesis. New York and London: Grune & Stratton, Inc. 1962. — Jacobson, L. O., E. K. Marks, E. L. Simmons, C. W. Hagen Jr., and R. E. Zirkle: Effects of total body x-irradiation on rabbits. II. Hematological effects. In: Biological effects on external and gamma radiation (R. E. Zirkle, ed.), part I, 1st ed., p. 265. New York: McGraw-Hill 1954. — Japa, J.: A study of the morphology and development of the megakaryocytes. Brit. J. exp. Path. 24, 73 (1943). — Jordan, H. E.: Comparative hematology. In: Handbook of hematology (H. Downey, ed.), p. 703. Facsimil of P. B. Hoeber, New York, 1938. New York: Hafner 1965.

Kaufmann, R., M. Airo, S. Pollack, and W. H. Crosby: Circulating megacaryocytes and platelet release in the lung. Zit. Schulz 1966. — Kesse-Elias, M., E. B. Harriss, and E. Gyftaki: In vitro study of DNA synthesis time and cell cycle time in erythrocyte precursors of normal and thalassemic subjects, using H^3 and C^{14} thymidine double labelling technique. Acta haemat. (Basel) 38, 170 (1967). — Kienle, F.: Die Sternalpunktion in der Diagnostik. Leipzig: G. Thieme 1943. — Kikuchi, T., and G. Wakisaka: Hematological investigation of the atomic bomb sufferers in Hiroshima and Nagasaki cities. Acta Sch. med. Univ. Kyoto 30, 1 (1952). — Killmann, S. A.: Proliferative activity of blast cells in leukemia and myelofibrosis. Acta med. scand. 178, 263 (1965). — Killmann, S. A., E. P. Cronkite, T. M. Fliedner, and V. P. Bond: Mitotic indices of human bone marrow cells. III. Duration of zone phases of erythrocytic and granulocytic proliferation computed from mitotic indices. Blood 24, 267 (1964). — Killmann, S. A., E. P. Cronkite, J. S. Robertson, T. M. Fliedner, and V. P. Bond: Estimation of phases of the life cycle of leukemic cells from labeling in human beings in vivo with tritiated thymidine. Lab. Invest. 12, 671 (1963). — Kinosita, R., and S. Ohno: Biodynamics of thrombopoiesis. In: Blood platelets. Henry Ford Hosp. Internat. Symposium, p. 611. Boston: Little & Brown 1961. — Kinosita, R., S. Ohno, and H. R. Bierman: Observations on regenerating bone marrow tissue in situ. Proc. Amer. Ass. Cancer Res. 2, 125 (1956). — Kinosita, R., S. Ohno, and M. Nakazawa: On differentiation of the thrombocytic series of cells. Proc. Amer. Ass. Cancer Res. 3, 333 (1959). — Kiyono, K. u. T. Nakanoin: Weitere Untersuchungen über die histiozytären Zellen. Acta Sch. med. Univ. Kyoto 3, 55 (1919). Zit. W. Bloom, in: Handbook of hematology. H. Downey, ed. New York: Hafner 1965. — Klima, A.: Sternalpunktion und Knochenmarkbild bei Blutkrankheiten. Berlin u. Wien: Urban & Schwarzenberg 1938. — Kline, D. L., and E. E. Cliffton: Life span of leukocytes in man. J. appl. Physiol. **5**, 79 (1952). — KNOLL, W.: Die embryonale Blutbildung beim Menschen. St. Gallen: Zollikofer 1950. — KNOSPE, W. H., J. BLOM, and W. H. CROSBY: Regeneration of locally irradiated bone marrow. I. Dose dependent, long term changes in the rat, with particular emphasis upon vascular and stromal reaction. Blood **28**, 398 (1966). ~ Regeneration of locally irradiated bone marrow. II. Induction of regeneration in permanently aplastic medullary cavities. Blood **31**, 400 (1968). — KOMIYA, E.: Die zentralnervöse Regulation des Blutbildes. Stuttgart: G. Thieme 1956. — KUBANEK, B., u. K. G. VON BOROVICZÉNY: Erythrozytenzählung am Dach der Welt. Blut **13**, 106 (1966). — KURATOWSKA, Z., B. LEWARTOWSKI, and E. MICHALAK: Studies on production of erythropoietin by isolated perfused organs. Blood **18**, 527 (1961).

LAJTHA, L. G., C. W. GILBERT, D. D. PORTEOUS, and R. ALEXANIAN: Kinetics of bone marrow stem cell population. Ann. N.Y. Acad. Sci. **113**, 742 (1964). — LAJTHA, L. G., and R. OLIVER: Studies of the kinetics of erythropoiesis: a model of erythron. In: Haemopoiesis (G. E. WOLSTENHOLME and M. O'CONNOR, ed.), p. 289. London: J. and A. Churchill 1960. — LALA, P. K., and H. M. PATT: Cytokinetic analysis of tumor growth. Proc. nat. Acad. Sci. (Wash.) 1966. Zit. CRONKITE 1968. — LAMERTON, L. F.: The response of tissues to continuous irradiation. In: Cellular basis and aetiology of late somatic effects of ionizing radiation symposium (R. D. HARRIS, ed.). New York and London: Academic Press 1963. ~ Cell proliferation under continuous irradiation. Radiat. Res. **27**, 119 (1966). — LAMERTON, L. F., A. H. PONTIFEX, N. M. BLACKETT, and K. ADAMS: Effects of protracted irradiation on the blood-forming organs of the rat. Part. 1: Continuous exposure. Brit. J. Radiol. **33**, 287 (1960). — LANGE, R. D., S. W. WRIGHT, M. TOMONAGA, H. KURASAKI, S. MATSUOKE, and H. MATSUNAGA: Refractory anemia occuring in survivors of the atomic bombing in Nagasaki, Japan. Blood **10**, 312 (1955). LAWRENCE, J. S., A. H. DOWDY, and W. N. VALENTINE: The effects of radiation on hemopoiesis. Radiology **51**, 400 (1948). — LEA, D. F.: Actions of radiations on living cells, 2nd ed., p. 416. Cambridge: Cambridge University Press 1955. — LEDER, L. D.: Fermentcytochemische Untersuchungen zur Herkunft des Blutmonocyten. Klin. Wschr. **44**, 25 (1966a). ~ Zur Bildung der Blutmonozyten. Verh. Dtsch. Ges. Path. (50. Tagg), S. 215. Stuttgart: Fischer 1966b. — LE GÔ: Description and analysis of the criticality accident at the VÉNUS reactor, Mol, on 30th December 1963. In: Accidental irradiation at place of work, p. 671. Proc. Internat. Symposium. Nice, April 1966. Bericht der Europäischen Atomgemeinschaft EUR 3666d-f-i-n. Brüssel 1967. — LEEKSMA, C. H. W., and J. A. COHEN: Determination of the life span of human blood platelets using labelled diisopropylfluorophosphonate. J. clin. Invest. **35**, 964 (1956). — LEIBETSEDER, F.: Erythropoese und Zellkerngröße. Z. Ges. inn. Med. **29**, 397 (1948). ~ Recherches caryométriques sur les erythroblastes normaux et pathologique. Rev. Hémat. **9**, 158 (1954). — LEITNER, ST. J.: Über Thrombozythämien mit Megakaryozytenvermehrung im Knochenmark. Acta med. scand. **119**, 331 (1944). — LENNERT, K.: Bildung und Differenzierung der Blutzellen, insbesondere der Lymphozyten. Verh. Dtsch. Ges. Path. (50. Tagg), S. 163. Stuttgart: G. Fischer 1966. — LEONG, G. F., R. L. PESSOTTI, and J. S. KREBS: Liver regeneration and function in rats x-irradiated at birth. Zit. J. S. MITCHELL. In: Radiation effects in physics, chemestry and biology, p. 392. Proc. 2nd Int. Congr. of Rad. Res. Harrogate 1962. Amsterdam: North-Holland Publ. Co. 1963. — LINDENBAUM, I. S.: Das Knochenmark in den ersten Stunden und Tagen nach dem Aderlass. Folia haemat. (Lpz.) **39**, 501 (1930). — LORD, B. I.: The effects of continuous irradiation on cell proliferation in rat bone marrow. Brit. J. Haemat. **10**, 496 (1964). — LORENZ, E., C. CONGDON, and D. UPHOFF: Modification of acute irradiation injury in mice and guinea-pigs by bone marrow injections. Radiology **58**, 863 (1952). — LORENZ, E., D. UPHOFF, T. R. REID, and E. SHELTON: Modification of irradiation injury in mice and guinea-pigs by bone marrow injections. J. nat. Cancer Inst. **12**, 197 (1951). — LUCARELLI, G., L. FERRARI, V. RIZZOLI, A. PORCELLINI, C. CARNEVALI, C. MONICA, B. TANZI, and U. BUTTURINI: The effect of triiodothyronine on the erythropoiesis assay in the normal, starved, polycytemic and nephrectomized rat. Biochim. Biol. Sper. **5**, 475 (1966). — LUCARELLI, G., V. RIZZOLI, C. CARNEVALI, and L. FERRARI: Effect of erythropoietin in fasted neonatal rats. XIIth Congr. Internat. Soc. Hematol., New York 1968. — LUDWIG, F. C., and H. I. KOHN: Quantitative studies on the radiation pathology of the bone marrow of small laboratory mammals. I. The film-ratio method: Absolute counts from films prepared with suspensions of bone marrow cells. Radiat. Res. **17**, 579 (1962). — LUFT, U. C.: Die Höhenanpassung. Ergebn. Physiol. **44**, 256 (1941).

MAISIN, H., A. DUNJIC, P. MALDAGUE, D. SEMPOUX et J. MAISIN: Etude, à l'aide de Fe 59, de l'erythropoiese des rats irradiés. Nouvelles rech. C. R. Soc. Biol. (Paris) **150**, 1031 (1956). — MALONEY, M. A., and H. M. PATT: Bone marrow restoration after localized depletion. Zur Veröff. vorg. in: Cell and Tissue Kinetics (1969). — MARKOFF, N.: Die myelogene Osteopathie. Folia haemat. (Lpz.) **62**, 337 (1939). — MARTLAND, H. S.: Occurrence of malignancy in radioactive persons; a general review of date gathered in the study of the radium dial painters with special reference to the occurrence of osteogenic sarcoma and the interrelationship of certain blood diseases. Amer. J. Cancer **15**, 2435 (1931). — MATSUZAWA, T., and R. WILSON: The intestinal mucosa of germfree mice after whole-body x-irradiation with 3 kiloroentgens. Radiat. Res. **25**, 15 (1965). — Mauer, A. M., J. W. Athens, H. Ashenbrucker, G. E. Cartwright, and M. M. Wintrobe: Leukokinetic Studies. II. A method for labeling granulocytes in vitro with radioactive diisopropylfluorophosphate (DFP^{32}). J. clin. Invest. **39**, 1481 (1960). — Mauer, A. M., and V. Fisher: Comparison of the proliferative capacity of acute leukemia cells in bone marrow and blood. Nature (Lond.) **193**, 1085 (1962). ∼ In vivo study of cell kinetics in acute leukemia. Nature (Lond.) **197**, 574 (1963). ∼ Characteristics of cell proliferation in four patients with untreated acute leukemia. Blood **28**, 428 (1966). — Mauer, A. M., and T. Jarrold: Granulocyte kinetic studies in patients with proliferative disorders of the bone marrow. Blood **22**, 125 (1963). — Mauri, C.: DNA synthesis and mitotic rate in leukemia cells. Cancro **15**, 145 (1962). — Maximow, A.: Experimentelle Untersuchungen zur post foetalen Histogenese des myeloiden Gewebes. Beitr. path. Anat. **41**, 122 (1907). ∼ Bindegewebe und blutbildende Organe. In: v. Möllendorff, Handbuch der mikroskopischen Anatomie des Menschen, Bd. 2/1. Berlin: Springer 1927. — McClellan, R. O., G. Vogt, J. R. McKenney, N. L. Dockum, W. J. Clarke, and L. K. Bustad: Effects of daily ^{90}Sr ingestion in miniature swine. 2nd Int. Congr. Radiat. Res., Harrowgate 1962. — McCulloch, E. A., and J. A. Till: The sensitivity of cells from normal mouse bone marrow to gamma radiation in vitro and in vivo. Radiat. Res. **16**, 822 (1962). — McLaughlin, M. M., M. P. Dacquisto, D. P. Jacobus, and R. E. Horowitz: Effects of the germfree state on responses of mice to whole-body irradiation. Radiat. Res. **23**, 333 (1964). — Melching, H. J., u. O. Messerschmidt: Der Einfluß der Milz auf die Strahlenschädigung nach Ganzkörperbestrahlung. Med. Klin. **55**, 1831 (1960). — Menzies, R. C., P. E. Crosen, P. H. Fitzgerald, and F. W. Gunz: Cytogenetic and cytochemical studies on marrow cells in B_{12} and folate deficiency. Blood **28**, 581 (1966). — Merino, C.: Studies on Blood formation and destruction in the polycythemia of high altitude. Blood **5**, 1 (1950). — Merino, C., and C. Reynafarje: La medula ósea en la policitemia de altura. J. Lab. clin. Med. **34**, 637 (1949). — Messner, H.: Untersuchung zur Proliferationskinetik der Erythropoese bei perniziöser Anämie mit H^3-Thymidin. Inaug.-Diss. Univ. Ulm 1967. — Micklem, H. S., and J. F. Loutit: Tissue grafting and radiation. New York and London: Academic Press 1966. — Mirand, E. A., J. T. Grace, G. S. Johnston, and G. P. Murphy: Effects of hypothalamic stimulation on the erythropoietic response in the rhesus monkey. Nature (Lond.) **204**, 1163 (1964). — Moeschlin, S.: Ausreifungszeit, Mitosendauer und täglicher Umsatz der granulierten Leukozyten. Schweiz. med. Wschr. **76**, 1051 (1946). — Moore, C. V., W. Harrington u. T. M. Fliedner: Unveröffentlichte Befunde. — Moxley, J. H., S. Perry, G. H. Weiss, and M. Zelen: Return of leukocytes to the bone marrow in chronic myelogenous leukemia. Nature (Lond.) **208**, 1281 (1965). — Müller, I. W.: Zur Zytokinetik des Megakaryozytensystems von bestrahlten und unbestrahlten Ratten und des Menschen. Inaug.-Diss. Univ. Freiburg i. Brsg. 1967. — Müller, P. T.: Über die Wirkung des Blutserums anämischer Tiere. Arch. Hyg. (Berl.) **75**, 290 (1912).

Naets, J. P.: Role of kidney in erythropoiesis. J. clin. Invest. **39**, 102 (1960). — Nowell, P. C., L. J. Cole, J. G. Habermeyer, and P. L. Roan: Growth and continued function of rat marrow cells in x-irradiated mice. Cancer Res. **16**, 258 (1956). — Noyes, W. D., C. A. Finch, H. Wasserman, and K. Glickman: Partial marrow shielding and total-body irradiation. J. appl. Physiol. **18**, 629 (1963). — Nygaard, K. K., and G. E. Brown: Essential thrombophilia. Report of 5 cases. Arch. intern. Med. **59**, 82 (1937).

Odell, T. T., Jr., and B. Anderson: Production and life span of platelets. In: The kinetic of cellular proliferation (F. Stohlman Jr., ed.), p. 278. New York and London: Grune & Stratton, Inc. 1959. — Odell, T. T., Jr., C. W. Jackson, and D. G. Gosslee: Maturation of rat megakaryocytes studied by microspectrophotometric measurement of DNA. Proc. Soc. exp. Biol. (N.Y.) **119**, 1194 (1965). — Orsos, F.: Das Bindegewebsgerüst des Knochenmarkes im normalen und pathologischen Zustand. Beitr. path. Anat. **76**, 36 (1927). — Osgood, E. E., H. Tivey, K. B. Davison, A. J. Seaman, and J. E. Li: Relative rates of formation of new leukocytes in patients with acute and chronic leukemias: measured by uptake of radioactive phosphorus in isolated desoxyribosenucleic acid. Cancer (Philad.) **5**, 331 (1952). — Ottesen, J.: On the age of human white cells in peripheral blood. Acta physiol. scand. **32**, 75 (1954)-

Patt, H. M., and M. A. Maloney: Evaluation of granulocytopoiesis. In: Guiness Symposium on Cell Proliferation, Dublin 1962. Cell Proliferation: A Guiness Symposium held at Univ. of Dublin, Trinity College (L. F. Lamerton and R. J. M. Fry, ed.), p. 241. Oxford: Blackwell 1963. ∼ Model of granulocyte kinetics. Ann. N.Y. Acad. Sci. **113**, 515 (1964). — Patt, H. M., and H. Quastler: Radiation effects on cell renewal and related systems. Physiol. Rev. **43**, 357 (1963). — Patt, H. M., R. L. Straube, E. B. Tyree, M. N. Swift, and D. E. Smith: Influence of estrogens on the acute x-irradiation syndrome. Amer. J. Physiol. **159**, 269 (1949). — Peabody, F. W.: The study of the hyperplasia of the bone marrow in man. Amer. J. Path. **2**, 487 (1926). — Peace, R. J.: Myelonecrosis, extramedullary myelopoiesis and leukoerythroblastosis. Amer. J. Path. **29**, 1029 (1953). — Pentimalli, F.: Über chronische Proteinvergiftung und die durch sie bewirkten Veränderungen der Organe. Virchows Arch.

path. Anat. 275, 193 (1929). — PERRIS, A. D., and J. F. WHITFIELD: Stimulation of mitosis in bone marrow and thymus of normal and irradiated rats by divalent cations and parathyroid extract. Radiat. Res. 32, 550 (1967). — PERRY, S., J. H. MOXLEY, G. H. WEISS, and M. ZELEN: Studies of leukocyte kinetics by liquid scintillation counting in normal individuals and in patients with chronic myelocytic leukemia. J. clin. Invest. 45, 1388 (1966). — PERUGINI, S., and M. SOLDATI: Cytochemical studies of the megakaryocytes and platelets. Schweiz. med. Wschr. 86, 1437 (1956). — POLLYCOVE, M.: Ferrokinetics: Techniques. In: Eisenstoffwechsel (W. KEIDERLING, Hrsg.), S. 20. Stuttgart: G. Thieme 1959. ~ Iron kinetics. In: Iron metabolism (F. GROSS, ed.), p. 148. Berlin-Göttingen-Heidelberg: Springer 1964. — PORTEOUS, D. D., and L. G. LAJTHA: On stem-cell recovery after irradiation. Brit. J. Haemat. 12, 177 (1966).

RABOTTI, G. F.: Bone marrow and spleen patterns in mice irradiated and protected with homologous cells. In: Physical factors and modification of radiation injury. Ann. N.Y. Acad. Sci. 114, 468 (1964). — RAMBACH, W. A., J. A. COOPER, and H. L. ALT: Purification of erythropoietin by ion-exchange chromatography. Proc. Soc. exp. Biol. (N.Y.) 98, 602 (1958). — RASTELLI, M.: La punctura sternale. Roma: Ed. Italiane 1943. — REISSMANN, K. R.: Studies on mechanism of erythropoietic stimulation in parabiotic rats during hypoxia. Blood 5, 372 (1950). — REISSMANN, K. R., and T. NOMURA: Erythropoietin formation in isolated kidney and liver. In: Erythropoiesis (L. O. JACOBSON and M. DOYLE, ed.), p. 77. New York: Grune & Stratton, Inc. 1962. — REISSMANN, K. R., T. NOMURA, R. W. GUNN, and F. BROSIUS: Erythropoietic response to anemia or erythropoietin injection in uremic rats with or without functioning renal tissue. Blood 16, 1411 (1960). — REMMELE, W.: Die humorale Steuerung der Erythropoese. Berlin-Göttingen-Heidelberg: Springer 1963. — RIEDEMANN, V. A.: Untersuchung über den Zellumsatz der eosinophilen Granulozyten des Menschen unter Verwendung der in-vivo Markierung mit H³-Thymidin. Inaug.-Diss. Univ. Freiburg i. Br. 1968. — RÖHLICH, K.: Über die Beziehungen der Knochensubstanz und der Blutbildung im Knochenmark. Z. mikr.-anat. Forsch. 49, 425 (1941). — ROHR, K.: Das menschliche Knochenmark, 3. Aufl. Stuttgart: G. Thieme 1960. — RONDANELLI, E. G., P. GORINI, E. MAGLIULO, and G. P. FIORI: Differences in proliferative activity between normoblasts and pernicious anemia megaloblasts. Blood 24, 542 (1964). — ROSENTHAL, R. L., B. I. PICKERING, and L. GOLDSCHMIDT: A semi-quantitative study of bone marrow in rats following total body x-irradiation. Blood 6, 600 (1951). — RUBINI, J. R., V. P. BOND, S. KELLER, T. M. FLIEDNER, and E. P. CRONKITE: DNA synthesis in circulating blood leukocytes labeled in vitro with tritiated thymidine. J. Lab. clin. Med. 58, 751 (1961).

SACERDOTTI, C., u. G. FRATTIN: Über die heteroplastische Knochenbildung. Experimentelle Untersuchungen. Virchows Arch. path. Anat. 168, 431 (1902). — SANDKÜHLER, S., and E. GROSS: Normal bone marrow total cell and differential values by quantitative analysis of particle smears. Blood 11, 856 (1956). — SANTOS, G. W., A. H. OWENS JR., and L. L. SENSENBRENNER: Effects of selected cytotoxic effects on antibody production in man; a preliminary report. In: Physical factors and modification of radiation injury. Ann. N.Y. Acad. Sci. 114, 404 (1964). — SCHABEL, F. M., H. E. SKIPPER, M. W. TRADER, and W. S. WILCOX: Experimental evaluation of potential anticancer agents. XIX. Sensitivity of non-dividing and dividing leukemic cell populations to certain classes of drugs in vivo. Cancer Chemother. Rep. 48, 17 (1965). — SCHIFFER, L. M., H. ATKINS, A. D. CHANANA, E. P. CRONKITE, M. GREENBERG, and P. STRYCKMANS: Extracorporeal irradiation of the blood. Seminars Hemat. 3/2, 154 (1966). — SCHILLING, V.: Das Knochenmark als Organ. Dtsch. med. Wschr. 1, 51, 261, 344, 467, 516, 598 (1925). ~ Das Blutbild und seine klinische Verwendung. Jena: G. Fischer 1933. — SCHMID, J. R., S. MOESCHLIN, and V. HAEGI: Pernicious anaemia: an erythrokinetic and autoradiographic study using H³-thymidine, H³-uridine and H³-cytidine. Acta haemat. (Basel) 32, 65 (1964). — SCHULTEN, H.: Lehrbuch der klinischen Hämatologie, 5. Aufl. Stuttgart: G. Thieme 1953. — SCHULZ, H.: Die Erneuerung der Thrombozyten im elektronenmikroskopischen Bild. Verh. Dtsch. Ges. Path. (50. Tagg), S. 239. Stuttgart: Fischer 1966. ~ Thrombozyten und Thrombose im elektronenmikroskopischen Bild. Berlin-Heidelberg-New York: Springer 1968. — SHEMIN, D., and D. RITTENBERG: The life span of the human red blood cell. J. biol. Chem. 166, 627 (1946). — SILINI, G.: Control of haematopoiesis and the action of radiation on the blood-forming organs. In: Effects of ionizing radiations on the haematopoietic tissue. Proc. of a Panel, p. 52. Vienna: IAEA 1967. — SIMPSON, S. M.: Response of megakaryocytes of the "August" rat to x-irradiation Int. J. Radiat. Biol. 2, 181 (1959). — SKIPPER, H. E.: The effects of leukemic cell behavior. Cancer Res. 25, 1544 (1965). — SKIPPER, H. E., F. M. SCHABEL JR., and W. S. WILCOX: Experimental evaluation of potential anti-cancer agents. XIII. On the criteria and kinetics associated with "cureability" of experimental leukemia. Cancer Chemother. Rep. 35, 1 (1964). — SLAUNWHITE, W. R., JR., E. A. MIRAND, and T. C. PRENTICE: Probable polypeptidic nature of erythropoietin. Proc. Soc. exp. Biol. (N.Y.) 96, 616 (1957). — SMITH, W. W., I. M. ALDERMAN, and R. E. GILLESPIE: Hematopoietic recovery induced by bacterial endotoxin in irradiated mice. Amer. J. Physiol. 192, 549

(1958). — Smith, W. W., L. Gonshery, I. Alderman, and J. Cornfield: Effect of granulocyte count on survival of irradiated mice. Amer. J. Physiol. 178, 474 (1954). — Steele, B. F.: The effects of blood loss and blood destruction upon the erythroid cells in the bone marrow of rabbits. J. exp. Med. 57, 881 (1933). — Stein, G.: Die Dosis-Wirkungsbeziehung von mitosebedingten Knochenmarkzellanomalien nach Ganzkörperbestrahlung bei Ratten. Inaug.-Diss. Univ. Ulm (in Vorbereitung). — Steinberg, B., and V. Hufford: Development of bone marrow in adult animals. Arch. Path. 43, 117 (1947). — Stodtmeister, R., M. Burrichter, and T. M. Fliedner: Das morphologische Bild von ineffektiver neutrophiler Granulozytopoese bei Knochenmarkregeneration nach subletaler Ganzkörperbestrahlung von Ratten. Schweiz. med. Wschr. 95, 1490 (1965). — Stodtmeister, R., St. Sandkühler u. T. M. Fliedner: Die Bedeutung von Gefäßwandschäden für die Pathogenese der Blutbildungsstörung bei Ratten nach Ganzkörperbestrahlung mit 15 MeV-Elektronen. Strahlentherapie 101, 308 (1956a). ~ Über die Pathogenese akuter Knochenmarkatrophie bei Ratten nach Ganzkörperbestrahlung mit schnellen Elektronen. Folia haemat. (Lpz.) 74, 303 (1956b). — Stodtmeister, R., St. Sandkühler u. A. Laur: Osteosklerose und Knochenmarkfibrose. Stuttgart: G. Thieme 1953. — Stodtmeister, R., u. H. J. Thom: Unterschiedliche Blutbildveränderungen nach Ganzkörperbestrahlung und regionaler Teilkörperbestrahlung. Strahlentherapie 109, 573 (1959a). ~ Lokal begrenzte Knochenmarkschädigung nach ionisierender Bestrahlung. Schweiz. med. Wschr. 89, 1068 (1959b). — Stohlman, F., Jr., Ed.: The kinetics of cellular proliferation. New York and London: Grune & Stratton, Inc. 1959a. ~ Observations on the kinetics of red cell proliferation. In: The kinetics of cellular proliferation (F. Stohlman Jr., ed.), p. 318. New York and London: Grune & Stratton, Inc. 1959b. ~ Humoral regulation of erythropoiesis. VI. Mechanism of action of erythropoietin in the irradiated animal. Proc. Soc. exp. Biol. (N.Y.) 107, 751 (1961). ~ Erythropoiesis. New Engl. J. Med. 267, 342, 392 (1962). — Stohlman, F., Jr., G. Brecher, and R. R. Moores: Humoral regulation of erythropoiesis. VIII. Kinetics of red cell production and effect of erythropoietin. In: Erythropoiesis (L. O. Jacobson and M. Doyle, ed.), p. 162. New York: Grune & Stratton, Inc. 1962. — Stryckmans, P., E. P. Cronkite, and T. M. Fliedner: DNA synthesis time of erythropoietic and granulopoietic cells in human beings. Schweiz. med. Wschr. 96, 1278 (1966). — Suter, G. M.: Response of hematopoietic system to x-rays. USAEC Document MDDC-824 (1947). — Sykes, M. P., C. H. Chu, and W. G. Wilkerson: Local bone-marrow changes secondary to therapeutic irradiation. Radiology 75, 919 (1960).

Tall-Chief, N., A. Adams, U. Wolf u. G. Schneider: Zytogenetische Untersuchungen an Thorotrast-Trägern. In: Experimentelle und klinische Forschungen über Physiologie, Pathologie und Strahlenbiologie der blutbildenden Systeme (T. M. Fliedner, Jahresbericht 1965—1966). Bericht der Europäischen Atomgemeinschaft EUR 3938d, Brüssel 1968. — Teitge, H., T. M. Fliedner, I. Fache, and G. Schnell: A comparison of radiation-induced bone marrow aplasia in germfree and conventional mice. Radiat. Res. 1969 (im Druck). — Thiéry, J. P., et M. Bessis: Mécanisme de la plaquettogénèse. Etude "in vitro" par la microcinématographie. Nouv. Rev. franç. Hémat. 11, 162 (1956). — Thomas, E. D., T. M. Fliedner, D. Thomas, and E. P. Cronkite: The problem of the stem cell. Observation in dogs following nitrogen mustard. J. Lab. clin. Med. 65, 794 (1965). — Till, J. E., and E. A. McCulloch: A direct measurement of the radiation sensitivity of mouse and bone marrow cells. Radiat. Res. 14, 213 (1961). ~ Repair processes in irradiated mouse hematopoietic tissue. Ann. N.Y. Acad. Sci. 114, 115 (1964). — Transbøl, K.: De allergiske blodsygdome. Diss. Kolding 1942. — Tsuya, A., V. P. Bond, T. M. Fliedner, and L. E. Feinendegen: Cellularity and DNA synthesis in bone marrow after total and partial body irradiation. Radiat. Res. 14, 618 (1961). — Tubiana, M.: Effets hématologiques d'une irradiation totale ou partielle de l'organisme humain. In: Effects of ionizing radiations on the haematopoietic tissue. Proc. of a Panel, p. 87. Vienna: IAEA 1967.

Undritz, E.: Les cellules sanguines de l'homme et dans la série animale. Schweiz. med. Wschr. 76, 88 (1946a). ~ Die nicht zur Blutkörperchenbildung gehörenden Zellen intravitaler Knochenmarkspunktate nebst Auszählungsschema für Myelogramme. Schweiz. med. Wschr. 76, 333 (1946b). ~ Die Retikulumzelle. Proc. 8th Congr. Eur. Soc. Haematol. Wien 1961, S. 81. Basel: S. Karger 1962. ~ Blut und Knochenmark im Alter. In: Krankheiten der über Siebzigjährigen (Hrsg. O. Gsell). Bern u. Stuttgart: H. Huber 1964. — Urso, P., and C. C. Congdon: The effect of the amount of isologous bone marrow injected on the recovery of hematopoietic organ, survival and body weight after lethal irradiation injury in mice. Blood 12, 251 (1957).

Viault, E.: Sur la quantité d'oxygène contenue dans le sang des animaux des hautes plateaux de l'Amérique du Sud. C. R. Acad. Sci. (Paris) 112, 295 (1891). — Virchow, R.: „Weißes Blut". I. Mitt. Frorieps Notizen aus dem Gebiete der Natur und Heilkunde 36, 151 (1845). ~ „Weißes Blut" und Milztumoren. II. Mitt. Med. Ztg 34 (1846). ~ „Weißes Blut" und Milztumoren. Med. Ztg 16, 9 (1847). ~ Die Leukämie. In: Gesammelte Abhandlungen zur wissenschaftlichen Medizin, S. 212. Frankfurt: Meidinger 1856. ~ Cellularpathologie in ihrer Begründung auf physiologischer und pathologischer Gewebelehre. Berlin: A. Hirschwald 1858. — VLADIMIRSKAYA, E. B., E. E. SIMONOV, I. S. BALAKHOVSKIL, and I. E. IVANOVA: Proliferative activity of leukemic cells in acute leukemia. Fed. Proc. (Trans. Suppl.) **25**, 633 (1965). Translated from Meditainskaya Radiologiya **10**, 56 (1965). — VOLKMAN, W., and J. L. GOWANS: The origin of macrophages from the bone marrow in the rat. Brit. J. exp. Path. **46**, 62 (1965).

WARREN, S.: Effects of radiation on normal tissue. Arch. Path. **34**, 443, 562, 749, 917, 1070 (1942). ~ The histopathology of radiation lesions. Physiol. Rev. **24**, 225 (1944). — WARREN, S., J. C. MACMILLAN, and F. J. DIXON: Effects of internal irradiation of mice with P^{32}. Radiology **55**, 375 (1950). — WEICKER, H.: Das quantitative Gleichgewicht der Erythropoese. Zugleich eine Widerlegung einiger neuerer Erythrozytenbildungshypothesen. Klin. Wschr. **31**, 637 (1953). ~ Exakte Kriterien des Knochenmarkes: Die Maß- und Mengenrelationen der Erythroblasten als Ausdruck der Reifungs- und Teilungsgesetze der Erythropoese. Schweiz. med. Wschr. **84**, 245 (1954). ~ Markstruktur und Blutbildungsgesetze. Vortrag am 5. Kongr. Europ. Ges. Haemat. Berlin-Göttingen-Heidelberg: Springer 1955. ~ Die Hemi-homoplastische Teilung des Proerythroblasten — die Lösung des Stammzellproblems der Erythropoese. Folia haemat. (Lpz.) **74**, 49 (1956). ~ Das Maß-, Mengen- und Zeitgefüge der Erythropoese unter physiologischen und pathologischen Bedingungen. Schweiz. med. Wschr. **87**, 1210 (1957). ~ Morphologie und Kinetik der normalen und pathologischen Erythropoese. Folia haematol., N.F. **9**, 153 (1964). — WETHERLY-MEIN, G., and D. G. COTTON: Fresh blood transfusions in leukemia. Brit. J. Haemat. **2**, 25 (1956). — WICKRAMASINGHE, S. N., D. G. CHALMERS, and E. H. COOPER: Disturbed proliferation of erythropoietic cells in pernicious anemia. Nature (Lond.) **215**, 188 (1967). — WILLIAMS, R. J., and R. J. PROVIDENCE: Studies on the cellular pattern of bone marrow at routine autopsy. Amer. J. Path. **11**, 868 (1935). WINTROBE, M. M.: Clinical hematology. Philadelphia: Lea & Febiger 1962. — WYATT, J. P., and S. C. SOMMERS: Chronic marrow failure, myelosclerosis and extramedullar hematopoiesis. Blood **5**, 329 (1950).

YAMAMOTO, T.: Die feinere Histologie des Knochenmarkes als Ursache der Verschiebung des neutrophilen Blutbildes. Virchows Arch. path. Anat. **258**, 62 (1925). — YOFFEY, M.: The mobilization and turnover times of cell populations in blood and blood-forming tissue. J. Histochem. Cytochem. **4**, 516 (1956).

ZESAS, D. G.: Über Knochenmark-Transplantation. Wien. med. Presse **24**, 236 (1883). — ZUBROD, C. G., S. SCHEPARTZ, J. LUDER, K. M. ENDICOTT, L. M. CARRESE, and C. G. BAKER: Cancer Chemother. Rep. **50**, 349 (1966) (zit. CRONKITE 1968).